ERKE LINCHUANG YISHI CHUFANG SHOUCE

儿科临床医师处方手册

主　编　李　冬

副主编　王　莉　苗　裕　张世恒

编　者　（以姓氏笔画为序）

于　涛	王红微	王媛媛	付那仁图雅
刘　静	刘艳君	齐丽娜	孙石春
孙丽娜	李　东	李　瑞	李　瑾
李宇丹	张　彤	张　楠	张黎黎
陈传喆	周正强	侯燕妮	徐　军
董　慧	薛玉杰		

U0293759

河南科学技术出版社

·郑州·

内容提要

本书由多名临床专家、教授为提高基层医师、住院医师、医学院校实习生处方书写质量而编写。全书提供了临床小儿各种疾病的概述、诊断要点、治疗要点、处方及注意事项，并针对儿童疾病的特点，提出了治疗的最佳处方，包括首选药物、次选药物、药物剂量、用法用量、不良反应、禁忌证等，可方便医师迅速抓住用药重点，制订最佳的治疗方案。本书适用全科医师和医学院校师生阅读参考。

图书在版编目（CIP）数据

儿科临床医师处方手册/李冬主编. 一郑州：河南科学技术出版社，2020.6（2022.10 重印）

ISBN 978-7-5349-9972-7

I.①儿… II.①李… III.①小儿疾病－处方－手册 IV.①R720.5-62

中国版本图书馆 CIP 数据核字（2020）第 077170 号

出版发行：河南科学技术出版社
　　　　　北京名医世纪文化传媒有限公司
　　　　　地址：北京市丰台区万丰路 316 号万开基地 B 座 114 室 邮编：100161
　　　　　电话：010-63863186　010-63863168
策划编辑：焦　赟
文字编辑：刘英杰
责任审读：周晓洲
责任校对：龚利霞
封面设计：中通世奥
版式设计：崔刚工作室
责任印制：程晋荣
印　　刷：河南省环发印务有限公司
经　　销：全国新华书店、医学书店、网店
开　　本：850 mm×1168 mm　1/32　**印张**：13.5　**字数**：340 千字
版　　次：2020 年 6 月第 1 版　2022 年 10 月第 2 次印刷
定　　价：58.00 元

如发现印、装质量问题，影响阅读，请与出版社联系并调换

前　言

　　处方是临床医师在诊疗活动中最重要的医疗文书，关系到患者的健康和生命安全。在临床上小儿与成年人处方有很多不同之处，年龄越小，差别越大。表现在疾病种类、病理、临床表现及预后各个方面与成年人差异很大。儿科临床医师在应用药物治疗小儿疾病开列处方时，不仅要掌握药物的药理特性、应用原则、用药方法、疗程长短，而且还要慎重考虑患儿的年龄、体重及疾病特点，从而精确计算药物剂量，正确选择与合理用药，以便使药物发挥最大治疗作用，且不产生或少产生不良反应。为了满足儿科临床医师的迫切需要，笔者组织了在临床第一线工作、有丰富临床经验的儿科专家、教授等编写了《儿科临床医师处方手册》一书，希望能对儿科医师的临床工作有所帮助。

　　本书内容涵盖了儿科常见病、多发病，从侧重临床的实用出发，根据疾病接诊临床流程，每一疾病均从【诊断要点】【治疗要点】【处方】【注意事项】四个方面进行阐述。

　　本书内容涉及儿科常见疾病、多发病的诊断、鉴别诊断、基础检查、临床治疗、后期持续治疗等方面的问题，结合目前国内外新的理论、新的诊断、新的治疗技术，力求做到立足于临床、服务于临床。希望可以帮助住院医师等理论学习及临床实践，从而进一步提高住院医师、医学院校实习生临床技能。《儿科临床医师处方手册》有以下鲜明特点。

1. 实用性强：每一个儿科疾病在明确诊断要点后，以临床处方为中心展开阐述，不但介绍治疗原则，而且列出治疗的具体方案（处方），有利于读者参考应用。

2. 针对性强：在编写过程中注意了疾病的分型、分期，有利于读者根据临床的具体情况选择合理的治疗方法。

3. 重点明确：主要介绍以药物治疗为主的常见呼吸系统疾病，基本解决了门、急诊和一般住院患者的治疗问题。

4. 编排新颖：本书文字精练，编排合理，读者一目了然，临床实践占主要部分，理论较少，适合住院医师、医学院校实习生阅读。

由于疾病的临床表现千变万化，儿科疾病也不断在发生变化，读者在选用处方时切不可生搬硬套，要密切结合患儿的具体病情，考虑到患儿的全身情况，结合其他有效的治疗措施，合理选用处方，制订和采用最佳的治疗方案。

本书着眼于儿科临床实际工作，不仅适用于儿科专科医师，也适合广大的儿科规培医师、医学院学生及其涉及儿科疾病的其他专业医师在临床工作时参考。

本书在编写过程中尽管查阅了最新文献及相关书籍，但由于儿科医学发展迅速，医学知识不断更新，以及作者学术水平及经验有限，本书尚存在不足之处，恳切希望广大读者惠予指正，以便于修正再版，使其日臻完善。

编　者

目 录

一、营养性疾病

(一)蛋白质-能量营养不良

蛋白质-能量营养不良是由于缺乏能量和(或)蛋白质所致的一种营养缺乏症,主要见于 3 岁以下婴幼儿。临床特征为体重不增、体重下降、渐进性消瘦或水肿、皮下脂肪减少或消失,常伴全身各组织脏器不同程度的功能低下及新陈代谢失常。

【诊断要点】

(1)体重低下(消瘦):体重低于同年龄、同性别参照人群值的均值减 2 个标准差以下为体重低下。低于同年龄、同性别参照人群值的均值减 2～3 个标准差为中度;低于均值减 3 个标准差为重度。

(2)生长迟缓:身长低于同年龄、同性别参照人群值的均值减 2 个标准差为生长迟缓。如低于同年龄、同性别参照人群值的均值减 2～3 个标准差为中度;低于均值减 3 个标准差为重度。

(3)各系统、器官功能低下及障碍表现:肠黏膜上皮及绒毛萎缩致吸收不良,各种消化酶分泌不足致消化不良。

(4)合并维生素及矿物质缺乏表现:如维生素 A 吸收不良致患儿出现角膜干涩,甚至发生角膜溃疡。

【治疗要点】

治疗原则以消除病因和调整喂养为主,同时可给予药物治疗以促进消化和改善代谢功能。

(1)去除病因加强护理。

（2）合理供给热量和蛋白质,按营养缺乏程度及消化吸收功能分别处理。

（3）重度营养不良、全身衰竭给予静脉营养及支持。

（4）补充各种消化酶以增强患儿的消化功能,补充各种维生素及微量元素。

【处方】

处方 1:补充各种消化酶、维生素及微量元素。

①乳酸杆菌片 1～3 片,口服,每日 3 次;维生素 A 胶囊(每粒胶囊含维生素 A 2.5 万 U)1 粒,口服,每日 1 次,用 10d。

②4 岁以上患儿用多种维生素片(小儿善存片):每日 1 片,长期服用直至青春期。

③苯丙酸诺龙 12.5～25mg,肌内注射,每周 1 次,共 5～10 次。

处方 2:胃肠激动药以增进食欲。多潘立酮每次 0.2～0.5mg/kg,口服(饭前),每日 3 次。

【注意事项】

（1）严重营养不良在我国已经少见,对重症营养不良治疗应迅速纠正患儿体液代谢的紊乱,保持内环境的稳定。

（2）脱水纠正后热量和蛋白质等营养物质的供给须循序渐进由少到正常需要量。

（3）加强保健工作,对母亲进行育儿方法、婴儿营养、预防疾病等方面的指导。大力提倡母乳喂养,对母乳不足或不宜母乳喂养者应及时给予指导,采用混合喂养或人工喂养并及时添加辅食。

（4）预防未发疾病,治疗已发疾病,减少机体营养消耗。

（5）纠正偏食、挑食、吃零食的不良习惯,小学生早餐要吃饱,午餐应保证供给足够的能量和蛋白质。

（6）加强体育锻炼,增强体质,减少疾病,预防营养不良。

(二)维生素 A 缺乏症

维生素 A 缺乏症是指机体所有形式和任何程度的维生素 A 不足的表现,包括临床型维生素 A 缺乏、亚临床型维生素 A 缺乏。临床型维生素 A 缺乏表现为经典的皮肤角化过度和眼干燥症;亚临床型维生素 A 缺乏无特异表现,主要与反复呼吸道感染、腹泻和贫血等广泛影响有关。

【诊断要点】

1. 症状及体征

(1)眼部表现:最初为暗适应时间延长,而后视力减退、夜盲、眼干燥不适,在近角膜旁球结膜处形成泡沫状小白斑,即毕脱斑;可出现角膜软化、溃疡,穿孔甚至失明。

(2)皮肤表现:皮肤干燥,脱屑,而后角化增生,阻塞毛囊,皮肤呈鸡皮或鱼鳞状,以四肢伸侧、肩部为重,毛发枯黄,易脱落,指甲失去光泽。眼角膜颞侧可见三角形白色毕脱斑。

(3)各系统黏膜上皮感染表现:以呼吸道及泌尿系反复感染或迁延性感染多见。

(4)生长发育障碍、贫血和其他维生素缺乏症,感染易感性增高。

2. 辅助检查

(1)血浆维生素:$1.05 \sim 2.56 \mu mol/L$ 为正常水平;$0.70 \sim 1.04 \mu mol/L$ 为可疑亚临床维生素 A 缺乏(边缘型);$< 0.7 \mu mol/L$ 诊断维生素 A 缺乏,如伴干眼症为临床型维生素 A 缺乏(这时血清维生素 $A \leqslant 0.35 \mu mol/L$),无干眼症为亚临床维生素 A 缺乏。

(2)血浆视黄醇结合蛋白(RBP)水平:与血清维生素 A 有较好相关性,低于 23.1mg/L 有血清维生素 A 缺乏的可能。

(3)相对剂量反应试验(RDR)及改良的相对剂量反应试验(mRDR):反映肝维生素 A 储备。

(4)眼结膜印迹细胞学方法:反映亚临床阶段缺乏。

(5)尿液脱落细胞检查:有助于诊断维生素 A 缺乏。

【治疗要点】

(1)治疗原则:①调整饮食、去除病因、治疗原发病;②补充维生素 A,由于维生素 A 是脂溶性维生素,不恰当的补充易发生中毒。

(2)一般处理:①去除病因;②补充富含维生素 A 类食物,如奶类、蛋、肝、胡萝卜、豆类等;③提倡母乳喂养;④整个儿童期,鼓励多喝牛奶,每日不少于 500ml。

(3)药物治疗:补充维生素 A。

【处方】

1. 西医处方

(1)适用于临床型维生素 A 缺乏

处方 1:维生素 A 5000U/(kg·d),口服,连用 5d,后 2.5 万 U/d。

处方 2:维生素 AD(维生素 A 2.5 万 U,维生素 D 2500U),肌内注射,连用 3～5d 后改口服。

处方 3:维生素 A 大剂量补充法。

＜6 个月婴儿	每次 5 万 U	第 2 天和 2 周后再分别予同样剂量 1 次,口服
6－12 个月	每次 10 万 U	
＞12 个月	每次 20 万 U	

(2)适用于亚临床型维生素 A 缺乏

处方 1:维生素 A 1500～2000U/d,口服,直到维生素 A 水平正常。

处方 2:维生素 A 每次 10 万～20 万 U,口服,4～6 个月重复1 次。

(3)预防性补充

维生素 A 一次性大剂量补充法。

<6 个月婴儿	每次 5 万 U	在给予大剂量补充治疗
6—12 个月	每次 10 万 U	至少 30d,不应再给予其
>12 个月	每次 20 万 U	他剂量

2. 中医处方

处方 1:炒党参、炒白术、茯苓、当归、白芍、生地黄各 10g,川芎 6g,甘草 3g。

此方为八珍汤(《正体类要》)加减,主治肝脾亏虚。维生素 A 缺乏多由饮食不节,喂养不当,损伤脾胃,酿成疳积。脾病及肝,肝血虚少。治以健脾消积养肝明目。

处方 2:人参 3g(或党参 10g)、茯苓、白术、山楂、炒麦芽、神曲各 10g,黄连 2g,胡黄连、炙甘草各 3g,芦荟 1g,使君子 6g。

此方为肥儿丸加减(《医宗金鉴》),主治脾虚肝热。多由虫积日久,损伤脾胃,运化失常,疳积久延,脾病及肝,阴血不足,内热自生,肝热上攻,而出现眼角糜烂,白睛萎黄,腹胀便溏,是为重症。治则以健脾清肝,杀虫除疳为要。

3. 康复处方

(1)捏脊疗法:从长强至大椎穴,以双手指背横压在长强穴位,自上而下,同时以双手拇指与示指将皮肤肌肉捏起,交替向上,直至大椎穴,连续 6 次,捏第 5 次时,以拇指与示指将皮肤肌肉提起 4~5 次,捏完后,再以两拇指揉按肾俞穴位。此疗法有调理脾胃、疏通经络、调和阴阳的作用。

(2)针灸:针刺四缝,灸气海、足三里、脾俞、肝俞、肾俞。

(3)食疗:①鸡肝汤,鲜鸡肝 1~2 个,沸水烫 20min,加佐料调味,食用,连服 1 周。②鲜羊肝 60~90g 加谷精草、白菊花各 15g,加水煮食,每日 1 次,连用 2 周。③枸杞牛肝汤,牛肝 100g,枸杞子 15g,炖汤。用于阴虚火旺。

(4)其他:①对婴幼儿应及时添加辅食,适当补充营养,多食营养丰富的鱼、蛋、乳类、肝类及新鲜蔬菜等,尤其是要注意合理喂养,纠正挑食、偏食的不良饮食习惯;②有角膜软化的患儿,应约束患儿双手,防止其用手揉擦眼部,导致眼球穿孔破溃;③人体过量摄入维生素 A 可引起维生素 A 中毒症,主要原因是家长缺乏合理应用的知识,认为用量越多越好,临床上应该引起医务人员和家长的重视。

【注意事项】

(1)维生素 A 为脂溶性,腹泻患儿不宜口服,腹泻好转后再服。长期慢性腹泻患儿可肌内注射。

(2)维生素 A 不宜过量补充,否则易引起中毒,可致颅内高压,恶心、呕吐,前囟饱满。

(3)在维生素 A 治疗同时给予维生素 E 可提高维生素 A 的疗效。

(三)维生素 B_1 缺乏症

维生素 B_1 缺乏症,又称脚气病。维生素 B_1 为水溶性维生素,为体内生物催化剂,以辅酶形式参加多种酶系活动尤在糖类氧化产能中起重要作用,体内贮存不多。维生素 B_1 缺乏症多见于长期主要食用精制谷类的地区,并与当地饮食习惯有关,任何年龄均可发病。临床表现以消化系统、神经系统和心血管系统的症状为主。婴儿多为急性发病,以神经系统为主;年长儿则以水肿和多发性周围神经炎为主要表现。临床分干型(对称性的周围神经病变,脑病)、湿型(水肿型)、婴儿型(人乳喂养,母乳缺乏维生素 B_1)。

【诊断要点】

(1)病史及一般表现:有维生素 B_1 缺乏病史(长期禁食或食用精白米),呕吐、厌食等消化系统症状,以及生长发育迟缓。

(2)神经系统表现:对称性的周围神经病变,感觉异常先于运动障碍,先远端后近端,下肢乏力,有针刺或烧灼样感觉,肌肉酸痛;足下垂和(或)腕下垂;声嘶。脑病表现:运动迟缓、淡漠、眼球震颤、眼肌麻痹、共济失调、意识障碍、昏迷、死亡;精神错乱。

(3)心血管系统症状:表现为心动过速、奔马律、心力衰竭、心脏扩大,呼吸困难、发绀、肝大、水肿、少尿,重症者可导致死亡。心电图示低电压、ST-T 变化。

(4)维生素 B_1 测定:血维生素 B_1 正常为$(100\pm50)\mu g/L$,$<40\mu g/L$ 为缺乏症。维生素 B_1 排出量正常为 $40\sim100\mu g/d$,$<20\mu g/d$ 为缺乏症。

(5)血乳酸测定:正常为 $0.5\sim2.2\mu mol/L(4.5\sim19mg/dl)$,$>2.2\mu mol/L(19mg/dl)$可诊断。

【治疗要点】

(1)一般处理:去除病因,多吃粗杂粮,培养不挑食习惯。

(2)药物治疗:补充维生素 B_1。重症患儿在补充维生素 B_1 的同时应注意对症处理,惊厥患儿应给予止惊处理,心力衰竭患儿应给予强心治疗。

【处方】

处方 1:维生素 B_1 $10\sim50mg/d$,分 3 次口服,2 周后 $5\sim10mg/d$,维持 1 个月。

处方 2:重症或伴有消化功能紊乱时选用。

维生素 B_1 $10\sim25mg$ 肌内注射,每日 1 次,2 周后 $5\sim10mg/d$,维持 1 个月。

或

维生素 B_1	$50\sim100mg$	静脉滴注,每日 1 次,
10%葡萄糖注射液	$250\sim500ml$	$1\sim3d$ 后可改口服,维持 1 个月

【注意事项】

(1)预防为主,注意补充足够的硫胺素,不吃精白米。烹调时不加碱,多吃粗杂粮。

(2)补充维生素 B_1 同时给予其他 B 族维生素,重症者补充维生素 B_1 时尽量不用糖皮质激素(糖皮质激素对抗维生素 B_1)。

(四)维生素 C 缺乏症

维生素 C 缺乏症又称坏血病,是由于长期缺乏维生素 C(抗坏血酸)所引起的出血倾向及骨骼改变的疾病。维生素 C 为水溶性维生素,对热不稳定,患儿临床有出血倾向和骨骼改变。维生素 C 缺乏症起病缓慢,需 3～4 个月方出现症状。早期表现易激惹、厌食、体重不增、面色苍白、倦怠无力、烦躁不安,可伴低热、呕吐、腹泻等,易感染或伤口不易愈合。出血为主要症状,初起时仅见于毛囊周围及齿龈处;当病情进展时常见皮肤及黏膜出血、齿龈肿胀出血,长骨骨膜下、肌肉出血;偶见消化道出血、血尿、关节腔内出血,甚至颅内出血。骨膜下出血、骨干骺端脱位、分离或骨骺嵌入可引起患肢疼痛,可致假性瘫痪。人体不能合成维生素 C,必须补充。

【诊断要点】

(1)一般症状:多见于 6 个月至 2 岁婴幼儿,有厌食、烦躁、萎靡,生长迟滞,低热,反复感染、呕吐、腹泻等症状。

(2)出血表现:皮肤瘀斑,齿龈肿胀,出血倾向加重,鼻出血、血尿、便血、关节出血、颅内出血等。

(3)骨骼变化:婴幼儿易出现骨膜下出血,轻微活动引起剧烈疼痛,晚期有长骨发育障碍,肋骨末端"串珠"样扩大,不能站立。

(4)X 线检查:骨质稀疏,出现透亮带(称坏血病带)。

(5)血清维生素 C 含量测定:<2mg/L 为缺乏,2～3mg/L 为边缘缺乏,>3mg/L 为适量。

(6)毛细血管脆性试验:阳性。

【治疗要点】

(1)一般处理:去除病因,提倡母乳喂养,多吃柑橘、柚子、山楂等水果及新鲜蔬菜。

(2)药物治疗:①补充维生素 C;②同时治疗感染、贫血及其他营养缺乏症,有出血或骨骼疾病者对症治疗,积极止血,注意休息,防止骨折。

【处方】

1. 西医处方

处方1:维生素C 100mg,每日3次,1～2周后100mg/d。

或维生素C泡腾片,半片/次,温开水冲服,每日1次或每日2次,7～10d后100mg/d。

处方2:胃肠功能紊乱和重症患儿应用。

| 维生素C | 500～1000mg | 静脉滴注,每日1次, |
| 10%葡萄糖注射液 | 100ml | 3d后改口服 |

2. 康复处方

(1)注意进食含维生素C丰富的新鲜蔬菜与水果。食物中维生素C避免储存过久及加热时间过长而被破坏。

(2)本病患儿经治愈后,更需添加含维生素C的丰富食品,以巩固疗效,避免复发。

(五)维生素D缺乏性佝偻病

维生素D缺乏性佝偻病是由于儿童维生素D缺乏和(或)摄入不足,引起体内钙、磷代谢失常,导致软骨细胞分化障碍、生长板钙化及类软骨钙化障碍,以致骨骼发生病变的一种全身慢性疾病,典型表现为生长期的骨骼病变。其发生与日光照射不足、维生素D摄入不足、需要量增加、食物中钙磷含量过低或比例不当、疾病等因素有关。常见于2岁以内婴儿和双胎、早产儿。

【诊断要点】

1. 症状及体征　主要表现为非特异性神经精神症状,骨骼改变、肌肉松弛、肌张力低下。

2. 辅助检查　血清25-(OH)D水平是早期诊断的主要依据。目前认为血清维生素D水平在50～250nmol/L(20～100ng/ml)为适宜维生素D水平,<27.5nmol/L(11ng/ml)为维生素D缺乏佝偻病,27.5～50.0nmol/L为维生素D缺乏。

3. 分期

(1)初期:多见于婴儿(特别是 6 个月内)。早期常有非特异的神经精神症状如夜惊、多汗、烦躁不安等。枕秃也较常见。骨骼改变不明显,可有病理性颅骨软化。血生化改变轻微,血钙、血磷正常或稍低,碱性磷酸酶(AKP)正常或稍高,血清 25-(OH)D降低。X 线片可无异常或见临时钙化带模糊变薄、干骺端稍增宽。

(2)激期:常见于 3 个月至 2 岁的小儿。有明显的夜惊、多汗、烦躁不安等症状。骨骼改变可见颅骨软化(6 个月内婴儿),方颅,手(足)镯,肋串珠,肋软骨沟,鸡胸,O 形腿或 X 形腿等体征。血钙、血磷均降低,AKP 增高,血清 25-(OH)D 显著降低。X 线片可见临时钙化带模糊消失,干骺端增宽或杯口状,边缘不整呈"云絮"状、"毛刷"状,骨骺软骨加宽。

(3)恢复期:初期或活动期经晒太阳或维生素 D 治疗后症状消失,体征逐渐减轻、恢复。血钙、血磷、AKP 和血清 25-(OH)D逐渐恢复正常。X 线片见临时钙化带重现、增宽、密度加厚。

(4)后遗症期:经治疗或自然恢复,症状消失,骨骼改变不再进展,留有不同程度的骨骼畸形。多见于 2 岁以后的儿童。X 线及血生化检查正常。

【治疗要点】

(1)一般治疗:加强护理、经常晒太阳(避免直晒);调整膳食结构,增加膳食钙的摄入。

(2)补充维生素 D,提高血清维生素 D 的水平。

(3)其他治疗:①补充钙剂,在补充维生素 D 的同时,应给予适量的钙剂。②微量营养素补充,患儿多伴有锌、铁降低,须及时适量地补充微量元素。

(4)外科手术:严重的骨骼畸形可采取外科手术矫正畸形。

【处方】

1. 西医处方

处方1:活动期,维生素 D 2000～4000U/d,口服,每日1次,1个月后改为 400～800U/d。

处方2:可采用大剂量突击疗法。

维生素 D 15 万～30 万 U/d,肌内注射,1个月后维生素 D 400～800U/d,口服维持。

2. 中医处方

处方1:黄芪、党参、白术、龙眼肉、白芍、当归、大枣各 3g,木香 1.5g,炙甘草 1g。

此方为归脾汤(《正体类要》)加减。功效益气补血。主治气血两虚。本方适用于病症初期,为脾虚气弱。以健脾益气为主,兼以补肾。脾气充足,运化正常,气血得以生化,则卫气慓悍,营阴充沛,脏气安和。

处方2:鹿茸 1g,熟地黄、泽泻、牡丹皮、牛膝、山药、山茱萸、茯苓各 10g。

此方为补肾地黄丸(《医宗金鉴》)。功效益精温阳,补肾健脾。主治肾精亏损(激期至恢复期)。疾病发展到激期,病变重在脾肾亏损,而以肾亏为主。因肾主骨生髓,髓充督脉,脊骨为督脉所主,肾精亏损,精髓不足,髓不养骨,督脉空虚。

处方3:熟地黄 24g,山药、枸杞子、山茱萸、牛膝、菟丝子、龟甲胶(烊化)、鹿角胶各 12g(上方蜜炼为丸,口服)。

此方为左归丸(《景岳全书》)。功效滋阴补肾,填精益髓。主治真阴不足证。此方主治肾虚骨弱(后遗症期)。此期主要属于肾精不足。肾虚则骨质柔弱,故脑廓畸形,颅骨柔薄,背高如凸,下肢弯曲。内服中药以补肾壮骨之剂。

3. 康复处方

(1)加强宣传,提倡母乳喂养,多食含维生素 D 及钙、磷较丰富的食物,增加户外活动,多晒太阳。

(2)冬天出生的小儿,前 3 个月生长特别快,必须给予维生素 D 预防量 400U/d。早产儿 800U/d。

(3)对严重维生素 D 缺乏患儿应防止跌倒和外伤,以免骨折。不要勉强小儿过早站立和行走,以免骨筋畸形的发生。

(4)轻度 O 形或 X 形腿,可按摩相应肌群,增强肌张力,进行游泳锻炼也是矫形方法之一。胸部畸形可做俯卧位抬头展胸运动。重度的后遗症影响生理及体形者,可考虑青年期实施外科矫形手术。

【注意事项】

(1)加强宣传工作,增加户外活动。

(2)高危人群如早产儿、低出生体重儿、双胎或多胎儿出生后即应补充维生素 D 800～1000U/d。3 个月后改预防量 400～800U/d。

(3)治疗 1 个月后应复查。突击疗法补充维生素 D 期间注意避免过量。用药应随访,1 个月后如症状、体征、实验室检查均无改善时应考虑其他疾病,注意鉴别诊断。

(4)口服困难或腹泻等影响吸收时,监测血清钙、磷、AKP 及血清 25-(OH)D 水平。

(六)维生素 D 缺乏性手足搐搦症

维生素 D 缺乏性手足搐搦症又称佝偻病性手足搐搦症,是由于维生素 D 缺乏,引起血钙下降,神经肌肉兴奋性增强,出现惊厥、手足搐搦、喉痉挛等表现。多见于 4 个月至 2 岁婴幼儿。

【诊断要点】

维生素 D 缺乏性手足搐搦症分为典型型和隐匿型。典型型表现为典型发作症状和阳性体征;隐匿型没有典型发作症状但可通过刺激神经肌肉而引出体征。

1. 症状

(1)惊厥:为无热惊厥,表现为突发四肢抽动,两眼上视,面肌颤动,神志不清,可伴口周发绀。发作停止后意识恢复,活泼如常。每日发作 1~20 次不等,每次时间为数秒至数分钟或更长。

(2)手足搐搦:为此病特殊症状,常见于 6 个月以内婴幼儿。表现为突发双手腕部屈曲,手指伸直,拇指内收掌心;足部踝关节伸直,足趾强直向下弯曲,足底呈弓状。发作时意识清楚。

(3)喉痉挛:2 岁前多见。喉部肌肉及声门突发痉挛引起吸气性呼吸困难及喉鸣,有时可突然发生窒息,严重缺氧甚至死亡。6 个月以下婴儿可表现为无热阵发性青紫。

(4)其他症状:睡眠不安、易惊、出汗等神经兴奋表现。

2. 体征

(1)面神经试验:以指尖或叩诊锤骤击患儿颧弓与口角间的面颊部可引出眼睑和口角抽动者为阳性,新生儿期可呈现阳性。

(2)腓反射:以叩诊锤骤击膝下外侧腓神经处,可引起足向外侧收缩者为腓反射阳性。

(3)人工手痉挛症:以血压计袖带包裹上臂,使血压维持在收缩压和舒张压之间,5min 以内该手出现痉挛状属阳性。

3. 辅助检查　总血钙 < 1.75 ~ 1.8mmol/L,离子钙 < 1.0mmol/L。AKP 升高,血磷增高、降低或正常。

(1)急救处理保持呼吸道通畅和吸氧。惊厥期立即吸氧,喉痉挛者立即将舌头拉出口外,并加压给氧,必要时气管插管。

(2)迅速控制惊厥或喉痉挛。

(3)立即钙剂治疗。

(4)维生素 D 治疗。

【处方】

1. 西医处方

处方 1:止惊。

10% 水合氯醛 0.5ml/kg,保留灌肠或口服。

或地西泮 0.1 ~ 0.3mg/kg,肌内注射或静脉注射或保留灌肠。

或苯巴比妥钠 5～10mg/kg,肌内注射或静脉注射。

处方 2:钙剂治疗。

10％葡萄糖酸钙	1～2ml/kg		静脉滴注,每日 1～2 次
10％葡萄糖注射液	10～20ml		

惊止后改用:10％氯化钙 5～10ml,口服,每日 3 次,用 1～2 周。

或碳酸钙(元素钙 300mg),口服,每晚 1 次。

处方 3:应用钙剂后应行维生素 D 治疗。

维生素 D 2000～4000U/d,分次口服。

或　维生素 D 30 万～60 万 U,肌内注射。

2. 中医处方

处方 1:党参、白术、茯苓、山药、扁豆、白芍各 10g,炙甘草、煨姜各 3g,桂枝 4g,陈皮 5g,大枣 5 枚。

此方为缓肝理脾汤(《医宗金鉴》),主治脾虚肝旺证。适用于精神萎靡,面色萎黄,烦躁少寐,多汗易怒,四肢不温,时或抽搐,抽搐无力,脉沉弱。

处方 2:制附子(先煎)、炙甘草、人参各 3g,肉桂 2g,白术、山药、茯苓、黄芪各 10g。

此方为固真汤(《证治准绳》),温阳健脾补肾。适用于沉睡昏迷,手足蠕蠕震颤,额汗不温,四肢厥冷,脉沉微脾肾阳衰者。

3. 康复处方

(1)注意补充富含维生素 D 的食物,按时加用预防量的维生素 D 及钙剂,多晒太阳,多户外活动,增强体质。

(2)发病时随时注意患儿的呼吸、面色,密切关注是否发生喉痉挛。抽搐时不可强行牵拉,昏迷抽搐痰多的患儿应使其偏向一侧,并用纱布包裹压舌板放在上下牙齿之间,使呼吸通畅,避免咬伤舌体,抽搐停后要静养、休息。

(3)减轻父母焦虑:患儿父母常常将"抽风"与颅脑病变相联系,担心预后。应向家长说明病情,并鼓励他们参与到护理活动中。

【注意事项】

(1)预防为主,参照维生素 D 缺乏性佝偻病的预防建议,必要时对于高危儿在冬末春初时除了保证足量维生素 D,可适当给予钙剂以免发生低钙抽搐。

(2)一旦发生惊厥,必须立即对症处理,关键是止惊,止惊后再补钙,最后补充维生素 D。最好补钙 3d 后再补充维生素 D,以免大剂量维生素 D 引起低钙惊厥。

(3)氯化钙不能长期服用(一般不超过 7d)。禁止静脉用药。

(七)维生素 D 中毒

长期大量摄入维生素 D 可引起维生素 D 中毒,中毒的剂量各人差异较大,与给药时间及方式均有关。每日摄入维生素 D 10 000U,持续应用超过 5 个月,并无不良反应;只有超过 50 000U 时,血清中 25-(OH)D 浓度增高 > 375nmol/L(150ng/ml)才会引起维生素 D 中毒的症状。

【诊断要点】

(1)病史:有长期大量摄入维生素 D(或短期超量误服)病史,正常小儿 2 万~5 万 U/d,连续服用 1~3 个月可致中毒;每日注射维生素 D 30 万 U,1 周后即可产生中毒症状。其他对维生素 D 过于敏感(基因突变),也可导致中毒。

(2)临床表现:早期症状有低热、烦躁、厌食、恶心、呕吐、腹泻、便秘、口渴、无力等非特异性症状与佝偻病类似;晚期可出现高热、多尿、脱水、嗜睡、昏迷、抽搐等症状。

(3)实验室检查:血钙增多,血钙>3mmol/L(12mg/dl),血清 25-(OH)D 浓度增高>375nmol/L(150ng/ml)。尿钙呈强阳性,尿蛋白阳性,可有管型、尿、红细胞、白细胞增高,多在大剂量维生素 D 使用后 1 周左右出现。

(4)X 线检查:长骨干骺端临时钙化带增厚,密度增高,骨皮质增厚,其他组织器官可出现异位钙化灶。

【治疗要点】

(1)一般处理:停用维生素 D,减少富含钙的食物摄入,促进排出,不晒太阳。

(2)药物治疗:给予糖皮质激素治疗,应用氢氧化铝抑制肠道对钙的吸收,1～2 周后待血钙降至正常可停用,严重患儿适当延长使用时间,也可合用降钙素。

【处方】

西医处方

处方 1:重症病例选用。

氢氧化铝 0.15g,口服,每日 3 次。

或 依地酸钠　　　　　　 60mg/(kg・d)｜ 静脉注射,
　　10%葡萄糖注射液　　20ml 　　　　 ｜ 每日 1 次

降钙素 50～100U,皮下注射或肌内注射,每日 1 次。

处方 2:高血钙患儿可选用糖皮质激素。

泼尼松(强的松)1～2mg/(kg・d),分次口服,用 1～2 周直到血钙正常。

【注意事项】

不宜长期大量摄入维生素 D。

(八)锌缺乏症

锌是人体必需的微量元素之一,具有多种生理功能,与胎儿发育、儿童智力、生长发育、新陈代谢、组织修复均密切相关。锌缺乏症是由锌摄入不足、吸收障碍、丢失过多等导致体内锌元素不足或缺乏所引起的营养障碍性疾病,以食欲减退、生长迟缓、异食癖和皮炎为主要临床表现。青春期缺锌可致性成熟障碍。

【诊断要点】

1. 症状及体征　食欲缺乏、味觉异常、异食癖、厌食;复发性口腔溃疡,地图舌;皮肤黏膜交界处及指端常有经久不愈的皮炎、脱发、发黄,外伤后伤口愈合缓慢;生长发育落后如生长停滞、身材矮小、性发育推迟;免疫功能降低,易发生感染;智能发育延迟等。

2. 辅助检查

(1)血锌浓度:清晨空腹血锌测定<10.7μmol/L(70μg/dl),非空腹血锌测定<9.95μmol/L(65μg/dl)为锌缺乏。

(2)餐后血锌浓度反应试验(PZCR):>15%为锌缺乏。

(3)血清碱性磷酸酶:有助于反映婴幼儿锌营养状态,缺锌时下降,补锌后上升。

(4)诊断性试验治疗:锌缺乏的最终确诊依赖于补充治疗试验,即在试验性进行锌[1mg/(kg·d)]补充后,1~2周后生长发育加快,食欲及免疫功能改善,即可确诊。

【治疗要点】

(1)病因治疗:针对病因,积极治疗原发病。

(2)饮食治疗:鼓励多进食富含锌的动物性食物如肝、鱼、瘦肉、禽蛋、牡蛎等;多吃坚果类食物,纠正偏食、挑食。

(3)药物治疗:补充锌剂治疗。

【处方】

1. 西医处方

葡萄糖酸锌 3.5~7.0mg/(kg·d),元素锌 0.5~1.0mg/(kg·d)分次口服,疗程 2~3 个月。

或

赖氨葡锌颗粒	1—6 月龄	0.5 包/日	分次口服疗程
(每包 5g)	7—12 月龄	1 包/日	2~3 个月
	1 岁以上	2 包/日	

2. 中医处方

白术 6g,枳实、陈皮各 4g,党参、神曲、麦芽、山楂各 10g。

此方为健脾丸(《医方集解》)。功效健脾益气,助运消食。锌缺乏与中医疳证、厌食、异食等范畴有关。本病病因主要为脾胃气虚,影响脾胃的运化功能,使锌吸收、利用发生障碍。

3. 康复处方

(1)6个月左右的婴儿应及时添加含锌较高的辅食,如瘦肉、蛋黄、鱼、豆类及坚果等。

(2)如小儿可疑本病则应及时治疗,测定血浆中锌的含量。治愈后及时停药,避免锌中毒。

(3)治愈后应注意合理饮食,预防本病的复发。

【注意事项】

(1)若治疗后1个月效果不明显需要进一步查明原因。

(2)提倡母乳喂养,平时应提倡平衡膳食,戒挑食、偏食、厌食、吃零食的习惯。

(3)对早产儿、人工喂养者、营养不良者、长期服药者、大面积烧伤者等均须适当补锌。

二、新生儿疾病

（一）新生儿窒息

新生儿窒息是指由于产前、产时或产后的各种原因使新生儿出生后不能建立正常呼吸,引起低氧血症、高碳酸血症、代谢性酸中毒及全身多脏器损伤,是围生期新生儿死亡和致残的主要原因之一。凡使胎儿、新生儿血氧浓度降低的任何因素都可引起窒息,它可发生在妊娠期,但绝大多数在产程开始后,出生后新生儿窒息常为宫内窒息的延续。正确复苏是降低新生儿窒息病死率和伤残率的主要手段。

【诊断要点】

（1）病史:①有异常分娩病史如臀位产、难产、头盆不称、急产、用麻醉药物、胎膜早破等。②母亲患高血压、妊娠高血压综合征、严重贫血及心力衰竭;胎盘异常如前置胎盘、胎盘早剥;双胎、多胎、早产;宫内发育迟缓和先天畸形。

（2）临床表现:宫内胎动增强、胎心增快或减弱、心律不规则、心率固定、羊水被胎粪污染;患儿反应差、呼吸增快、青紫、呻吟或吸气"三凹"征、肌张力低下,少数发生眼球震颤、瞳孔散大,对光反应消失,严重者出现休克状态。新生儿早期有多脏器功能不全的证据。

（3）我国新生儿窒息的诊断方案:在二级及以上有条件的医院,新生儿应即刻做脐动脉血气分析,Apgar评分要结合血气分析结果做出窒息诊断。①轻度窒息:Apgar评分1min或5min≤7

分,伴脐动脉血 pH<7.2。②重度窒息:Apgar 评分 1min≤3 分或 5min≤5 分,伴脐动脉血 pH<7.0。

(4)实验室检查:可有低氧血症、呼吸性酸中毒和代谢性酸中毒。

【治疗要点】

1. 复苏方案　出生后应立即进行复苏及评估,而不应延迟至 1min Apgar 评分后进行,并由产科医师、儿科医师、助产士(师)及麻醉师共同协作进行。复苏方案采用国际公认的 ABCDE 复苏方案。

(1)A(airway):尽量吸净呼吸道黏液,保持呼吸道通畅。

(2)B(breathing):建立呼吸,增加通气。

(3)C(circulation):维持正常循环,保证足够心搏出量。

(4)D(drug):药物治疗。

(5)E(evaluation):保持环境温度,进行动态评价。

前 3 项最重要,其中 A 是根本,B 是关键,E 贯穿于整个复苏过程之中。呼吸、心率和血氧饱和度是窒息复苏评估的三大指标,并遵循:评估→决策→措施,如此循环往复,直到完成复苏。

2. 具体复苏步骤

(1)快速评估:包括以下 4 项,是否足月儿,羊水是否清亮,是否有哭声或呼吸,肌张力是否好。其中任何一项为否,则需要进行以下初步复苏。对羊水胎粪污染且"无活力"的新生儿应气管插管,将胎粪吸出。

(2)初步复苏:a. 置保暖处,新生儿娩出后立即置于预热的辐射保暖台上,或因地制宜采取保暖措施,如用预热的毯子裹住新生儿以减少热量散失等。对于极低出生体重儿,可出生后不擦干,将其躯体及四肢放在清洁的塑料袋内,或盖以塑料薄膜置于辐射保暖台。b. 摆好体位,置新生儿头轻微仰伸位。c. 清理呼吸道,肩娩出前助产者用手挤出新生儿口咽、鼻中的分泌物。新生儿娩出后,立即用吸球或吸管(12F 或 14F)清理分泌物,先口咽,后鼻腔,吸净口、咽和鼻腔的黏液。但应限制吸管的深度和吸引时间(10s),吸引器的负压不应超过100mmHg。如羊水混有胎粪,且新生儿无活力,在婴儿呼吸前,应采用胎粪吸引管进行气管内吸引,将胎粪吸出。如羊水清或羊水污染,但新生儿有活力则可以不进行气管内吸引。d. 擦干,用温热干毛巾快速擦干全身。e. 刺激,用手拍打或手指轻弹患儿的足底或摩擦背部2次以诱发自主呼吸。以上步骤应在30s内完成。

(3)正压通气:如新生儿仍呼吸暂停或喘息样呼吸,或心率<100次/分,应立即正压通气。足月儿可用空气复苏,早产儿开始给30%～40%的氧,根据氧饱和度用空氧混合仪调整给氧浓度,使氧饱和度达到目标值。经30s充分正压通气后,如有自主呼吸,且心率>100次/分,可逐步减少并停止正压通气。如自主呼吸不充分,或心率<100次/分,须继续用气囊面罩或气管插管正压通气。

(4)胸外心脏按压:如充分正压通气30s后心率持续<60次/分,应同时进行胸外心脏按压。用双手拇指或示中指按压胸骨体下1/3处,频率为90次/分(每按压3次,正压通气1次),按压深度为胸廓前后径的1/3。持续正压通气>2min时可产生胃充盈,应常规插入8F胃管,用注射器抽气并通过在空气中敞开端口缓解。

(5)药物治疗:新生儿复苏很少用药。面罩加压给氧及心脏按压,心率仍<60次/分予1:10 000肾上腺素,首选脐静脉导管内置入,必要时3～5min重复1次,直至心率>60次/分时,停止给药;有出血、低血容量时给予生理盐水,剂量每次10ml/kg;复苏过程中一般不推荐使用碳酸氢钠。

3. 复苏后的监护与转运　复苏后的新生儿可能有多器官损害的危险,应继续监护,包括①体温管理;②生命体征监测;③早期发现并发症。继续监测维持内环境稳定,包括血氧饱和度、心率、血压、红细胞压积、血糖、血气分析及血电解质等。

【处方】

1.西医处方

处方1:重度窒息患儿,45~60s的正压通气和胸外按压后,心率持续<60次/分,或心搏停止,给予肾上腺素(肾上腺素1mg加注射用水10ml配成1:10 000浓度)。

1:10 000肾上腺素0.1~0.3ml/kg,静脉注射(首选脐静脉给药),必要时3~5min后可重复1次。

或1:10 000肾上腺素0.5~1.0ml/kg气管内滴注,必要时3~5min后可重复。

处方2:有低血容量,怀疑失血或休克的新生儿对其他复苏措施无反应时,考虑扩充血容量。

生理盐水10ml/kg,5~10min缓慢静脉注射,必要时可重复扩容1次。

处方3:在娩出前4h内母亲用过麻醉药者可用纳洛酮。

纳洛酮　　　0.1mg/kg
注射用水　　2ml ⎫ 静脉注射或肌内注射

处方4:用于少尿、肾功能下降,或心肌功能受损、血压下降。

多巴胺　　　　2.5~5.0μg/(kg·min)
多巴酚丁胺　　5μg/(kg·min) ⎫ 静脉滴注(维持)

2.中医处方

处方1:独参汤(《医方类聚》),人参3g。

适用于发绀型窒息,宣通气机,益气救逆。哭声低微,四肢冷,加熟附子(先煎)1g。

处方2:参附汤(《正体类要》),人参3g,熟附子(先煎)1.5g,大枣1枚。

适用于苍白型窒息,宣回阳救逆。伴有抽搐,加钩藤、全蝎各1.5g。

3.康复处方

(1)对窒息患儿应密切监护患儿心率、呼吸、血压、体温、血氧饱和度的变化,注意患儿24h入量及尿量,反应,哭声,意识形态,肌力,肌张力的变化。

(2)暖箱温度应保持中性温度,使患儿体温维持在36.5～37℃为宜。加强呼吸道护理,及时清理呼吸道分泌物,窒息患儿有肠道缺氧,第1天可先禁食,静脉营养。液体量不能过多,以60ml/(kg·d)为宜。

(3)对于怀疑有感染者,应用抗生素治疗。

【注意事项】

(1)窒息最好的处理方法是预防。

(2)新生儿复苏时一般不推荐使用碳酸氢钠。

(3)复苏后的新生儿断脐后,建议立即进行脐动脉血气分析,生后脐动脉血pH<7结合Apgar评分有助于窒息的诊断和预后的判断。

(4)应及时对脑、心、肺、肾及胃肠等器官功能进行监测,早期发现异常并适当干预,以减少死亡和伤残。

(二)新生儿胎粪吸入综合征

胎粪吸入综合征(MAS)或称胎粪吸入性肺炎,是由于胎儿在宫内或产时吸入混有胎粪的羊水而导致,以呼吸道机械性阻塞及化学性炎症为主要病理特征,以生后出现呼吸窘迫为主要表现的临床综合征,是足月儿及过期产儿发生呼吸衰竭的常见原因。严重病例常合并气胸、纵隔积气、持续性肺动脉高压(PPHN)及继发肺部细菌感染。多见于足月儿或过期产儿。

【诊断要点】

(1)常有宫内窒迫史或出生时窒息史,Apgar评分常<6分,气管内有胎粪吸入。

(2)羊水被胎粪污染,轻者呈黄色或绿色,重者呈深绿色或墨绿色。

(3)新生儿娩出后脐带、皮肤、指(趾)甲和口腔被胎粪污染,呈黄色。

(4)出生不久即出现呼吸困难、青紫、呻吟,并发肺气肿者胸廓隆起呈桶状,呼吸音减低或有啰音。

(5)X线片两肺可见分布不均匀的斑片状阴影、肺不张、肺过度膨胀。重者有间质性肺气肿、纵隔气肿或气胸。

(6)血气分析示 pH 下降,PaO_2 降低,$PaCO_2$ 升高,BE 增加。

(7)心脏超声诊断为肺动脉高压。

【治疗要点】

(1)产科处理和 MAS 的预防:对母亲有胎盘功能不全、先兆子痫、高血压、慢性心脏疾病和过期产等,应密切进行产程的监护,做好复苏的准备工作。在分娩中见胎粪污染羊水时,应在胎肩和胸娩出前清理鼻咽部胎粪,娩出后如新生儿"无活力"(心率<100 次/分、无自主呼吸和肌张力低下),应行气管插管将已吸入的胎粪尽量吸清。

(2)一般监护及呼吸治疗:对有胎粪吸入者应密切监护,观察呼吸窘迫症状和体征,减少不必要的刺激,监测血糖、血钙等;对低血压或心功能不全者使用正性肌力药物;为避免脑水肿和肺水肿,应限制液体。常规摄胸部 X 线片检查,应注意有许多患儿无临床表现而胸部 X 线片可见异常。胸部物理治疗和用头罩或面罩给予温湿化用氧将有助于将气道胎粪的排出。

(3)机械通气:对高碳酸血症和(或)持续低氧血症的重症患儿,应给予机械通气。常频通气无效时可用高频通气(HFOV)。机械通气中需要警惕气漏的发生,对任何无法解释的呼吸困难加重,都应考虑气漏的可能性。

(4)肺表面活性物质的应用:胎粪可引起肺表面活性物质(PS)的灭活,产生继发性表面活性物质缺乏。可用 PS 进行治疗,也可将 PS 结合高频通气、吸入 NO 等联合应用,以获取更好的疗效。

(5)抗生素的应用:临床表现和 X 线片鉴别 MAS 和细菌感染

性肺炎比较难。常需选择广谱抗生素进行治疗,并积极寻找细菌感染依据以确定抗生素治疗的疗程。

(6)肺气漏治疗:少量气胸不需处理可自行吸收。但对张力性气胸,应紧急胸腔穿刺抽气,可立即改善症状,然后根据胸腔内气体的多少,必要时行胸腔闭式引流。

(7)PPHN 治疗:去除病因至关重要。方法主要有碱化血液;应用血管扩张药;一氧化氮吸入;高频震荡通气。

【处方】

1. 西医处方

处方 1:抗感染。

氨苄西林　100~150mg/(kg·d)	静脉注射,每 12 小时
生理盐水　5ml	1 次

或

头孢噻肟　　　　　100mg/(kg·d)	静脉注射,每 12 小时
5％葡萄糖注射液 5ml	1 次

处方 2:持续肺动脉高压时加用肺血管扩张药。

NO 吸入。

或 iNO 初始剂量 20ppm;如氧合稳定,可在 12~24h 后逐渐降为 5~6ppm 维持;一般 1~5d 不等。iNO 应用后氧合改善,PaO_2/FiO_2 较基础值增加＞20mmHg 提示有效。iNO 的撤离:当氧合改善,PaO_2 维持在≥60mmHg(SaO_2≥0.9)并持续超过60min,可首先将 FiO_2 降为＜0.6。iNO 应逐渐撤离,可通过每4h 降低 5ppm;在已达 5ppm 时,每 2~4h 降低 1ppm;为减少 iNO 停用后的反跳,可降至 1ppm 再撤离。

或西地那非 0.5~1mg,每 6 小时 1 次。

或前列腺素 E_1 0.01~0.4μg/(kg·min)。

或前列环素(PGI₂)开始剂量 0.02μg/(kg·min),4~12h 逐渐增加到 0.06μg/(kg·min)并维持 3~4d。

处方 3:持续肺动脉高压时,提高体循环压力,逆转右向左分流。

(1)保证血容量

先生理盐水 10ml/kg,静脉点滴 30min 扩容,可重复应用 1 次,再 5%白蛋白 1g/kg,静脉点滴。

或 AB 型血浆 10～15ml/kg,静脉滴注。

(2)正性肌力药物

| 米力农 | 50μg/kg | 静脉注射 |
| 生理盐水 | 5ml | |

| 米力农 | 0.25～0.5μg/(kg·min) | 静脉滴注,维持,根据 |
| 生理盐水 | 5ml | 病情调节剂量 |

和(或)

| 多巴胺 | 2～10μg/(kg·min) | 静脉滴注 |
| 5%葡萄糖注射液 | 20ml | |

无米力农时,和(或)

| 多巴酚丁胺 | 2～10μg/(kg·min) | 静脉滴注 |
| 5%葡萄糖注射液 | 20ml | |

处方 4:应用镇静药消除自主呼吸与呼吸机的对抗。

地西泮 0.3～0.5mg/kg,缓慢静脉注射。

或吗啡 0.05～0.2mg/kg,静脉注射。

| 吗啡 | 0.025～0.2mg/(kg·h) | 静脉滴注 |
| 5%葡萄糖注射液 | 20ml | |

| 芬太尼 | 0.5～1μg/(kg·h) | 静脉滴注 |
| 生理盐水 | 20ml | |

2. 中医处方

处方 1:三拗汤合生脉散加减,麻黄、人参、麦冬各 2g,杏仁、陈皮、五味子、茯苓各 3g。痰多,加莱菔子、淡半夏各 3g,喘憋,加葶苈子、紫苏子各 3g。

此方疏风散寒,扶正宣肺。适用于咳嗽无力,喉间痰鸣,口吐白沫,鼻翼翕动,点头呼吸,哭声低微,面色无华,口周微绀,舌淡苔白,指纹红,达风关。

处方 2:人参葶苈汤加味,细辛 2g,人参、红花、葶苈子各 3g。

此方益气生脉,通阳活血。适用于气虚血瘀:患儿神萎,不哭,不吃,不动,面色青灰,口唇指甲发绀。呼吸浅快或不规则,腹胀,四肢厥冷,舌淡紫少苔,指纹紫暗。

3. 康复处方

(1)患儿置于复温床保暖,吸氧,密切观察病情变化,特别要注意患儿呼吸频率、呼吸节律的变化,以及胸廓运动情况,两侧胸廓是否对称,呼吸音是否对称。"三凹"征是否好转或加重,患儿血氧饱和度的情况以及心率、呼吸、血压、神志等的变化。

(2)记录患儿 24h 尿量,入量。

(3)注意复查胸片以了解患儿肺部胎粪的吸收及肺部炎症的情况。

(4)保持气道通畅,定时吸出气道内分泌物。

【注意事项】

(1)治疗重点在吸出呼吸道的胎粪。当新生儿头娩出而肩和胸尚未娩出前应立即清理鼻和口咽部胎粪。

(2)对严重胎粪吸入患儿应随时注意气胸的发生,尤其在机械通气时。若发生气胸,轻者可自然吸收,重者应立即抽气或闭式引流。

(3)胎粪的清除需靠巨噬细胞吞噬,因此糖皮质激素应慎用。

(4)注意保暖,维持正常的水与电解质平衡。

(三)新生儿呼吸窘迫综合征

新生儿呼吸窘迫综合征(RDS)又称肺透明膜病(HMD),是由于缺乏肺表面活性物质(PS)而导致的呼吸功能不全,临床表现为出生后不久出现呼吸窘迫并呈进行性加重。该病多见于早产儿,其胎龄愈小,发病率愈高。

【诊断要点】

(1)症状:出生时呼吸尚好,出生后 6h 内出现进行性加重的呼吸困难、青紫、呼气性呻吟、鼻翼扇动、吸气性"三凹"征。发病 24～48h 达高峰,严重者出现呼吸衰竭,轻者 72h 症状缓解,自然过程为 3～5d。并发肺部感染或动脉导管未闭者(PDA)病情重。

(2)体征:反复呼吸暂停是病情恶化的早期症候,一般给氧不能改善呼吸困难;肺部呼吸音减低,吸气时可闻及细湿啰音。

(3)动脉血气分析 PaO_2 下降,$PaCO_2$ 升高,pH 值下降,判断呼吸困难严重程度。

(4)胸部 X 线检查两肺野透亮度普遍减低,呈弥漫性均匀一致的细小颗粒网状影,有支气管充气征。

(5)肺成熟度检查:①产前羊水检查:卵磷脂和鞘磷脂比值 L/S>2,磷脂酰甘油(PG)≥3.5mg/ml,可基本排除本病。②胃液或气管内吸出物泡沫振荡试验:出生后半小时内抽胃液或气管内分泌物 1ml 加 95％乙醇 1ml,振荡 15s,静置 15min 后沿管周仍有一圈泡沫为阳性,可基本排除本病。③稳定微泡试验:小泡数量<$10mm^2$,提示肺未成熟,易发生 HMD。

(6)分级:根据胸部 X 线检查可分为四级。①Ⅰ级,两肺呈普遍性透过度降低,可见弥漫性均匀的细小颗粒网状阴影,即毛玻璃样改变。②Ⅱ级,除Ⅰ级病变加重外,出现支气管充气征。③Ⅲ级,除Ⅱ级病变加重外,心缘、膈缘模糊不清。④Ⅳ级,两肺呈白肺,支气管充气征更加明显,似秃叶树枝。

【治疗要点】

(1)机械通气:最佳治疗方案是在 CPAP 同时尽早开始肺表面活性物质治疗。一旦怀疑为新生儿呼吸窘迫综合征,即使临床症状不重,也应早期应用 CPAP(初始压力至少 $6cmH_2O$)。上述治疗无效时,应使用机械通气 CMV,也可用高频通气,尽量缩短机械通气时间。撤机过程中可允许中等程度高碳酸血症,但需保持 pH＞7.22。维持血红蛋白(Hb)在正常范围,接受呼吸支持治疗的患儿 Hb 阈值在出生后第 1 周为 120g/L,第 2 周为 110g/L,之后为 90g/L。

(2)表面活性物质替代治疗:一旦出现症状,立即给药;对胎龄＜26 周胎儿吸入氧浓度(FiO$_2$)＞0.30,胎龄＞26 周胎儿 FiO$_2$＞0.40 时应进行治疗。

(3)维持内环境和组织代谢正常:患儿置暖箱,维持体温在 36.5～37.5℃,大多数保温箱中早产儿初始补液量 70～80ml/(kg·d),一些极度不成熟早产儿可能需要更多液体量,根据血钠水平和体重丢失情况调整补液量;出生后数天内应限制补钠,尿量增多后逐渐开始补钠,并监测液体平衡和电解质水平,积极治疗低血压;出生后第 1 天开始肠外营养,快速加至氨基酸 3.5g/(kg·d),脂肪乳剂 4.0g/(kg·d),并开始微量肠内喂养。

(4)动脉导管开放的治疗:吲哚美辛和布洛芬治疗 PDA 效果相同,但布洛芬较少引起一过性肾衰竭和新生儿坏死性小肠结肠炎(NEC)。

【处方】

1. 西医处方

处方 1:抗感染,青霉素与头孢噻肟合用。

青霉素	20 万～30 万 U/(kg·d)	静脉滴注,每 12 小时 1 次(青霉素皮试阴性),依据孕周、日龄选择给药频次
生理盐水	20ml	
头孢噻肟	50～100mg/kg	静脉滴注,每 12 小时 1 次
5%葡萄糖注射液	20ml	

处方 2:肺表面活性物质替代疗法。

固尔苏 100～200mg/kg 气管内滴入。

或珂立苏 70mg/kg 气管内滴入。

处方 3:维持血压和各脏器的灌注。

（1）无心功能不全的低血压

$$\left.\begin{array}{ll}\text{生理盐水} & 10\sim20\text{ml/kg} \\ \text{多巴胺} & 5\sim10\mu\text{g/(kg·min)}\end{array}\right|\text{静脉滴注,30min}$$

（2）心功能不全伴低血压

多巴酚丁胺 $5\sim10\mu\text{g/(kg·min)}$,静脉滴注,维持。

或肾上腺素 $0.01\sim1\mu\text{g/(kg·min)}$,静脉滴注,维持。

（3）对常规治疗失败的难治性低血压

$$\left.\begin{array}{ll}\text{氢化可的松} & \text{每次 }1\text{mg/kg} \\ 5\%\text{葡萄糖注射液} & 2\text{ml}\end{array}\right|\text{静脉注射,每 }8\text{ 小时 }1\text{ 次}$$

处方 4:恢复期动脉导管未闭时选用。

$$\left.\begin{array}{ll}\text{吲哚美辛} & 0.2\text{mg/kg} \\ 5\%\text{葡萄糖注射液} & 20\text{ml}\end{array}\right|\text{静脉滴注}$$

或

$$\text{布洛芬}\left.\begin{array}{ll}\text{首剂} & 10\text{mg/kg} \\ \text{第 }2\text{、第 }3\text{ 剂} & 5\text{mg/kg}\end{array}\right|\text{口服,每剂间隔 }24\text{h}$$

2. 中医处方

处方 1:麻黄汤合二陈汤加减,桂枝 1.5g,法半夏、橘红各 3g,杏仁、茯苓皮、麻黄、生甘草各 2g。腹胀加枳壳 2g;瘀斑加桃仁、川芎各 2g。

此方清热解毒,宣肺利水。适用于痰湿壅肺,患儿面色青灰或苍白,气喘呻吟,鼻翼翕动,胸廓隆起,舌红苔黄,指纹青紫达命关以上。

处方 2:独参汤,人参 3g。便秘腹胀加枳壳、厚朴各 2g,大黄 1g。

此方补肺救脱,适用于肺气欲脱。患儿形体羸瘦,唇紫舌青,时而青紫加重,指纹隐没或透甲而青,气促呻吟,哭声低微,气短喘促,体温不升。

处方 3:金匮肾气汤合生脉散加减,熟附子（先煎）1g,肉桂 0.3g,熟地黄、山药、茯苓、麦冬、黄芪各 3g,泽泻、山茱萸、人参各

2g,五味子 0.5g。

此方温肺益气,补肾纳气。适用于肺肾两虚,以虚寒为主,患儿出生后不久呻吟,哭声低微,不吃奶,形体消瘦,神情疲惫,面色青灰或发绀,体温不升,舌质淡,指纹淡红,隐而不露。

处方 4:参附汤合补阳还五汤加味,人参、黄精、麦冬、当归、赤芍、地龙各 2g,川芎、桃仁、制附子(先煎)、红花各 1g,冬虫夏草 3g,黄芪 10g。

此方扶正救逆,活血化瘀。适用于血瘀正衰,患儿肺肾虚发展至肺肾俱衰,而出现血脉瘀滞及气虚及阳,心阳欲脱的阶段。表现为气急喘促,呻吟不止,哭声低微,气不得续,面色青紫,四肢厥冷,反应低下,舌紫暗或带有瘀点,指纹沉滞。

3.康复处方

(1)注意保暖:由于早产儿缺少棕色脂肪组织,受冷时体内产热不足,如受冷容易导致血管收缩、代谢性酸中毒、肺出血等。应置于暖箱保暖,体温维持在 36.5～37℃ 为宜,体温太高或体温波动太大可导致血管扩张而出现颅内出血。

(2)注意监测生命体征:体温、血压、呼吸、心率。特别是血压应维持在正常范围内,血压低或波动大易导致脑缺氧或颅内出血。

(3)监测血氧饱和度的变化:可以使用经皮血氧饱和度测定仪,使之维持在 85％～95％ 为宜,低于 85％ 提示缺氧,高于 95％ 易出现早产儿视网膜病。还应定时测定血气,根据血气的变化来调节呼吸机参数。

(4)动态照 X 线片以了解患儿的病情。

(5)其他:维持水、电解质及酸碱平衡等,以及营养支持疗法。

【注意事项】

(1)静脉滴注多巴胺、酚妥拉明时注意监测血压。

(2)对该病治疗的关键是机械通气,尽早使用肺表面活性物质的替代疗法。

(四)新生儿呼吸暂停

呼吸暂停是指呼吸停止超过 20s,伴有心率减慢<100 次/分或出现青紫,血氧饱和度降低。呼吸暂停是一种严重现象,如不及时处理,长时间缺氧可引起脑损伤。

【诊断要点】

(1)原发性:早产儿由于呼吸中枢发育不成熟,常有呼吸暂停发生。胎龄愈小,发病率愈高。早产儿在体温过高或过低时、咽喉部受到刺激时均易发生呼吸暂停。

(2)继发性:不少病理因素可引起呼吸暂停。①组织供氧不足:包括任何引起低氧血症的肺部疾病、严重贫血、红细胞增多症、休克、某些先天性心脏病。②中枢神经系统疾病:缺氧缺血性脑病、脑水肿、颅内出血、化脓性脑膜炎、脑梗死等。③代谢紊乱:如低血糖、低血钙、低血钠、酸中毒、高胆红素血症并发胆红素脑病(核黄疸)。④胃肠道疾病:胃食管反流。⑤母亲用过麻醉止痛药。⑥其他:败血症。

(3)实验室检查:需做红细胞比积、血红蛋白、血糖、血钙、电解质、血气分析、血培养。

(4)辅助检查:胸腹部 X 线检查、超声心动图、头颅超声、头颅 CT。

(5)其他:腰椎穿刺、24h 食管 pH 监测。

【治疗要点】

(1)对可能发生呼吸暂停的新生儿应加强观察,有条件者可用监护仪。

(2)呼吸暂停发作时应给托背、弹足底等刺激,咽喉部有分泌物时应将其吸净,鼻导管给氧,严重者用面罩接呼吸囊加压呼吸。

(3)针对原发病治疗,如维持体温正常,纠正低氧血症和酸中毒,纠正低血糖、低血钙、高胆红素血症、颅内出血、感染,保持呼吸道通畅等。

(4)应用呼吸兴奋药,防治胃食管反流。

【处方】

处方1:若呼吸暂停反复发作,选用兴奋呼吸中枢药物,(1)~(3)任选一组。

(1)氨茶碱	5mg/kg	静脉滴注 20min
5%葡萄糖注射液	10ml	

继 12h 后

氨茶碱	2mg/kg	静脉滴注,每 12 小时
5%葡萄糖注射液	10ml	1 次

(2)枸橼酸咖啡因	20mg/kg	静脉滴注 20min
5%葡萄糖注射液	10ml	

24h 后

枸橼酸咖啡因	5mg/kg	静脉滴注 10min
5%葡萄糖注射液	10ml	

处方2:胃食管反流时,轻症患儿可采用体位治疗,饮食疗法。病理性反流患儿选用胃动力药。

多潘立酮 0.3mg/kg,喂奶前 30min,口服,每日 2~3 次,但目前在新生儿中应用尚存在争议。

【注意事项】

(1)发生在出生后 24h 内的呼吸暂停是病理性的。

(2)早产儿的呼吸暂停常发生在出生后 2~7d,常见于胎龄<34 周,体重<1000g 的新生儿。

(3)任何日龄的足月儿的呼吸暂停通常不是由生理性原因引起的,必须全面检查确定病因。

(4)兴奋呼吸中枢药物首选枸橼酸咖啡因,其疗效比氨茶碱好,半衰期较长,毒性少,脂溶性高,透过血脑屏障快。负荷量 20mg/kg(相当于咖啡因 10mg/kg),维持量 5mg/kg,1 次/日,静脉注射 10min;在应答不充分的患儿可考虑采用较高的维持量

10mg/kg,使血药浓度维持在 5～20mg/L。氨茶碱,首次剂量 5mg/kg,20min 内静脉注射,12h 后给维持量,2.0mg/kg,每隔 12 小时静脉注射 1 次,疗程 5～7d。

(5)药物治疗无效,对频繁发作的呼吸暂停,可使用鼻塞 CPAP 治疗,压力 0.294～0.392kPa(3～4cmH$_2$O);若仍无效则 应气管插管机械通气。呼吸机参数初调值:FiO$_2$ 0.21～0.4,PIP 1.176～1.47kPa(10～15cmH$_2$O),PEEP 0.196～0.294 kPa(2～4cmH$_2$O),RR 10～20 次/分,Ti 0.4～0.5s。

(6)继发性呼吸暂停者,应积极治疗原发病,同时纠正酸中 毒、低血糖、低血钠,维持正常体温。

(五)新生儿坏死性小肠结肠炎

新生儿坏死性小肠结肠炎(NEC)是由围生期多种致病因素 导致的以腹胀、呕吐、便血为主要症状的急性坏死性肠道疾病。 多见于早产儿及极低体重儿,腹部 X 线片以部分肠壁囊样积气为 特征,病理以回肠远端和结肠近端的坏死为特点。

【诊断要点】

(1)病史:病因不十分明确,可能与早产肠黏膜缺氧缺血、全 身或肠道严重感染、肠道微生态环境的失调、高渗奶方或高渗药 物直接刺激等有关。

(2)症状与体征:多见于早产儿,发生时间与胎龄有关,足月 儿可在出生后 1 周发病,早产儿多在出生后 2～3 周发病。早期 症状可能与新生儿败血症相同。轻者仅表现为腹胀,重者精神萎 靡、面色苍白、拒奶、腹胀明显、呕吐,腹泻呈水样便,数日后排血 便,体温不升,休克,严重者可有 DIC。腹壁皮肤常发红、发硬或 发亮,可见肠型,肠鸣音减弱或消失,有时有移动性浊音。

(3)实验室检查:血常规白细胞计数增高,中性粒细胞比例增 高,血小板计数降低。大便隐血试验阳性,腹水常规提示渗出液, 腹水培养细菌(+),涂片见大量白细胞或脓细胞,血培养与粪便培养可发现致病菌。

（4）X线检查：腹部X线片对本病诊断价值较大，提示肠腔高度充气或充气不均匀，肠襻扩张固定，肠壁有泡沫状囊性积气和门静脉积气，若并发肠穿孔可见膈下游离气体。

（5）腹部超声：有时可见肝实质内及门静脉内间隙出现微小气泡。

【治疗要点】

（1）禁食：对有可能发生NEC的患儿可先禁食1～2d，观察病情的发展，计划下一步治疗。对确诊的患儿，症状轻者禁食5～7d，重者禁食7～10d。禁食期间须常规胃肠减压。待临床情况好转，大便潜血转阴，X线片异常征象消失后可逐渐恢复经口喂养。以新鲜母乳为宜。从少量开始（每次3～5ml），逐渐缓慢加量，如胃中有积乳则不加量或降至前一次量。加奶后如症状复发，需再次开始禁食。

（2）抗感染：一般可选氨苄西林、哌拉西林，或第3代头孢菌素，如血培养阳性，参考其药物敏感试验结果选择抗生素。如为厌氧菌首选甲硝唑，肠球菌考虑选用万古霉素。

（3）支持疗法：①禁食期间营养和液体主要从肠外营养液补充，可以从周围静脉滴注；②维持水、电解质平衡，每日供给液体量120～150ml/kg，根据胃肠道丢失再做增减；③维持呼吸功能，必要时机械通气；④有凝血机制障碍时可输新鲜冰冻血浆，严重血小板减少可输注血小板；⑤出现休克时给予抗休克治疗。

（4）外科治疗：气腹或腹膜炎是外科治疗的指征。通过手术切除坏死肠段后再行肠吻合。

【处方】

1. 西医处方

处方1：静脉补液。

液体需要量见表2-1，补液选用5%～10%葡萄糖注射液，速度为4～8mg/(kg·min)，并监测血糖。

表 2-1　新生儿液体需要量

出生体重(kg)		新生儿液体需要量/[ml/(kg·d)]			
		第 1 天	第 2 天	第 3～7 天	第 2～4 天
早产儿	<0.7	120～140	140～160	160～180	150～200
	0.8～1.0	100～120	120～140	140～160	140～180
	1.0～1.5	80～100	100～120	120～140	120～160
	1.5～2.5	60～80	80～100	100～120	110～150
足月儿	>2.5	60～80	80～100	100～120	100～140

处方 2:补充电解质,静脉注射。

足月儿出生后第 1 天不必给电解质,第 2 天开始钠的需要量为 2～3mmol/(kg·d)。早产儿钠需要量稍多,胎龄<32 周者需 3～4mmol/(kg·d),氯的需要量与钠基本一致。不论足月儿或早产儿出生后 3d 内一般不补钾,以后需要量为 1～2mmol/(kg·d)。

处方 3:小儿专用氨基酸。

小儿复方氨基酸注射液(19AA-I),静脉注射。出生后 12～24h 即可应用(肾功能不全者例外),从 1.0～2.0g/(kg·d)开始。早产儿从 1.0g/(kg·d)开始,按 0.5g/(kg·d)的速度逐渐增加,足月儿可至 3g/(kg·d),早产儿可增至 3.5g/(kg·d)。

处方 4:脂肪乳剂(出生 24h 后即可应用)。

早产儿用 20%脂肪乳剂,中长链混合型脂肪乳剂优于长链脂肪乳剂,剂量从 0.5～1.0g/(kg·d)开始,足月儿无黄疸者从 1.0～2.0g/(kg·d)开始,按 0.5g/(kg·d)的速度逐渐增加,总量不超过 3g/(kg·d)。

处方 5:氨苄西林 50～200mg/(kg·d)(分 2～3 次)+5%葡萄糖注射液,静脉滴注,7～10d。

处方 6:头孢噻肟 100～150mg/(kg·d)(分 2～3 次)+5%葡

萄糖注射液,静脉滴注,7～10d。

处方7:克林霉素15～20mg/(kg·d)(分3～4次)+5%葡萄糖注射液,静脉滴注,7～10d。

处方8:甲硝唑7.5mg/kg+5%葡萄糖注射液,静脉滴注,每48～12小时1次,7～10d。

2. 中医处方　坏死性小肠结肠炎以西医治疗疗效较佳,急性期应绝对禁食。中医方剂汤药主要用于恢复期治疗。此时患儿已经开始进食。

六君子汤(《世医得效方》),人参、白术各2g,茯苓、陈皮、甘草各3g,法半夏1.5g。

此方健脾厚肠为主,佐以益气养血,主治脾虚肠弱。适用于患儿大便转稠,腹胀,纳呆,形体虚弱,多汗,疲倦,面苍舌淡,苔少,指纹清淡。拒乳者加石斛2g,佛手1.5g;腹胀加木香、乌药各1g;神疲多汗者加龙骨1g,黄芪2g;夜卧不安者加白芍2g,蝉蜕1g;大便稀烂者加诃子1g,芡实2g,神曲1.5g,鸡内金2g。

3. 康复处方　新生儿坏死性小肠结肠炎是新生儿的危重疾病,应监护生命体征,如体温、血压、呼吸、心率及血氧饱和度。这些患儿腹胀明显,要持续胃肠减压,记录胃肠减压的液体量、颜色及气体的量。每天补液将这些液体计算在内,补充相应量的生理盐水。每天记录大便的量及性质和颜色,有无臭味等。每天量腹围,注意有无肠型,听肠鸣音。如患儿腹胀减轻,胃肠减压液体量减少,颜色变浅,肠鸣音恢复为病情好转的表现,腹胀消失、肠鸣音恢复正常、出现觅食表现和粪便隐血转阴,胃液清则开始进食。对这些患者要每天计算患儿的补液量、大便及小便量,胃肠减压的液量,每2～3天查血生化1次,根据化验结果来调整补液。如病情稳定,1周复查腹部X线片1次。患儿治愈后,应少量多餐喂奶。

【注意事项】

恢复饮食时,忌喂奶过早及增奶过快,否则易复发或致病情恶化。以母乳喂养为佳,增加乳量<20ml/(kg·d)。有的患儿因

病变广泛,恢复期有继发性乳糖酶缺乏,进食乳品后出现腹胀、腹泻,应暂时改喂不含乳糖的代乳品,然后再逐渐过渡到正常饮食。

(六)新生儿呕吐

新生儿呕吐是新生儿期常见的症状之一。按病因可分为生理性的、功能性的或器质性的。临床又分为内科性呕吐及外科性呕吐。一般以内科性呕吐为主,如溢奶、喂养不当、黏膜受刺激(咽入污染的羊水、药物)、感染(鹅口疮、肺炎、败血症、脑膜炎、肠炎)、胃肠功能失调(幽门痉挛、胎粪性便秘)、先天性代谢病(先天性肾上腺皮质增生症失盐型、半乳糖血症)、颅内压增高(颅内出血、脑膜炎)等均可引起呕吐。外科性以食管闭锁、幽门肥厚性狭窄、肠梗阻等较常见。

【诊断要点】

(1)病史:如围生期窒息史提示咽下综合征、应激性溃疡、缺血缺氧性脑病、颅内出血等;羊水过多病史,提示有先天性消化道畸形的可能;孕妇有感染性疾病,考虑有胎儿宫内感染的可能。

(2)呕吐开始时间:开奶前即呕吐多为咽下综合征或食管闭锁;生后第1次喂奶即呕吐,伴有呛咳、发绀,为食管闭锁、食管气管瘘;生后1~2d开始呕吐需考虑幽门痉挛、贲门食管松弛;生后2周开始呕吐应考虑幽门肥厚性狭窄。

(3)呕吐方式:①喷射性呕吐,多见于颅内压增高、肠道梗阻、肠麻痹及吞气过多等;②持续性呕吐,起病急者应考虑消化道梗阻、胃肠扭转及肠炎,缓慢起病者应考虑氨基酸代谢异常等;③间歇性呕吐,可见于幽门痉挛、肠扭转及先天性膈疝等。

(4)呕吐物性状:呕吐物为奶汁时,多为溢奶或食管闭锁。呕吐物有乳凝块而无胆汁,病变多在幽门或十二指肠上端,如幽门痉挛、幽门肥厚性狭窄等。呕吐物含胆汁,提示病变在肝胰壶腹以下,多见于肠梗阻。呕吐物带粪便多为低位肠梗阻。呕吐物带血,血若来自患儿,应考虑应激性溃疡、新生儿出血症、食管裂孔疝、贲门松弛症等。

(5)胎粪排出情况:大多新生儿生后 24h 内开始排胎粪,3～4d 转为过渡大便,如排便异常应考虑消化道畸形,如肛门闭锁、先天性巨结肠等。

(6)体检:有无感染灶及感染中毒症状;有无脱水、酸中毒或颅内压增高的表现;腹部检查有无腹胀及腹胀部位,上腹胀、下腹空虚提示高位肠梗阻,全腹胀提示低位肠梗阻或麻痹性肠梗阻,有胃蠕动提示幽门狭窄,肠型提示低位肠梗阻,能否触及肿块可提示肥厚性幽门狭窄、肠套叠,肠鸣音是否正常,对疑有肛门狭窄、肛门闭锁及胎粪性便秘者应做直肠指检。

(7)辅助检查:①X 线检查,应早期做腹部直立位 X 线片,因正常新生儿生后 12～24h 整个肠道应充气,如有梗阻于腹部直立位 X 线片可见空气恰止于闭锁部位以上。必要时做碘油造影、钡剂灌肠,对食管闭锁、食管气管瘘、胃肠道梗阻有诊断意义。②特殊检查,按各有关病因做相应检查,感染性疾病做病原检查,遗传代谢病做有关生化检查,神经系统疾病做脑脊液检查,必要时做 CT 及 MRI 检查等。

【治疗要点】

(1)病因治疗:如合理喂养,停服对胃肠道有刺激性的药物,颅内高压者给予脱水药,先天性畸形及早手术。

(2)禁食:诊断未明确前原则上应禁食观察。

(3)体位:喂奶后应竖抱,轻拍背部,让胃内空气逸出,采用上半身抬高之右侧卧位,防止呕吐物呛入气管引起窒息或吸入性肺炎。

(4)腹胀:严重者行胃肠减压或肛管排气。

(5)疑为胎粪性肠梗阻及先天性巨结肠者:用生理盐水灌肠,以助排便。

(6)其他:维持水、电解质及酸碱平衡,供给适当热量。解除幽门痉挛。

【处方】

处方1：疑为咽下综合征所致呕吐者选用。

1％碳酸氢钠或生理盐水100ml分次洗胃。

处方2：疑为幽门痉挛者选用阿托品。

1:2000阿托品1～5滴，口服，每次喂奶前15～20min。

【注意事项】

(1)疑为应激性溃疡、消化道穿孔者禁止洗胃。

(2)阿托品开始剂量为1:1000(或1:2000)硫酸阿托品溶液1滴，每次喂奶前15～20min给予，若无效可逐渐增至5滴或面红为止，面色发红而尚未止吐者，则可排除痉挛因素并停用。若有效，继续使用2～3d观察不再出现呕吐可停药。

(七)新生儿黄疸

新生儿黄疸是因胆红素在体内积聚引起的皮肤或其他器官黄染，是新生儿期最常见的表现之一。新生儿由于毛细血管丰富，当血清胆红素超过$85\mu mol/L(5mg/dl)$，则出现肉眼可见的黄疸。未结合胆红素增高是新生儿黄疸最常见的表现形式，重者可引起胆红素脑病(核黄疸)，造成神经系统的永久性损害，严重者可死亡。因此，每个黄疸患儿应首先区分生理性或病理性黄疸，后者应尽快找出病因，及时治疗。

【诊断要点】

(1)生理性黄疸特点：①一般情况良好；②足月儿出生后2～3d出现黄疸，4～5d达高峰，5～7d消退，最迟不超过2周；早产儿黄疸多于生后3～5d出现，5～7d达高峰，7～9d消退，最长可延迟到3～4周；③每日血清胆红素升高<$85\mu mol/L$或每小时<$8.5\mu mol/L$；④血清总胆红素值尚未达到相应日龄及相应危险因素下的光疗干预标准。

(2)病理性黄疸特点：又称为非生理性高胆红素血症。①出生后24h内出现黄疸；②血清总胆红素值已达到相应日龄及相应危险因素下的光疗干预标准,或每日上升超过 $85\mu mol/L$(5mg/dl),或每小时$>0.85\mu mol/L(0.5mg/dl)$;③黄疸持续时间长,足月儿>2周,早产儿>4周;④黄疸退而复现;⑤血清结合胆红素$>34\mu mol/L(2mg/dl)$。具备其中任何一项者即可诊断为病理性黄疸。

(3)母乳性黄疸:胆红素在停止哺乳 $24\sim72h$ 后即下降,3d 仍不明显降低者可除外母乳性黄疸。

(4)辅助检查:①红细胞计数及血红蛋白降低,网织红细胞数可升高。②定期监测胆红素水平。病理性黄疸足月儿总胆红素大于 $20.4\mu mol/L$,早产儿大于 $25.6\mu mol/L$。间接胆红素大于 $30.78\mu mol/L$ 时可并发高胆红素脑病。③溶血性黄疸时有母婴血型(ABO 及 Rh)检查,并做直接抗人球蛋白试验(Coombs 试验)。

【治疗要点】

(1)生理性黄疸一般不须特殊治疗,注意早开始供给充足奶量,多可自行消退。如血清胆红素$>171\mu mol/L(10mg/dl)$时,必须除外病理性黄疸,每天监测胆红素值,以免贻误诊断。如血清胆红素超过诊断标准,可考虑光疗。

(2)针对引起病理性黄疸的原因,采取相应的措施,治疗原发疾病。符合下列条件之一者即应进行换血疗法:①产前已明确诊断,出生时脐血总胆红素$>68\mu mol/L(4mg/dl)$,血红蛋白低于120g/L。伴水肿、肝脾大和心力衰竭者;②出生后 12h 内胆红素上升每小时$>12\mu mol/L(0.7mg/dl)$;③总胆红素已达到342mmol/L(20mg/dl)者;④不论血清胆红素水平高低,已有胆红素脑病的早期表现者。小早产儿、合并缺氧和酸中毒者或上一胎溶血严重者,指征应放宽。

(3)光照疗法:①指征,血胆红素大于 $205.2\sim256.5mmol/L$;黄疸出现早进展较快者应尽早做;早产儿和低体重儿可适当放宽指征;产前诊断为 Rh 溶血病者,出生后一旦出现黄疸即可行光疗。②方法,将患儿裸体放入光疗箱中,双眼及会阴部遮盖。选用波长 425～475nm 蓝光上下双光照射,连续照射 24～48h,最长不超过 96h。当胆红素下降至 20.4μmol/L 时,停止照射。具体标准参照新生儿高胆红素血症诊断和治疗专家共识。

【处方】

1. 西医处方

处方 1:白蛋白、血浆及免疫球蛋白。

①白蛋白 1g/kg,5%葡萄糖注射液 10～20ml 静脉滴注。

②血浆:如无白蛋白可用血浆,血浆每次 20～25ml 静脉滴注,每天 1 或 2 次。

③免疫球蛋白:用法为 1g/kg,于 6～8h 内静脉滴注。

处方 2:肝酶诱导药。

苯巴比妥 5mg/(kg·d),分 2 或 3 次口服,连服 4～5d。

处方 3:其他消黄药物。

①枯草杆菌二联活菌(妈咪爱):每次半袋,每日 2 次,口服或溶于牛奶中直接服用。

②双歧三联杆菌:每次 1 粒,每日 2 次,口服或溶于牛奶中服用。

③十六角蒙脱石:用量为每次 1.5g,每日 2 或 3 次,溶于25ml 水服用。

处方 4:纠正酸中毒碳酸氢钠。

5%的碳酸氢钠注射液稀释为 1.4%的溶液,纠正酸中毒。

2. 中医处方

处方 1:茵陈蒿汤(《伤寒论》)加减,山栀子 3g,制大黄 1g,茯苓、车前草、茵陈、白茅根各 5g。湿重于热者,加猪苓、藿香各 3g;腹胀明显加腹皮、枳实各 3g。

此方清热利湿,主治湿热胎黄。适用于患儿目黄,身黄,其黄鲜明;哭闹不安,呕吐,腹胀,不吃,尿黄便结,或伴有发热,舌质红,苔黄腻,指纹紫滞。

处方 2：茵陈理中汤（《伤寒全生集》）加减，茵陈 5g，人参、白术、炙甘草各 2g，干姜 1g，茯苓 3g。气血两虚者加黄芪 3g，当归 2g；脾肾阳虚明显者，加熟附子（先煎）1.5g。

此方温脾化湿，主治寒湿胎黄。适用于患儿目黄，身黄持久不退，其色淡而晦暗，精神差，吃奶少，四肢凉，腹胀便溏或大便灰白，舌质淡，苔白腻，指纹淡。

处方 3：膈下逐瘀汤（《医林改错》），桃仁、红花、赤芍、牡丹皮、五灵脂、当归、川芎、延胡索、乌药、香附、枳壳各 1.5g，茵陈 5g。小便短黄、大便秘结者加山栀子、大黄各 1g；大便稀薄者加苍术、山药各 3g；腹胀加陈皮、大腹皮各 3g，胁下痞块加三棱、莪术各 3g。

此方活血化瘀，疏肝退黄。主治瘀血胎黄。适用于患儿身目发黄，色较晦暗，面色无华，腹膨隆，青筋怒张，胁下有痞块。或伴血衄、瘀斑、便血等，舌质暗红或有瘀斑，指纹迟滞。

处方 4：羚羊钩藤汤和茵陈蒿汤加减，羚羊角（代）0.5g，钩藤 5g，茵陈 8g，栀子 3g，大黄 2g，白茅根 15g。

此方平肝息风，清热退黄。主治胎黄动风。适用于患儿目黄，身黄如金，逐日加重，泪水、尿黄如橘子汁，神情萎靡，阵阵尖叫，发热呕吐，两眼凝视，口角或全身抽搐，舌质淡红或紫红，苔黄，指纹迟滞。

处方 5：茵栀黄注射液。

该药为中成药，足月儿 10ml（早产儿 5ml）加入 5％葡萄糖注射液 20ml 滴注，每日 1 次。该药对直接胆红素升高的黄疸（如胆汁淤滞）疗效较好。

3. 康复处方

新生儿黄疸的治疗方法主要是早期蓝光照射，严重黄疸的患儿换血治疗。但是要注意以下几点。

（1）治疗过程中要密切观察病情变化，监测患儿的生命体征、神志的变化及胆红素的变化，可以用经皮胆红素测定仪每隔 4 小时测定 1 次黄疸的情况。记录患儿大小便颜色及尿量。

（2）静脉滴注少量的碳酸氢钠有助于胆红素的排泄。

（3）蓝光治疗时要用黑布遮挡眼睛以免强光线损伤眼睛，对男婴儿还要遮挡外生殖器，光疗的不良反应有皮疹、腹泻、脱水。所以，蓝光治疗的患儿每天应该增加水量 15ml/（kg·d）。

（4）纠正酸中毒。

（5）换血的患儿在换血过程中监测生命体征及出凝血情况。

（6）查清楚黄疸的原因，对因治疗。

（7）对高危儿出现黄疸应该常规做脑干诱发电位检查，有些轻微胆红素脑病患儿临床上未表现抽搐、角弓反张等症状，但是脑干诱发电位却能早期发现异常情况，有助于早期干预治疗。

【注意事项】

（1）光照疗法并发症：①最严重的并发症是可能出现青铜症。婴儿经光疗后，皮肤出现青紫或灰黄绿色，血清、尿液也呈相似颜色，甚至肝、脾、肾、心包及腹水均可有"青铜"色素。青铜症常见于光疗前结合胆红素较高，肝功能较差或有败血症的婴儿，故遇有肝细胞损害、有阻塞性黄疸及败血症时，不宜采用光照疗法。②腹泻，应注意及时补充不显性失水。③皮疹，皮肤偶可出现红斑或出血样瘀点。④发热，荧光灯亦有一定的热量，特别是在炎热的夏天用双面光照射时应注意通风散热，避免灼伤。

（2）清蛋白滴注速度以每分钟不超过 2ml（约 60 滴）为宜。但在开始的 15min 内，速度要缓慢，以后逐渐增加至上述速度。如有不良反应，应立即停用。

（3）苯巴比妥可有嗜睡、反应略差等反应，影响观察病情。

（4）免疫球蛋白注意过敏反应。

（5）枯草杆菌二联活菌开袋后尽快应用，不宜与抗生素同用。

（八）新生儿溶血病

新生儿溶血病（HDN）主要指母婴血型不合引起的同族免疫性溶血。以 ABO 及 Rh 血型不合最常见。

【诊断要点】

（1）母亲病史：既往有分娩重度黄疸儿、贫血儿及流产、死胎、输血史。

（2）临床表现：①胎儿水肿。②黄疸，生后 24h 出现，进行性加重，3～4d 达高峰，血清胆红素＞340μmol/L。③贫血、出血倾向。④肝脾大。⑤胆红素脑病（核黄疸）。

（3）实验室检查：①红细胞计数、血红蛋白下降；网织红细胞比例升高；血清未结合胆红素升高。②血型测定，ABO 溶血母亲多为 O 型，患儿多为 A 型或 B 型；Rh 溶血母亲为 Rh 阴性，患儿Rh 阳性。③致敏红细胞和血型抗体测定，改良直接抗人球蛋白试验阳性、抗体释放试验阳性及游离抗体试验阳性。

【治疗要点】

（1）产前治疗：①提前分娩，羊水中胆红素明显增高，且卵磷脂与鞘磷脂（L/S）＞2 者可考虑提前分娩，以免进一步发展为胎儿水肿或死胎。②血浆置换，孕妇血中 Rh 抗体 1∶64 时应考虑血浆置换术，以清除 Rh 血型抗体。③宫内输血，胎儿水肿或胎儿Hb＜80g/L 而肺未成熟者可行宫内输血。④苯巴比妥，孕妇分娩前 1～2 周口服苯巴比妥 60mg/d，以诱导胎儿葡萄糖醛酸酶的产生。

（2）光疗：目前应用最多而安全有效的措施，通过光照使皮肤2mm 深度的胆红素氧化为无毒水溶性产物从胆汁及尿中排出。

（3）换血疗法：①血源：Rh 溶血病应选用 Rh 系统与母亲同型、ABO 系统与患儿同型的血液，紧急或找不到血源时也可选用O 型血；母 O 型、子 A 或 B 型的 ABO 溶血病，最好用 AB 型血浆和 O 型红细胞的混合血；有明显贫血和心力衰竭者，可用血浆减半的浓缩血。②换血量:一般为患儿血量的 2 倍(150～180ml/kg),大约可换出 85％的致敏红细胞和 60％的胆红素及抗体。③途径:一般经外周的动、静脉同步换血,也可选用脐动、静脉进行同步换血。

【处方】

处方 1:患儿一般情况良好,能口服时选用。

苯巴比妥	5mg/(kg·d)	分 3 次口服
锡-原卟啉	0.5μmol/(kg·d)	口服,每日 1 次

处方 2:预防胆红素脑病(核黄疸)。

血浆 10ml/kg,静脉滴注,每日 1 次。

白蛋白 1g/kg,静脉滴注,每日 1 次。

处方 3:抑制吞噬细胞破坏致敏红细胞,早期应用临床效果较好。

免疫球蛋白 1g/kg,静脉滴注,2～4h 内滴入。

【注意事项】

RhD 阴性妇女在孕 28 周流产和分娩 RhD 阳性胎儿后 72h 内肌内注射抗 D 球蛋白 300μg,以中和进入母血的 Rh 抗原。

(九)新生儿出血症

新生儿出血症,又名新生儿自然出血,是由于维生素 K 依赖凝血因子活性降低所致的出血。多在生后 2～4d 发生,为自限性疾病。多发生在纯母乳喂养新生儿。

【诊断要点】

(1)多在出生后 2～4d 发病,早产儿可晚至出生后第 2 周。

(2)一般情况良好而突然发生出血。

(3)出血程度不同,部位不一。常见脐残端、胃肠道、皮肤出血。少数患儿颅内出血可出现惊厥,前囟膨隆。

(4)血小板计数、出血时间、纤维蛋白原正常;凝血酶原时间大于正常对照 2 倍,部分凝血活酶时间延长。

（5）肌内注射、静脉注射维生素 K_1，数小时停止出血。

【治疗要点】

（1）一般处理：①防止继续出血；②消化道出血患儿予禁食，胃肠道外营养；③脐部渗血予局部止血；④穿刺部位压迫止血。

（2）药物治疗：补充维生素 K，必要时输新鲜血或新鲜冰冻血浆。

【处方】

1. 西医处方

处方 1：预防发生时选用。

维生素 K_1 | 足月儿　1～2mg/d
早产儿　0.5mg/d | 出生时，立即肌内注射 1 次

处方 2：已经发生出血症状时选用。

维生素 K_1 1～5mg/d，静脉注射，每日 1 次，疗程 3～5d。

处方 3：出血量多或临床已出现苍白、休克时选用，同时应用维生素 K_1，新鲜全血、血浆、激血酶原复合物。

2. 中医处方

本病西医治疗效果较好，中医治疗可以起辅助作用。

处方 1：归脾汤加减，茯苓、龙眼肉各 3g，甘草、当归各 4g，大枣 1 枚，木香 1g，人参、白术、生姜、伏龙肝、三七、蒲黄、艾叶、地榆各 2g。

此方益气摄血。适用于患儿脾不统血，面白无华，神怠肢软，脐端、消化道出血，皮肤瘀斑，口腔黏膜或舌质瘀点，舌淡苔白，指纹淡。

处方 2：十全大补汤，人参、甘草、白术、当归、熟地黄、白芍各 2g，茯苓 3g，川芎 1g，黄芪 4g，肉桂 0.2g。

此方益气养血。适用于患儿气血两虚，面色苍白，哭声较低，四肢少动，便溏尿清，舌淡嫩，指纹淡。多见于出血较多患儿的恢复期。

3. 康复处方

根据出血部位不同而有所不同,如患儿以消化道出血为主,应禁食 5～7d,至出血停止,胃液清,肠鸣音正常方可进食,进食从少量开始,同时静脉补充不足的量,逐渐增加奶量,直至全肠道营养;患儿以脐部出血为主,用维生素 K_1 及血浆治疗的同时给予凝血酶局部外敷以达到止血的目的,同时注意脐部清洁、消毒;穿刺部位出血可以压迫止血;颅内出血,应减少搬动,同时使用甘露醇等,康复后注意患儿的功能锻炼及智力的发展情况。患儿病愈后可适当补充铁剂,可以口服血宝或二维亚铁颗粒(康雪)等补铁剂。

【注意事项】

(1)母乳喂养的母亲口服维生素 K_1 或生产前口服维生素 K_1。母亲常服用苯妥英钠者,在妊娠后 3 个月应肌内注射维生素 K_1 10mg,临产时重复。

(2)维生素 K_1 可根据病情连用 3～5d。早产儿应连续肌内注射维生素 K_1 3d,每日 0.5～1.0mg。所有新生儿出生后应预防性给予维生素 K_1 1 次。

(3)早产儿及有肝胆疾病、慢性腹泻、长期全静脉营养等高危儿应每周肌内注射 1 次维生素 K_1 0.5～1mg。

(4)人工合成的维生素 K_3、维生素 K_4 可致溶血及黄疸,故应慎用。

(十)新生儿贫血

成熟儿出生时平均血红蛋白(Hb)为 170g/L(140～200g/L),极低出生体重儿 Hb 水平比成熟儿低 10～20g/L。在出生时和产后测定 Hb 低于胎龄的正常范围,称为贫血。

【诊断要点】

(1)生理性贫血:①足月儿生后 6～12 周 Hb 下降至 95～110g/L。②早产儿(出生体重 1.2～2.5kg)生后 5～10 周 Hb 下降至 80～100g/L。

（2）病理性贫血：由出血、溶血、红细胞生成障碍所致。①皮肤黏膜苍白。②急性失血时可伴心动过速、呼吸急促、低血压和休克。③溶血病有黄疸、肝脾大、水肿。④红细胞计数及 Hb 低于胎龄正常范围，生后 2 周静脉血 Hb≤130g/L，毛细血管血 Hb≤145g/L。⑤网织红细胞计数常增加，若减少考虑先天性再生障碍性贫血。

【治疗要点】

新生儿生理性贫血无须治疗。病理性贫血应做如下治疗。

（1）药物治疗：对急性大量失血者应给予输血、补铁治疗，慢性贫血可给予重组人红细胞生成素，皮下注射或静脉注射。

（2）一般治疗：①加强护理；②提供充足的液体、热量；③保暖；④吸氧。

【处方】

处方 1：出生在 24h 内，静脉血 Hb＜130g/L；急性失血≥10%总血量；气急、心动过速或过缓患儿应给予输血。

所需输全血量（ml）＝体重（kg）×（预期达到的 Hb 值－实际 Hb 值）×6

处方 2：大量失血患儿除输血，还应加用元素铁。

元素铁 2～3mg/(kg·d)，分 2～3 次口服。

处方 3：用于预防和治疗未成熟儿与支气管、肺发育不良有关的慢性贫血。

重组人红细胞生成素100～200 U/kg，静脉注射或皮下注射，每日 1 次连用 5d 停 2d。

继后，400U/kg，静脉注射或皮下注射，每日 1 次，1 周 3 次。

继后，150～200U/kg，静脉注射或皮下注射，3 日 1 次，用 2 次。

【注意事项】

（1）对血容量不减少的贫血，可输浓缩红细胞，为所需全血量的 1/2。输血治疗应权衡输血可能获得的感染,如巨细胞病毒、人类免疫缺陷病毒感染、乙型肝炎、丙型肝炎等。

(2)铁剂治疗时间至少 3 个月,为保证婴儿生长需要,甚至要继续用 1 年。

(3)重组人红细胞生成素治疗后血清铁、铁蛋白及转铁蛋白饱和度均下降,并与重组人红细胞生成素剂量有关,故在治疗时应补较大量铁 7～8mg/(kg·d),同时加用维生素 E。偶可见暂时性的中性粒细胞减少。

(4)生理性贫血对铁剂治疗无反应,但对配方奶喂养的新生儿应补充铁剂,在配方奶中补充 2mg/(kg·d)的元素铁;否则早产儿在 10～14 周时,足月儿在 5 个月时耗尽铁储备,除非接受食谱铁补充,否则将发生典型的小细胞低色素缺铁性贫血。

(十一)新生儿免疫性血小板减少性紫癜

新生儿免疫性血小板减少性紫癜(NAT)是母血中抗血小板 IgG 抗体经胎盘输入胎儿体内介导的血小板减少症,分为同族免疫性与自身免疫性。

【诊断要点】

(1)生后不久出现出血现象,以排除法为主。

(2)先天性血小板减少,血小板计数＜(20～30)×10^9/L,网织血小板(RP)明显增加,平均血小板体积(MPV)增大。

(3)母亲同族免疫性血小板计数正常,血中查到患儿的血小板抗体,或自身免疫性血小板减少。

(4)病程呈自限性。

【治疗要点】

(1)一般治疗:严密监测心率、呼吸、血压,保证液体及热量供给,保暖。

(2)药物治疗:给予糖皮质激素、丙种球蛋白(IVIG),输注血小板。

【处方】

用血小板计数$\leq 30\times 10^9/L$或出血较重患儿。

(1)输注表型阴性供体的抗原阴性血小板或母亲洗涤、照射后的血小板:标准血小板浓缩液$0.1\sim 0.2U/kg$,$30\sim 60min$输完,$2\sim 3d$ 1次。

(2)肾上腺皮质激素:泼尼松$1\sim 2mg/(kg\cdot d)$,血小板达$50\times 10^9/L$停药。重症:泼尼松$2\sim 3mg/(kg\cdot d)$,逐渐减量,疗程4周。

(3)无抗原阴性血小板者:IVIG $0.4g/(kg\cdot d)$,缓慢静脉滴注,每日1次,连用5d。或IVIG $1.0g/(kg\cdot d)$,缓慢静脉滴注,每日1次,连用$1\sim 3d$。

(4)换血:仅用于重症患儿,以血小板抗原匹配的血源最佳(如因HPA-1导致,应选用HPA-1阴性血)。

【注意事项】

(1)因本病为自限性,故血小板在$(30\sim 50)\times 10^9/L$以上,无明显出血倾向,可不做特殊治疗,临床严密观察。

(2)糖皮质激素可抑制抗原抗体反应,使血小板较快恢复,还可降低血管通透性,减轻出血倾向,可与IVIG合用或单用。应逐步减量后停用,疗程约1个月。

(3)IVIG主要作用为封闭巨噬细胞Fc受体;在血小板表面形成保护膜,抑制血小板相关抗体(PAIgG)或免疫复合物与血小板结合;提高抑制性T细胞功能,减少血小板破坏。输注速度过快可致恶心、呕吐、发热、皮肤潮红等。IVIG不传播艾滋病或肝炎、巨细胞病毒。

(4)同族免疫性血小板减少患儿可输注经洗涤的患儿母亲的血小板,而自身免疫性血小板减少患儿不主张输注血小板,因其无效。

(5)发生严重出血时,可输入与患儿血小板同型的新鲜血治疗。

(十二)新生儿缺氧缺血性脑病

新生儿缺氧缺血性脑病(HIE)是指围生期窒息引起的部分或完全缺氧、脑血流减少或暂停而导致胎儿或新生儿脑损伤。部分患儿可留有不同程度的神经系统后遗症,如智力低下、癫痫、脑性瘫痪、共济失调等。足月儿多见,是儿童神经系统伤残的常见原因之一。

【诊断要点】

(1)症状及体征:①有明确的导致胎儿宫内窘迫的异常产科病史,以及严重的胎儿宫内窘迫表现[胎心<100 次/分,持续5min 以上和(或)胎粪污染羊水呈Ⅲ度]或在分娩过程中有明显窒息史。②出生时有重度窒息,指 Apgar 评分 1min≤3 分,并延续至 5min 时仍≤5 分和(或)出生时脐动脉血气 pH≤7.0。③出生后不久出现神经系统症状,并持续至 24h 以上,如意识改变(过度兴奋、嗜睡、昏迷),肌张力改变(增高或减弱),原始反射异常(吸吮、拥抱反射减弱或消失),病重时可有惊厥、脑干征(呼吸节律改变、瞳孔改变、对光反应迟钝或消失)和前囟张力增高。

(2)辅助检查:①头颅 MRI 可见基底核丘脑损伤、矢状旁区损伤及局灶或多灶性梗死灶。对 HIE 病变性质与程度评价方面优于 CT,对矢状旁区和基底核损伤的诊断尤为敏感。弥散成像(DWI)所需时间短,对缺血脑组织的诊断更敏感,病灶在出生后第 1 天即可显示为高信号。②头颅超声,适宜于早产儿脑损伤的监测。可在 HIE 病程早期(72h 内)开始检查。③头颅 CT,待患儿生命体征稳定后检查,一般出生后 4~7d 为宜。脑水肿时,可见脑实质呈弥漫性低密度影(CT 值≤18HU)伴脑室变窄;基底核和丘脑损伤时呈双侧对称性高密度影;脑梗死表现为相应供血区呈低密度影。有病变者 3~4 周后宜复查。要排除与新生儿脑发育过程有关的正常低密度现象。④脑电图检查,大部分表现为背景波异常,小部分表现痫性放电。振幅整合脑电图(aEEG)在早期识别中重度 HIE 和预后评估中有重要价值。

（3）分度：根据意识、肌张力、原始反射（拥抱反射、吸吮反射）改变、有无惊厥、病程及预后等，临床上分为轻、中、重三度，见表2-2。

表 2-2　新生儿缺氧缺血性脑病分度

项目	轻度	中度	重度
意识	激惹	嗜睡	昏迷
肌张力	正常	减低	松软，或间歇性伸肌张力增高
拥抱反射	活跃	减弱	消失
吸吮反射	正常	减弱	消失
惊厥	可有肌阵挛	常有	有，可呈持续状态
中枢性呼吸衰竭	无	有	明显
瞳孔改变	扩大	常缩小	不等大，光反射迟钝或消失
EEG	正常	低电压，可有痫性放电	爆发抑制，等电位
病程及预后	症状在 72h 内消失，预后好	症状在 14d 内消失，可能有后遗症	症状持续数周，病死率高，存活者多有后遗症

【治疗要点】

（1）支持及对症治疗：维持机体内环境稳定和各器官功能正常。适当的通气和氧合，维持适当的脑血流灌注，避免血压剧烈波动，维持适当血糖水平，适量限制入液量。

（2）治疗脑水肿：避免输液过量是预防和治疗脑水肿的基础，每日液体总量不超过 60～80ml/kg。

（3）亚低温治疗：目前国内外唯一证明安全性、有效性的新生儿 HIE 治疗措施。应于发病 6h 内治疗，持续 72h。

（4）神经营养因子：近年研究显示神经营养因子可改善细胞周围环境，促进受损神经细胞的修复和再生，其中研究较多的是碱性成纤维细胞生长因子（bFGF）和胰岛素样生长因子（IGF-1），尚处于临床试验阶段。

（5）早期康复干预：0～2 岁小儿脑处于快速发育的灵敏期，可塑性强，因此对 HIE 患儿尽早开始感知刺激和动作训练可促进脑结构和功能代偿，有利于患儿的恢复和减轻后遗症。

【处方】

1. 西医处方

处方 1：惊厥患儿选用。

注射用水	5ml	静脉注射，20～30min
苯巴比妥钠	20mg/kg（负荷量）	注射完
注射用水	5ml	每 12 小时 1 次
苯巴比妥钠	3～5mg/kg（维持量）	（负荷量 12h 后）

处方 2：应用苯巴比妥后如惊厥仍持续，加用咪达唑仑，每次 0.05～0.15 mg/kg，按需 q2～q4h，静脉滴注。

处方 3：脑水肿患儿选用。

注射用水	5ml	静脉注射，每 4～6 小时 1 次
呋塞米	0.5～1mg/kg	

20％甘露醇 0.25～0.5g/kg，静脉注射，每 4～6 小时 1 次。

处方 4：维持组织最佳灌注。

多巴胺 2～5μg/(kg·min)＋5％葡萄糖注射液，静脉滴注。

多巴酚丁胺 2～5μg/(kg·min)＋5％葡萄糖注射液，静脉滴注。

处方 5：维持适当的血糖水平。

10％葡萄糖注射液一般（6～8）mg/(kg·min)［必要时可（8～10）mg/(kg·min)］，静脉滴注。

2. 中医处方

处方1:钩藤饮加减,钩藤、天麻各2g,羚羊角(代)0.1g,人参1g,全蝎尾0.5g,甘草1.5g。抽搐不止者加羚羊角粉(代)0.5g冲服。

此处方为安神定惊,适用于轻度胎惊的患儿:出生后1d内哭闹不安,物动即恐,声响即动,肢体和下颌可见抖动,吸吮奶正常,面色虚白,前囟门不胀,舌淡红,指纹在风关内。

处方2:参蝎散加减,人参、天麻、蝉蜕、丹参、川芎、红花各2g,黄芪、钩藤、茯苓各5g,全蝎0.5g。抽搐不止加羚羊角粉(代)0.5g冲服。

此处方为益气定惊,适用于中度胎惊的患儿:出生后嗜睡,对外界反应低下,肢体较软,时而手足抽搐,翻眼握拳,面青缩腮,前囟门稍胀,舌暗红,指纹达风关以上。

处方3:苏合香丸与参附汤加减,人参、制附片(先煎)、石菖蒲各2g,天麻3g,钩藤、猪苓各5g,并用苏合香丸,每次1/3~1/5丸。抽搐频繁者加朱砂0.3g冲服;便秘者加芦荟3g。

此方为开窍定惊,回阳救逆,适用于重度胎惊的患儿:出生后昏睡或呈昏迷状,肢体松软,频繁抽搐,一啼气厥,遍体皆紫,复时厥冷。前囟门胀,舌淡白或暗紫,指纹可达命关。

3. 康复处方

(1)加强监护:对窒息患儿应密切监护患儿心率、呼吸、血压、体温、血氧饱和度的变化,记录患儿24h入量及尿量。

(2)观察患儿的反应、哭声、意识形态、肌、肌张力的变化。应定时测定患儿的前囟门及颅骨骨缝的宽度变化。测定患儿瞳孔的大小及对光反射的情况。

(3)注意患儿神志变化:如患儿由昏迷逐渐清醒,则病情好转。如患儿一直昏迷或由清醒变为昏迷则是病情危重的表现。

(4)加强护理:暖箱温度应保持中性温度,使患儿体温维持在36.5~37℃为宜。加强呼吸道护理,及时清理呼吸道分泌物,室息患儿有肠道缺氧,第1天可先禁食,静脉营养。液体量不能过多,以 60ml/(kg·d)为宜,应维持尿量＞1ml/(kg·h)。

【注意事项】

(1)治疗中最重要最基本的措施是维持机体内环境的稳定,维持各脏器功能的正常运转,保证已受损害的神经细胞代谢逐渐恢复,即维持血气、pH、心率、血压、血糖在正常范围。

(2)苯巴比妥的应用不仅是为了控制惊厥,还有清除氧自由基和降低脑代谢的作用。负荷量 20mg/kg,如不能控制惊厥,1h可加 10mg/kg。顽固性抽搐者加用咪达唑仑,每次 0.1～0.3mg/kg 静脉注射或加用水合氯醛每次 50mg/kg 灌肠。

(3)脑水肿最早在出生后 4h 即可形成,通常 2～3d 最明显。临床应争取在治疗开始 48h 内使颅内压增高明显好转。一般用甘露醇 2～3 次后,即可使颅内压明显下降。颅内压迟迟不降,应考虑脑实质有大面积梗死可能。呋塞米减轻水肿很有效,但应注意钾离子大量流失造成患儿代谢性碱中毒,应谨慎使用。

(4)地塞米松对血管源性脑水肿有效,但不能缓解细胞毒性脑水肿。HIE 时两者都有,但以后者为主,故地塞米松对缺氧缺血后的脑水肿疗效不佳。地塞米松可引起高血糖、应激性溃疡、生长迟缓、免疫抑制等,故应慎用。一般不主张使用糖皮质激素。

(5)窒息脑损害发生时,氧自由基释放,兴奋型氨基酸如谷氨酸释放及激活磷脂酶的线粒体,钙载负荷增加。因此一些与生物化学复苏有关的新治疗有可能改善窒息后神经预后,如氧自由基抑制药或清除剂,兴奋型氨基酸拮抗药和钙通道阻滞药等已被应用在实验治疗中。但发现钙通道阻滞药尼莫地平可引起严重低血压及脑血流容量(CBFV)的下降。抑制巨噬细胞反应及脱噬作用能减少窒息后继发神经元死亡。

(6)脑细胞代谢激活药如胞磷胆碱、神经节苷脂对中度 HIE 患儿疗效明显,对重度疗效较差。神经营养因子对周围神经损伤有显著的修复与再生作用,但不易通过血脑屏障。

（7）从新生儿期开始的早期良性育儿刺激能促进脑结构和功能代偿，有利于促进患儿的恢复和减轻后遗症。

（8）本病预后与病情严重程度，抢救是否正确、及时有关。积极推广新法复苏、防止围生期窒息是预防本病的主要方法。

（十三）新生儿颅内出血

新生儿颅内出血是新生儿期常见的脑损伤。由围生期缺氧或产伤引起，前者多见于早产儿，以脑室周围-脑室内出血及脑实质出血为主，后者以硬膜下及蛛网膜下腔出血为常见，多见于足月儿。重症者病死率高，存活者常留有神经系统后遗症。

【诊断要点】

（1）小脑幕上出血或出血量较少时多表现神经系统兴奋症状，如烦躁、激惹、凝视、尖叫、腱反射亢进、颈强直、惊厥等。

（2）小脑幕下出血或出血量较多时常表现神经系统抑制症状，如反应低下、嗜睡、昏迷、肌张力减低或消失，各种反射消失、呼吸暂停等。

（3）脑室内或蛛网膜下腔出血时，脑脊液为均匀血性，出现皱缩红细胞。

（4）幕上硬膜下出血时，前囟硬膜下穿刺见血性液体。

（5）头颅 CT 与超声显示高密度影，有诊断价值。

【治疗要点】

（1）支持疗法保持患儿安静，尽可能避免搬动、刺激性操作，维持正常的 PaO_2、$PaCO_2$、pH、渗透压及灌注压。

（2）一般性治疗：止血、镇静、止惊、降低颅内压、保护脑功能。

（3）特殊对症治疗外科手术，梗阻性脑积水治疗（连续腰穿、脑室外引流、侧脑室-腹腔分流、储液囊、神经内镜术）。

【处方】

1. 西医处方

处方 1：止血。

| 5％葡萄糖注射液 3ml | 静脉注射,每日 1 次 |
| 维生素 K₁ 1～5mg | |

新鲜血或血浆 10ml/kg,静脉滴注。

处方 2:镇静止惊。

注射用水 5ml	静脉注射,20～30min
苯巴比妥钠 20mg/kg(负荷量)	注射完
注射用水 5ml	每 12 小时 1 次
苯巴比妥钠 3～5mg/kg(维持量)	(负荷量 12h 后)

处方 3:降低颅内压。

呋塞米 0.5～1mg/kg,静脉注射,每 8～12 小时 1 次。

20％甘露醇 0.25～0.5g/kg,静脉注射,每 8～12 小时 1 次。

2. 中医处方

处方 1:桃红四物汤加减,生地黄、赤芍各 2.5g,当归 3g,桃仁、川芎、红花各 1.5g。便秘加大黄 1.5g;偏寒加熟附子(先煎)1g。

此方活血化瘀,益气定惊,适用于血瘀惊痫的患儿:有窒息或产伤史,躁动不安,尖叫发痫,肢体抽动,前囟门隆起,舌暗红或有瘀点,指纹滞。

处方 2:急救回阳汤,干姜 1g,人参、炙甘草、桂枝、熟附子(先煎)、五味子、茯苓、白术各 2g。口渴烦躁者加熟地黄、知母各 2g。

此方回阳救逆,益气升血,适用于阳气虚脱的患儿:面色灰暗,目合口开,手撒肢冷,对外界无反应,呈昏迷衰竭状态,前囟门隆起,舌质淡或紫暗,指纹淡或看不清,或淡紫而滞,气息低微,不会吞咽。

处方 3:犀角地黄汤,水牛角片(先煎)10g,生地黄、牡丹皮各 3g,赤芍 6g。抽搐者加钩藤、蝉蜕各 2g;出血量多阳随气脱者服用独参汤。

此方凉血止血,适用于胎热内盛的患儿:烦躁,抽搐,颈项僵直,角弓反张,舌红而淡。

3. 康复处方

（1）对窒息患儿应密切监护患儿心率、呼吸、血压、体温、血氧饱和度的变化，记录患儿24h入量及尿量。注意患儿皮肤颜色的变化，患儿皮肤颜色由红润变为苍白提示患儿有进行性出血。颅内出血的患儿急性期（发病7d内）忌搬动，检查最好在床边做头颅超声检查。

（2）观察患儿的反应、哭声、意识形态、肌力、肌张力的变化。应定时测定患儿的前囟门及颅骨骨缝的宽度变化。测定患儿瞳孔的大小及对光反射的情况。

（3）注意患儿神志变化，如患儿由昏迷逐渐清醒，则病情好转，如患儿一直昏迷或由清醒变为昏迷则是病情危重的表现。

（4）暖箱温度应保持中性温度，使患儿体温维持在36.5～37℃为宜。加强呼吸道护理，及时清理呼吸道分泌物，患儿容易呕吐，第1天可先禁食，静脉营养。液体量不能过多，以60ml/（kg·d）为宜。

【注意事项】

（1）维生素 K_1 应连用3～5d。也可加用维生素 C 100mg 及酚磺乙胺（止血敏）125mg 静脉滴注。

（2）甘露醇应慎用，用小剂量以防加重出血。糖皮质激素的应用尚有争论，多主张不用。

（3）健康新生儿短期抽搐可能有"良性蛛网膜下腔出血"，需注意鉴别诊断。

（4）早产儿脑室周围-脑室内出血的许多体征是非特异的或缺乏的。1000g 以下的早产儿有脑室内出血（IVH）的高度危险，应在生后5d内进行脑超声检查，以及1周后再次复查。

（5）在急性出血中反复的腰椎穿刺并不起作用。但重复的腰椎穿刺可以缩小出血后脑水肿的症状。重复的穿刺也可增加医源性脑膜炎的危险。

（6）有硬脑膜下血肿时，可多次做硬脑膜下穿刺放液，如3周后积液仍存在,可手术摘除积液囊。

(7)低于 1500g 早产儿在生后早期应用苯巴比妥,可以降低脑代谢率,清除自由基,减少脑血流量,抑制血压急剧上升,从而降低脑室内出血发生率,阻止脑室内出血由轻度向重度进展。早产儿生后 4～6h 内予苯巴比妥钠负荷量 20mg/(kg・d)静脉注射,24h 后予维持量 5mg/(kg・d),共 4～5d,血清药物浓度可达 20mg/L,为有效预防浓度。

(8)脑室内纤溶治疗,仍须进一步研究。

(十四)新生儿感染性肺炎

感染性肺炎是新生儿的常见疾病,也是新生儿感染的最常见形式和死亡的重要病因,可发生在宫内、分娩过程中或出生后,由细菌、病毒、原虫及真菌等不同的病原体引起。

【诊断要点】

(1)症状:发热或体温不升、拒乳、嗜睡、呻吟、口吐白沫、发绀、气急等。严重者出现呼吸衰竭、心力衰竭、弥散性血管内凝血(DIC)、休克或持续肺动脉高压等表现。

(2)体征:反应差、气促、鼻翼翕动、青紫及"三凹"征等呼吸困难表现,肺部听诊闻及粗糙、减低或闻及中、细湿啰音。

(3)辅助检查:①常规检查,血常规、C 反应蛋白(CRP)、降钙素原(PCT)、TORCH、气道吸出物培养,重症者做血培养、血气分析。②胸部 X 线片,见点片状浸润影、肺大疱、支气管充气征。病毒性为间质性肺炎改变。

(4)分型:依据发病时间可分为产前感染性肺炎、产时感染性肺炎及产后感染性肺炎。

【治疗要点】

(1)一般治疗:注意保暖、供氧、雾化吸入,经常翻身、拍背,吸痰,保持呼吸道通畅。

(2)抗感染治疗:应根据可能的病原菌选用敏感的抗生素,对产前和产后感染性肺炎多为大肠埃希菌所致者,可选用针对革兰阴性杆菌的抗生素,如氨苄西林或头孢噻肟;对产后感染性肺炎多为金黄色葡萄球菌、大肠埃希菌所致,可选用第三代头孢菌素或万古霉素;对沙眼衣原体或解脲支原体肺炎可用大环内酯类抗生素,病毒性肺炎可用抗病毒药物,如更昔洛韦、阿昔洛韦。

(3)供氧:有低氧血症或高碳酸血症时可根据病情和血气分析结果选用鼻导管、面罩、鼻塞 CPAP 给氧,或机械通气治疗,使血气维持在正常范围。

(4)支持疗法:保证充足的能量和营养供给,酌情静脉输注血浆、清蛋白和免疫球蛋白,以提高机体的免疫功能;纠正循环障碍和水、电解质及酸碱平衡紊乱,每日输液总量 60～100ml/kg,输液速率应慢,以免发生心力衰竭及肺水肿。

(5)免疫疗法。

【处方】

1. 西医处方

处方 1:常用抗生素,疗程 10～14d。

青霉素	每次 2.5 万～3 万 U/kg	静脉滴注,每 8～12 小时 1 次
葡萄糖注射液	5ml	

头孢噻肟	50mg/kg	静脉注射,每 12 小时 1 次或每 8 小时 1 次
5%葡萄糖注射液	5ml	

处方 2:衣原体肺炎选用,疗程 2～3 周。

红霉素	5～10mg/kg	静脉滴注,每 8～12 小时 1 次
5%葡萄糖注射液	50ml	

或阿奇霉素 10mg/(kg·d)口服,连用 3d。

处方 3:病毒性肺炎选用,疗程 5～7d。

α 干扰素 10 万～20 万 U/d,肌内注射,每日 1 次。

处方 4:单纯疱疹病毒选用,疗程 10～14d。

阿糖腺苷（Ara-A）　10～15mg/kg

5％葡萄糖注射液　150ml

静脉滴注,每日1次

处方5:新生儿尤其是早产儿免疫功能低下,重症患儿可加用免疫疗法。

血浆5～10ml/(kg·d),静脉滴注,隔日1次。

或人血丙种球蛋白400mg/(kg·d),静脉点滴,每日1次,疗程3～5d。

处方6:抗感染治疗。

(1)头孢曲松50～75mg/(kg·d)＋5％葡萄糖注射液,静脉滴注,每日1次,疗程7～10d。

(2)氨苄西林/舒巴坦0.1～0.2g＋5％葡萄糖注射液,静脉滴注,每6～8小时1次,疗程7～10d。

处方7:对症处理。

(1)布地奈德0.5mg,吸入,每日2次。

(2)盐酸氨溴索5mg,静脉滴注,每日1次。

2. 中医处方

处方1:三拗汤合生脉饮加减,麻黄、五味子、甘草各1g,桔梗、杏仁、陈皮、人参各2g,麦冬、茯苓各3g。虚汗多者加黄芪2g;咳嗽重者加紫菀3g。

此方主治风寒闭肺,肺气不足。本型患儿咳嗽无力或无咳嗽,后有响声,口吐白沫,鼻翼翕动,点头呼吸,哭声低微,面色无华,口周微绀,舌淡红,苔白;指纹在风关或气关。

处方2:麻杏石甘汤加减,麻黄1g,杏仁、炙甘草、黄芩各2g,石膏(先煎)3g、鱼腥草(后下)、党参各4g。咳嗽重痰多者加竹沥2g;发热明显者加栀子2g。

本方为清热宣肺的方剂,主治风热闭肺。适用于发热、咳嗽、气促或点头样呼吸、鼻翼翕动、喉中有痰、口吐白沫、吃奶少、舌红苔黄、指纹紫的患儿。

处方3:麻杏桃红生脉饮加减,麻黄、五味子各1g,杏仁、葶苈子、人参、桃仁、红花、丹参、麦冬、黄芩各 2g。腹胀者加枳实 2g，痰多者加竹沥 2g。

本方宣肺化痰，扶正通瘀。主治肺阻痰盛，气闭血瘀。适用于患儿咳嗽，呼吸浅快不规则，鼻翼翕动，喉中痰鸣，唇与肢端发绀，面色灰暗，高热或体温不升，神志差拒食，舌质暗红苔黄，指纹过气关或命关，色紫而滞。

处方 4：六君子汤加减，人参、白术、陈皮、法半夏、茯苓、甘草各 2g，地锦 6g。食欲缺乏者加山楂 2g；久泻不止者加煨木香 2g。

本方健脾化痰。主治脾虚痰湿。适用于呼吸平稳、喉有痰响、吃奶少、面色无华、舌质淡、苔白或稍腻、指纹淡，多在风关的患儿。

3. 康复处方

（1）对肺炎患儿的治疗，气管插管取出呼吸道分泌物培养并做药物敏感试验，然后根据培养结果使用敏感的抗生素并加以对症治疗。

（2）要密切监测患儿的体温、血压、脉搏、呼吸及血氧饱和度的变化，如患儿缺氧发绀要及时吸氧。

（3）注意保持呼吸道通畅，痰多的患儿要勤吸痰。痰液黏稠者可以用生理盐水 20ml＋5mg 糜蛋白酶＋1mg 地塞米松做超声雾化稀释痰液，定时给患儿翻身拍背。

（4）如患儿发热可给予垫凉垫，体温高于 38.5℃应行冲凉降温，新生儿应尽量少用退热药。

（5）还须注意患儿营养，每天记录患儿的奶量及小便情况。吃奶少时可以给予部分静脉营养治疗。

【注意事项】

新生儿肺炎时呼吸道分泌物大量增加，但是由于新生儿气道狭窄，咳嗽无力，大量分泌物可阻塞气道，影响通气而发生呼吸暂停甚至窒息，因此及时、迅速有效地清理呼吸道分泌物是呼吸管理的首要目的。轻者应经常翻身、拍背、超声雾化和吸痰，重者可气管插管做气管内冲洗,然后吸净气管和支气管内的分泌物。

(十五)新生儿脐炎

新生儿脐炎是脐残端或脐血管被细菌入侵、繁殖所引起的急性炎症,表现为脐部红肿、溃烂、渗出、脐凹处有浆性或脓性分泌物,伴有臭味。最常见的病原菌是金黄色葡萄球菌、大肠埃希菌、铜绿假单胞菌、溶血性链球菌等。脐带创口未愈合时受爽身粉等异物刺激可引起脐部肉芽肿。

【诊断要点】

(1)脐部有浆液脓性分泌物,多有臭味。

(2)脐部及其周围皮肤发红和(或)肿胀。

(3)重症者有腹壁蜂窝织炎或形成脓肿。

(4)慢性脐炎常形成脐肉芽肿。

【治疗要点】

(1)轻症:局部用 2％碘酊及 75％乙醇清洗,也可涂擦新霉素、杆菌肽等霜剂或油膏。

(2)重症:除局部消毒处理外,应根据涂片结果选用适当抗生素治疗;如有脓肿形成,需切开引流。

(3)慢性肉芽肿:用硝酸银棒或 10％硝酸银溶液涂擦,较大肉芽肿施以电灼、激光治疗或手术切除。

【处方】

1. 西医处方

处方 1:用于轻症。

2％碘酊及 75％乙醇,顺序清洗,每日 2～3 次。

处方 2:用于重症。除局部消毒处理外,可根据涂片结果选用抗生素。

生理盐水　　20ml
青霉素　　　20 万～30 万 U　　　静脉滴注,每 12 小时 1 次

生理盐水　　5ml

氨苄西林　　100～200mg/(kg·d)

静脉注射,每12小时1次

处方3:用于慢性肉芽肿。

硝酸银棒或10%硝酸银溶液,涂擦脐部,每日1次。

2. 中医处方

处方1:车前子散,将车前子炒焦为末,干敷脐部,每日1次。

此方清热祛湿,活血消肿。适用于脐带根部创面发红、肿胀、有渗液、全身情况良好的患儿。

处方2:解毒内托汤,黄芪5g,当归、金银花各3g,赤芍2g。低热加青蒿1.5g,黄连3g;多汗加人参2g;腹胀加枳壳2g;大便秘结加番泻叶2g。

此方益气养血,生肌去腐。主治邪入气血。适用于患儿脐部溃烂,色暗红,有脓血流出,全身状况欠佳,有低热出汗,精神萎靡,面色苍白,拒乳,腹胀,夜卧不安,大便秘结,舌淡,苔厚白,指纹紫。

处方3:冰硼散,硼砂、元明粉各15g,冰片0.5g,朱砂0.6g,一起研为粉末,每次1g敷于脐部,外用消毒纱块覆盖,包扎,隔日换药1次。

3. 康复处方

新生儿脐炎的治疗应注意全身用药及局部用药治疗,局部治疗主要是局部消毒,保持脐部清洁干燥。还应观察患儿有无发热,精神状况,脐部分泌物的色、气味及量。如果形成局部脓肿时可切开排脓。我们应注意观察患儿脐部周围皮肤有无发红、波动感,如有则提示脐周脓肿形成,应尽早切开排脓。

【注意事项】

(1)胎儿出生后脐残端很快有细菌定植,故不能仅凭培养出致病菌而诊断脐炎,必须有脐部炎症表现。

(2)必须与卵黄管未闭(脐肠瘘)、脐窦及脐尿管瘘相鉴别。

(十六)新生儿败血症

新生儿败血症是指病原菌侵入新生儿血循环并在其中生长、繁殖、产生毒素而造成的全身性严重炎症反应。其发病率和病死率均较高,尤其是早产儿。

【诊断要点】

(1)症状及体征:早期症状不明显且缺乏特异性。①发热,低体温、体温不稳定也是重要线索。②呼吸节律增快(>60 次/分),可伴呻吟、鼻翼翕动、"三凹"征、发绀。③心率、心律、心音异常,严重病例出现毛细血管充盈时间(CRT)延长。④嗜睡,活动减少,肌张力减低,甚至惊厥。合并脑膜炎者可见前囟膨隆或紧张。⑤喂养困难、呕吐、腹胀、肠鸣音减弱等。严重病例伴发新生儿坏死性小肠结肠炎。⑥短期内黄疸快速加重,导致胆红素脑病。

(2)辅助检查:①一般检查,血常规粒细胞减少($<5\times10^9$/L)或增多(≤3d 者$>30\times10^9$/L;$>$3d 者 WBC$>20\times10^9$/L),杆状细胞/中性粒细胞(I/T)≥0.16,血小板≤100×10^9/L;C 反应蛋白(CRP)>10mg/L;降钙素原(PCT)结合日龄≥0.5μg/L。②病原学检查,血培养应在治疗开始前留取标本,进行可疑感染部位标本培养。根据感染部位、临床疑诊病原菌、抗生素使用与否,可进行需氧菌、厌氧菌、真菌培养,特殊血培养基培养,病原菌抗原或 DNA 检测。③脑脊液检查,对诊断新生儿败血症的患儿应常规进行腰穿脑脊液检查,以除外中枢神经系统感染。

(3)分型:①早发性败血症,指发生于出生后 72h 以内的败血症。②晚发性败血症,指发生于出生 72h 以后的败血症。

【治疗要点】

新生儿败血症的治疗措施视病情而异,应强调综合措施。基本治疗包括以下方面。

(1)抗菌疗法:用药原则,①早用药,对于临床上怀疑败血症的新生儿,不必等待血培养结果即应使用抗生素。②静脉、联合给药,病原菌未明确前,可结合当地菌种流行病学特点和耐药菌株情况选择针对革兰阳性菌和革兰阴性菌的两种抗生素联合使用;病原菌明确后可根据药物敏感试验结果选择用药;药物敏感试验不敏感但临床有效者可暂不换药。③疗程要足:血培养阴性,但经抗生素治疗后病情好转时应继续治疗 5～7d;血培养阳性,疗程至少需 10～14d;有并发症者应治疗 3 周以上。④注意药物不良反应,氨基糖苷类抗生素因可能产生耳毒性,目前已禁止在新生儿期使用。

(2)严重并发症治疗:①休克时输注新鲜血浆或浓缩红细胞,每次 10ml/kg;多巴胺或多巴酚丁胺 5～15μg/(kg·min),静脉滴注。②清除感染灶。③纠正酸中毒。④纠正低氧血症。⑤减轻脑水肿。

(3)支持疗法:注意保温,供给足够热量和液体,维持血糖和血电解质在正常水平。

(4)免疫疗法:①静脉注射免疫球蛋白,300～500mg/(kg·d),连用 3～5d。②重症患儿可行换血疗法,换血量 100～150ml/kg。③中性粒细胞明显减少者可输注粒细胞 $1×10^9$/kg。④血小板减低者可输注血小板。

(5)清除感染灶。

【处方】

1. 西医处方

处方 1:金黄色葡萄球菌败血症选用,疗程 2～3 周。

| 生理盐水 | 5ml | 静脉滴注,分 2 次×14d |
| 头孢呋肟 | 50～100mg/(kg·d) | |

| 生理盐水 | 5ml | 静脉滴注,分 2 次×14d |
| 氯唑西林 | 50～100mg/(kg·d) | |

或

| 生理盐水 | 50～100ml | 静脉滴注,分 2 次×14d |
| 万古霉素 | 20～30mg | |

处方 2:大肠埃希菌败血症选用,疗程 2～3 周。

生理盐水　5ml
氯唑西林　50～100mg/(kg·d)｜静脉滴注,分 2 次×14d

生理盐水　5ml
头孢噻肟　100～150mg/(kg·d)｜静脉滴注,分 2 次 ×14d

或

生理盐水　5ml
头孢曲松　80～100mg/(kg·d)｜静脉滴注,分 2 次×14d

处方 3:铜绿假单胞菌败血症选用,疗程 2～3 周。

生理盐水　　　　　5ml
头孢他啶(复达欣)　100～150mg/(kg·d)｜静脉滴注,分 2 次×14d

或

生理盐水　5ml
头孢曲松　80～100mg/(kg·d)｜静脉滴注,分 2 次×14d

处方 4:沙门菌败血症选用,疗程 2～3 周。

生理盐水　5ml
氯唑西林　50～100mg/(kg·d)｜静脉滴注,分 2 次×14d

生理盐水　　5ml
哌拉西林　　80～200mg/(kg·d)｜静脉滴注,分 2 次×14d

或

生理盐水　5ml
头孢噻肟　100～150mg/(kg·d)｜静脉滴注,分 2 次×14d

或

生理盐水　5ml
头孢曲松　80～100mg/(kg·d)｜静脉滴注,分 2 次×14d

处方 5:链球菌败血症(GBS)选用,疗程 2 周。

生理盐水　5ml
青霉素　　30 万～40 万 U｜静脉滴注,分 2 次×14d

或

生理盐水　　5ml
氯唑西林　　300mg/（kg·d）｜静脉滴注，分 2～3 次×14d

处方 6：厌氧菌败血症选用，疗程 2 周。

甲硝唑（灭滴灵）15～30mg/（kg·d），分 2～3 次静脉滴注×14d。

处方 7：机会菌败血症选用，疗程 2 周。

生理盐水　　5ml
万古霉素　　10～15mg/（kg·d）｜静脉滴注，分 2～3 次×14d

生理盐水　　5ml
头孢噻肟　　100～150mg/（kg·d）｜静脉滴注，分 2 次×14d

或

生理盐水　　5ml
头孢曲松　　80～100mg/（kg·d）｜静脉滴注，分 2 次×14d

2. 中医处方

处方 1：黄连解毒汤和犀角地黄汤加减，黄连、牡丹皮、赤芍各 3g，生地黄 6g，黄芩 2g，山栀子 5g。

此方清热凉血解毒，主治邪毒炽热。适用于患儿起病急，发热烦躁，或斑疹隐隐，皮肤巩膜黄染，甚至昏迷抽搐，舌红绛，苔黄，指纹迟滞。黄疸重加茵陈 3g；腹胀加枳壳、木香各 3g；气喘痰鸣加葶苈子 5g，桑白皮 3g；高热惊风加僵蚕、蝉蜕各 3g。

处方 2：清营汤加减，玄参、金银花、麦冬各 6g，生地黄、竹叶、丹参各 3g。

此方养阴清热解毒，主治邪毒伤阴。适用于患儿发热稽留，烦躁，口唇干燥，神倦，舌红，苔黄。皮肤有脓性病灶加蒲公英、赤芍各 6g，千里光 4g；高热烦躁加黄连 2g；气阴两虚加人参 3g。

处方 3：四逆汤加减，人参 5g，附子（制）3g，干姜 2g。

此方主治正虚邪陷。适用于患儿面色青灰，精神萎靡，不吃，不哭，四肢厥冷，体温不升，舌淡苔白，指纹隐伏不显。气息弱加黄芪 6g；有瘀斑加川芎、丹参各 3g；四肢冷加桂枝 3g。

处方 4:为单方,安宫牛黄丸,每次 1/4 丸,每日 4 次。适用于昏迷抽搐者。

3. 康复处方

(1)对败血症的患儿,使用合适的抗生素是治疗的关键。但是,还要注意患儿的其他治疗。

(2)败血症的新生儿,容易引起感染性休克,要定时测定患儿血压,如有低血压,可静脉滴注多巴胺,按 $5\mu g/(kg \cdot min)$ 的速度输注。观察患儿皮肤颜色、有无花斑纹,以及患儿有无四肢水肿或硬肿,记录患儿 24h 的尿量。

(3)观察患儿有无腹胀,有无呕吐,有呕吐时要记录呕吐次数,呕吐物的颜色、性质及呕吐量,如为咖啡色或血性则提示坏死性小肠结肠炎,应该予以禁食,胃肠减压。对禁食的患儿,给予全静脉营养治疗。

(4)监测患儿血生化及血气,有酸中毒时给予纠正酸中毒治疗。

(5)营养支持治疗,每天计算患儿进奶量及液体量,能量应达到 $100\sim120kcal/(kg \cdot d)$。

【注意事项】

(1)喹诺酮类抗生素在新生儿中的安全性尚未肯定,故应慎用。

(2)铜绿假单胞菌败血症患儿一般免疫功能很差,应加强免疫及支持疗法。

(3)链球菌败血症可予特异 IgG 或 IgM 单克隆抗体静脉注射,具体用法见制剂说明书。

(4)有局限性化脓性病灶时,必须手术切开引流,脓气胸时应闭合引流,骨髓炎患肢应予固定。

(十七)新生儿化脓性脑膜炎

新生儿化脓性脑膜炎是由各种化脓性细菌引起的脑膜炎症,

常继发于败血症或为败血症的一部分。其病原菌在新生儿不同于其他年龄。临床表现不典型,颅内压增高表现出现较晚,缺乏脑膜刺激征,早期诊断较难,常并发脑室膜炎。

【诊断要点】

(1)病史:有产时感染或败血症病史,有神经系统先天畸形等都易发生化脓性脑膜炎。

(2)临床表现:极不典型,早期可无明显神经系统症状,患儿表现为发热、烦躁、激惹、面色苍白、呼吸暂停。体温不升,以后出现嗜睡、惊厥、凝视。日龄较大婴儿可出现昏迷、前囟隆起,有时还可出现颈项强直、肌张力增高。治疗过程中脑脊液检查好转,而体温持续不退或反而上升,临床症状不消失,或临床症状好转后又出现发热、惊厥、呕吐、体检有前囟饱满、隆起等应考虑有硬脑膜下积液、脑室炎、脑积水、脑脓肿等并发症。

(3)脑脊液检查:①压力为 2.94～7.89kPa(30～80mmHg)。②外观不清或浑浊,早期可清晰透明,培养或涂片可发现细菌。③白细胞常≥$20×10^9$/L,多核白细胞>60%。④潘氏试验为++～+++,蛋白质>1.5g/L,若>6.0g/L预后较差,脑积水发生率高。⑤葡萄糖常<2.2mmol/L(40mg/dl)或低于当时血糖的40%。⑥乳酸脱氢酶常>1000U/L,其同工酶第4及第5均升高。⑦涂片及培养,用过抗生素患儿培养可阴性,但有时涂片可发现已死的细菌。⑧用已知抗体可做脑积液中相应抗原检测、乳胶凝集试验、对流免疫电泳、免疫荧光技术、鲎溶解物试验。

(4)血培养:早发型败血症及患病早期未用过抗生素者,其阳性率很高。

(5)头颅透照试验:有硬脑膜下积液时手电外围光圈较对侧扩大,积脓时效对侧缩小。

(6)影像学检查:超声及 CT 对确定有无脑室膜炎、硬脑膜下积液、脑脓肿、脑囊肿、脑积水等均有帮助。超声不能肯定时再做CT。放射性核素脑扫描对复发性脑脓肿的诊断有价值。磁共振

（MRI）对多房性及多发性小脓肿的诊断价值较大。

【治疗要点】

（1）抗感染治疗：病原不明者选用氨苄西林＋第三代头孢菌素，明确病原菌选用敏感抗生素。

（2）对症处理：止痉、镇静、止痛，避免搬动和减少刺激。

（3）维持水、电解质平衡：病初严格限制液量在 40～50ml/（kg·d），以减轻稀释性低钠血症，同时注意电解质的平衡。

（4）治疗脑水肿：首选 20％甘露醇，严重者可与呋塞米联合使用。可同时加用地塞米松。脱水药使用 2～3 次后最好加用白蛋白静脉滴注。

（5）支持治疗：静脉输血浆或丙种球蛋白以提高机体对病原菌的抵抗力。

（6）监护：进行心率、血压、体温、脉搏监护，每日测量头围、称体重、记录出入液量、检查前囟紧张度。

（7）处理并发症：①脑室炎，在全身治疗同时脑室内给药，通过侧脑室穿刺将抗生素注入侧脑室或行侧脑室插管，保留导管，每日注入抗生素。选用庆大霉素或阿米卡星（丁胺卡那霉素）。②硬膜下积液治疗，反复硬脑膜下穿刺放液，2 周后积液量仍多时，应手术引流。

【处方】

处方 1：病原不明，选用氨苄西林＋第三代头孢菌素，疗程 2～3 周。

生理盐水	5ml	静脉滴注，
氯唑西林	100～200mg/（kg·d）	分 2 次×14d
生理盐水	5ml	静脉滴注，
头孢噻肟	100～150mg/（kg·d）	分 2 次×14d
或		
生理盐水	5ml	静脉滴注，分 2 次×14d
头孢曲松	80～100mg/（kg·d）	

处方 2:革兰阴性杆菌脑膜炎选用。

生理盐水 　5ml　　　　　　　　　　　　静脉滴注，
头孢噻肟 　100～150mg/(kg·d)　　　分 3 次×14d

或

生理盐水 　5ml　　　　　　　　　　　　静脉滴注,分 3 次×14d
头孢曲松 　80～100mg/(kg·d)

或

生理盐水 　5ml　　　　　　　　　　　　静脉滴注，
头孢他啶 　100～150mg/(kg·d)　　　分 3 次×14d

处方 3:肺炎球菌脑膜炎选用。

生理盐水 　5ml　　　　　　　　　　　　静脉滴注,分 4 次×14d
青霉素 　　30 万～40 万 U

或

生理盐水 　5ml　　　　　　　　　　　　静脉滴注，
氨苄西林 　100～200mg/(kg·d)　　　分 2 次×14d

生理盐水 　5ml　　　　　　　　　　　　静脉滴注，
头孢噻肟 　100～150mg/(kg·d)　　　分 2 次×14d

或

生理盐水 　5ml　　　　　　　　　　　　静脉滴注,分 2 次×14d
头孢曲松 　80～100mg/(kg·d)

处方 4:金黄色葡萄球菌脑膜炎选用。

生理盐水 　5ml　　　　　　　　　　　　静脉滴注,分 2 次×14d
头孢呋肟 　50～100mg/(kg·d)

生理盐水 　5ml　　　　　　　　　　　　静脉滴注，
氯唑西林 　50～100mg/(kg·d)　　　　分 2～3 次×14d

或

生理盐水 　50～100ml　　　　　　　　静脉滴注,分 3 次×14d
万古霉素 　20～30mg/(kg·d)

处方 5:止痉。

地西泮 0.2～0.3mg/kg,静脉注射。

10％水合氯醛 0.5ml/kg,保留灌肠。

苯巴比妥钠 负荷量	首次	20mg/kg	肌内注射或静脉注射
	12h 后	10mg/kg	肌内注射或静脉注射, 24h 达到饱和
	维持量	24h 后 5mg/ (kg·d)	口服或 肌内注射或静脉注射

处方 6:治疗水肿。

20％甘露醇	2～5g/kg,静脉滴注	一般情况下首日每 8
呋塞米	1mg/kg,静脉滴注	小时 1 次,次日每 12 小时 1 次,第 3 天每日 1 次。以后根据病情 是否停用或继用

白蛋白 1g/(kg·d),静脉滴注,2～3d

处方 7:治疗侧脑室炎。

阿米卡星	1～5mg	
青霉素	0.5 万～1 万 U	注入侧脑室,每日 1 次
氨苄西林	50～100mg	

【注意事项】

(1)应选择透过血脑屏障良好的药物,首剂加倍,静脉注射或快速静脉滴注。对革兰阴性菌应选用头孢他啶、头孢曲松或头孢噻肟。

(2)抗生素治疗新生儿化脓性脑膜炎 48～72h 后复查脑脊液和细菌培养。如脑脊液无改善应更换抗生素,总的疗程在 3～4 周。

(3)氯霉素有骨髓抑制和灰婴综合征等不良反应,尽量避免使用。

(4)激素治疗争议较大,对危重儿可酌情使用以减轻中毒症状和减少后遗症。

（十八）新生儿皮下坏疽

新生儿皮下坏疽是新生儿期皮下组织感染性疾病,绝大多数由金黄色葡萄球菌引起,多发生于出生后1周左右。由于新生儿对感染的抵抗力和局限能力差,病变很快发展成急性蜂窝织炎、支气管炎、肺脓肿等,故病死率较高。

【诊断要点】

（1）症状:起病初期,患儿有哭闹不安、拒奶、发热、嗜睡、呕吐、腹胀、面色苍白等败血症症状,感染严重者可合并肝受损,出现黄疸。

（2）体征:病变区皮肤广泛红肿、稍硬、边界不清,红肿范围可迅速向周围扩散,中央区皮肤渐呈暗红色、变软,皮下组织坏死液化,表皮下少量积液后形成"漂浮"感;晚期病变区皮肤呈暗紫色,可坏死脱落;最后出现面色苍白、体温不升、心率快、心音低钝、四肢皮肤发花等感染性休克的表现。

（3）分型:可分为坏疽型、蜂窝织炎型、脓肿型、坏死型。

（4）辅助检查:实验室检查多有白细胞升高,血沉、C反应蛋白升高,伴有脓毒血症时可有降钙素原（PCT）升高。病情严重时白细胞反而不高。

【治疗要点】

（1）切开引流:适用于早期皮肤出现暗红色及有漂浮感时。切口要小而多,遍及病区,每个切口长约1.5cm,间距2～3cm,每日换药2～3次。

（2）切开引流＋植皮术:适用于有大片皮肤坏死留有较大创面者以缩短愈合时间。

（3）局部处理:炎症初期或者蜂窝织炎型,可外敷药物,也可用超短波、频谱仪、微波等理疗,待脓肿局限,产生波动感后,穿刺抽脓或者切开引流。

（4）抗感染治疗:早期足量使用广谱抗生素,根据细菌培养及药敏结果更改抗生素。

(5)支持疗法：尽量让患儿进食，并注意补充水、电解质、热量及维生素，可使用白蛋白、新鲜冰冻血浆等增强营养及机体抵抗力，促进抗病能力及创面愈合。

【处方】

1. 西医处方

处方1：莫匹罗星，外用，每日2～3次。

基质内含有聚乙二醇，建议肾功能受损者慎用。连续外用不应超过10d。

处方2：夫西地酸，外用，每日2～3次，7d。

不宜长时间、大面积使用。

处方3：鱼石脂，外用，每日2次。

避免接触眼睛及其他黏膜，如口、鼻。避免在创面长期和大面积使用，以免吸收产生肾毒性及耳毒性。连续使用不宜超过1周。

处方4：如意金黄散调敷（用蜂蜜或醋）每天数次。

2. 中医处方

处方1：犀角消毒饮，防风5g，牛蒡子、荆芥各3g，金银花2g，连翘1.5g，蚤休1g。

此方疏风清热，解毒消肿。主治风毒袭表。适用于患儿患处红肿、肌肤肿硬，灼热疼痛，身热汗出，哭吵厌奶，小便短黄，舌红苔薄白，指纹红。

处方2：神犀丹，玄参、连翘各1.5g，生地黄、金银花、紫草各3g，黄芩、水牛角（先煎）、板蓝根、天花粉、石菖蒲各2g。

此方解毒泻火，化瘀去腐，排脓生肌。主治毒火蚀肌。适用于患儿局部灼热，剧痛，色紫，有波动感且可溃破流脓，全身中毒症状重，发热，嗜睡，大便秘结，小便短赤，舌红绛，苔厚黄，指纹紫而滞。

处方3：生肌玉红膏（外用），当归30g，甘草20g，白芷、紫草各

10g,生地黄 15g,血竭、轻粉各 6g,研成细末,黄蜡 60g,前 5 味药用麻油浸泡 3d 后去渣,加火将油煎干,加血竭,黄蜡熔化,用双层纱布过滤后再加轻粉,调匀,同时涂于纱布上外敷。

处方 4:三黄散(外用),黄芩、黄柏、大黄各 5g,一起研为粉末,以清水调和,敷于患处。每日 2 次。适用于红肿热痛者。

处方 5:珍珠散(外用),珍珠 1g,轻粉 60g,煅石膏 200g,冰片 4g,一起研为粉末,撒于创口,每日 1 次,用于溃疡久治不愈者。

3. 康复处方

新生儿皮下坏疽是新生儿期的一种危重疾病,由于感染的细菌多来自于护理新生儿的人员,在护理新生儿时要遵守严格的无菌操作,接触新生儿前洗手,不定时地给新生儿翻身,变换体位,避免同一部位受压时间过长。

如患儿出现局部皮肤皮下坏疽时,可以使用碘乙醇局部消毒皮肤,从外向内,并静脉滴注抗生素。对感染的部位,应避免受压。如局部有波动感并且面积较小时,可以外敷鱼石脂软膏。如坏疽面积较大,则请外科医生切开排脓、引流,每日换药 3～4 次。

对患皮下坏疽的新生儿,应注意营养支持治疗,能量的供给达到 120kcal/(kg·d),如患儿血球蛋白低下,可输注新鲜血浆或丙种球蛋白。

如患儿恢复期溃疡久治不愈,面积较小者可用中药珍珠散外敷,面积较大者则要考虑植皮。

【注意事项】

(1)病变起初即应按急诊处理。

(2)密切观察病灶变化加做切口,确保引流通畅。

(十九)新生儿衣原体感染

新生儿衣原体感染由沙眼衣原体所致,可导致衣原体结膜炎及肺炎,但不是同时发生,出生后先发生结膜炎,至 1～3 个月后发生肺炎;也有的婴儿不发生结膜炎,而到新生儿后期发生肺炎。患者及携带者是沙眼衣原体感染的传染源,新生儿多于分娩时经产道而受染,也可通过接触感染者的眼分泌物的工作人员的手而传染。

【诊断要点】

病原诊断有赖于衣原体分离和测得高水平的免疫荧光抗体。

(1)临床表现:①结膜炎,受染母亲所生新生儿,多在出生后5~14d发病,胎膜早破患儿可更早出现结膜炎。常单侧发病,多有自限性,先有卡他性结膜炎症状,后出现黏液脓性分泌物,眼睑及结合膜肿胀、充血,眼睑结膜滤泡形成在新生儿较少见,但有时可有假膜形成,造成片状瘢痕。一般不侵犯角膜,如不治疗,一般充血逐渐减轻、分泌物逐渐减少,持续数周而愈;偶转为慢性,病程超过1年。失明罕见。②肺炎,衣原体肺炎患儿可先患衣原体结膜炎,亦可不发生衣原体结膜炎,由定时定植于鼻咽部的衣原体下行感染而发生衣原体肺炎。临床可有上呼吸道感染的表现,鼻充血,常无明显分泌物,大部分患儿骨膜外观可异常;一般不发热或仅低热,精神尚可,无明显感染中毒表现;呼吸增快,明显阵发性不连贯的咳嗽,体重不增;部分患儿有呼吸暂停,喘鸣多不明显。一般病情不重,少数患儿需要用氧,但重症早产儿有时需用呼吸机。

(2)实验室检查:可取鼻咽部、气管抽吸液及肺活检标本做衣原体培养、抗原检测和PCR检测。血清抗衣原体抗体滴度,可有助于急性感染的诊断。用微量免疫荧光法或酶免疫法测定抗衣原体的IgM,如>1:32则高度提示衣原体肺炎。如实验室检查条件有限,可根据可疑临床表现,结合胸片、血嗜酸性粒细胞计数、血清IgG、IgM检查,必要时做细菌培养以排除其他感染,即可做出该病的诊断。

【治疗要点】

(1)衣原体对红霉素类敏感,在无法排除支原体或军团菌感染时可选用红霉素。

(2)衣原体结膜炎:可局部用0.1%利福平或0.3%诺氟沙星

或 10％磺胺醋酰钠眼药水滴眼,每日 4 次,也可用 0.5％红霉素眼膏,共 2 周。局部用药不可肃清鼻咽部衣原体。

(3)阿奇霉素比红霉素吸收好,共服 3d。

(4)衣原体结膜炎首选红霉素,疗程 10～14d。口服困难或重症可静脉用药。全身用药可肃清鼻咽部衣原体,眼泪中的红霉素也可达有效浓度。

(5)对衣原体肺炎患儿,首选红霉素治疗,疗程 2～3 周。对呼吸困难及严重病例,应注意供氧及其他对症支持治疗。

【处方】

处方 1

| 红霉素 | 30～50mg/(kg•d) | 静脉滴注,每 |
| 10％葡萄糖注射液 | 50ml | 12 小时 1 次 |

处方 2:红霉素眼药水,滴双眼,每日 4 次。

【注意事项】

(1)由于衣原体已成为当今世界性传播疾病的首位病原体,因此要加强对孕妇生殖道分泌物的衣原体检查,及时发现,早期治疗,以预防新生儿包涵体结膜炎和衣原体肺炎的发生。

(2)最主要的预防措施是产前常规筛查衣原体,对有感染的孕妇及时治疗能有效地改善妊娠结局(减少流产、早产、胎膜早破的发生率)和新生儿衣原体的感染率。

(二十)新生儿巨细胞病毒感染

巨细胞病毒(CMV)是人类先天性病毒感染中最常见的病原体,属于疱疹病毒,因病毒在受染细胞内复制时产生典型的巨细胞包涵体而得名。巨细胞病毒感染是由人类巨细胞病毒(HC-MV)引起。CMV 可通过垂直传播、母乳、输血或血制品传播,新生儿 CMV 感染多为宫内感染所致。

【诊断要点】

(1)先天性感染(宫内感染):①母为原发感染时,10％～15％

的新生儿出生时出现多器官、多系统受损的症状和体征,20%~30%于新生儿期死亡;10%以上死于出生后第 1 年;60%~90%留有后遗症,其中神经系统后遗症高达 50%~90%;85%~90%出生时无症状的亚临床感染者中,10%~15%以后出现后遗症。②母为再发感染时,85%~90%的新生儿出生时无临床症状,但亚临床感染病例中,10%~15%有后遗症,且多限于听力受损。如听力障碍早期进行干预,则智力发育不受影响。③常见的临床症状有黄疸、肝脾肿大、肝功能损害、呼吸窘迫、间质性肺炎、心肌炎、皮肤瘀斑、血小板减少、贫血、脑膜脑炎、小头畸形、脑室周围钙化、脑室扩大,胚胎生发层基质囊肿、视网膜脉络膜炎、脐疝等。④常见的后遗症有感觉性神经性聋,智力、运动发育障碍,甚至脑性瘫痪、癫痫、视力障碍、牙釉质钙化不全、慢性肺疾病等。其中感觉性神经性聋是最常见的后遗症,多在 1 岁左右出现,常为双侧性,并呈进行性加重。⑤新生儿出生后 2~3 周内病毒学检查阳性。

(2)出生时或出生后感染:潜伏期为 4~12 周,多数表现为亚临床感染。新生儿期主要表现为肝炎和间质性肺炎,足月儿常呈自限性经过,预后一般良好。早产儿还可表现为单核细胞增多症、血液系统损害、心肌炎等,死亡率高达 20%。输血传播可引起致命性后果。

(3)实验室检查:①病毒分离,取羊水、尿、唾液、咽拭子、脑脊液或组织,在人皮肤成纤维细胞培养基中生长,分离出 CMV,需时较长,如有典型细胞病变具特征性,有诊断价值。尿中巨细胞病毒浓度较高,如存在 CMV 病毒,24~72h 即可检测出。②巨细胞病毒标志物检测,在各种组织或脱落细胞中可检测出典型的包涵体、病毒抗原、颗粒或基因等巨细胞病毒标志物,其中特异性高、敏感的方法是采用 DNA 杂交试验检测患儿样本中的巨细胞病毒;或采用 PCR 技术体外扩增特异性巨细胞病毒基因片段检出微量病毒。取新鲜晨尿或脑脊液沉渣涂片,在光镜下找典型病变细胞或核内包涵体。此法特异性高,但阳性率低,有时需多次采样才能获得阳性结果。③血清抗体检测,巨细胞病毒 IgM 阳性有意义,提示有活动性感染,但新生儿产生 IgM 能力较弱,可出现假阴性;巨细胞病毒 IgM 阳性但巨细胞病毒 IgG 阴性提示原发性感染;巨细胞病毒 IgG 阳性而巨细胞病毒 IgM 阴性很可能为经胎盘传来的抗体。如 4 周后随访抗体滴定下降更说明为胎传抗体,如滴定呈≥4 倍增高,对诊断活动性感染有意义。

【治疗要点】

对本病目前尚无特效治疗,以对症处理、支持治疗为主。

(1)抗病毒药物:如阿糖胞苷、阿糖腺苷及阿昔洛韦(无环鸟苷)等对 HCMV 均能起到短暂的抑制作用使症状缓解,但不能清除感染。

(2)干扰素:对 HCMV 的抑制作用效果欠佳,并可能导致抗药性。

(3)阿昔洛韦衍生物:更昔洛韦(丙氧鸟苷)效果较好,不良反应有白细胞及血小板下降、肝功能异常,但停药后可迅速恢复正常,偶可致不可逆性无精症。

【处方】

处方 1:更昔洛韦 10mg/(kg·d),静脉注射(维持 1h),每 12 小时 1 次,2~3 周后改为维持治疗,5mg/(kg·d),每日 1 次,每周用 5d,维持时间视病情而定,一般 1~3 个月。

处方 2:膦甲酸 180mg/(kg·d),每 8 小时 1 次,静脉滴注(维持 1h),2~3 周后改为维持用药,每天 80~100mg/(kg·d),每日 1 次。

【注意事项】

(1)更昔洛韦主要不良反应有粒细胞和血小板减少,肝、肾功能损害、胃肠道及神经系统并发症等。

(2)膦甲酸不良反应较多,有肾毒性。

（二十一）新生儿寒冷损伤综合征

新生儿寒冷损伤综合征,简称新生儿冷伤,因多有皮肤硬肿,亦称新生儿硬肿症,指新生儿期内多种原因引起的皮肤和皮下脂肪变硬及水肿,多由受寒引起,也可见于严重的败血症、窒息,重者可发生多器官功能衰竭。

【诊断要点】

(1)症状:不吃、不哭、低体温、皮下硬肿。

(2)体征:①硬肿,包括皮脂硬化和水肿两种,病变皮肤紧贴皮下组织,不易提起,严重时肢体僵硬不能活动犹如硬橡皮,皮肤呈紫红或蜡黄,水肿则指压呈凹陷。硬肿多呈对称性,累及的多发部位依次为下肢、臀部、面颊、上肢、背胸腹等部位。②低体温,常有体温≤35℃,重症者<30℃,腋-肛温差随病情由正值转为负值;夏季感染者不定出现低温。

(3)辅助检查:根据病情行血常规、肝肾功能、血气分析、CRP、PCT、DIC筛查等检查。

(4)分度:在寒冷季节,环境温度低和保温不足,或患有可诱发本病的疾病;有体温降低、皮肤硬肿,即可诊断。同时要根据硬肿面积、脏器功能损害情况,评估硬肿症的严重程度(表2-3)。

表2-3　新生儿硬肿症病情分度

分度	肛温(℃)	腋-肛温差	硬肿范围	脏器功能改变
轻度	≥35	负值	<20%	无明显改变
中度	<35	0或负值	20%~50%	反应差、不吃不哭
重度	<35或30	负值	>50%	常发生休克、DIC、肺出血等

【治疗要点】

(1)复温:对低体温者正确复温是治疗关键。①轻或中度:将患儿置预热至 30℃ 温箱内,每小时升高箱温 0.5～1℃,使患儿6～12h 恢复正常体温。②重度:先以高于患儿体温 1～2℃ 暖箱温度(≤34℃)开始复温,每小时升高箱温 0.5～1℃,使患儿 12～24h 恢复正常体温。必要时辅以温水浴疗法(水温 39～40℃,每次 15min,每天 1～2 次),浴后立即将患儿擦干放入调温箱,床温从 30℃ 开始,根据患儿体温恢复情况逐步调高床面温度(最高35℃),待体温恢复正常、稳定后方调至适中环境。

(2)合理供给液量及热卡:开始按 209kJ(50kcal)/(kg·d)并迅速增至 418～502kJ[100～120kcal/(kg·d)],给予经口喂养,部分或完全静脉营养;液体量按 60～80ml/(kg·d)给予。

(3)积极去除病因:控制感染,根据并发感染病原菌选用敏感、肾毒性小的药物。

(4)密切观察:监测复温后器官功能及电解质平衡,防治复温后休克及肺出血。肺出血一经确认,即应早期给予气管插管,进行正压呼吸治疗,平均气道压 7～12cmH_2O 时最好改用高频通气治疗。同时,给予凝血酶(立止血)或凝血酶原复合物及纤维蛋白原,并治疗肺出血原因。

(5)外用治疗:维生素 E 或维生素 AD 局部外用按摩。

【处方】

1. 西医处方

处方 1:纠酸扩容。根据血气调整补碱量。

5%碳酸氢钠　　　　　　2～3ml/kg ｜
10%葡萄糖注射液　　　2～3ml/kg ｜ 静脉滴注

处方 2:抗 DIC 治疗。

肝素　　　　　　　　　首次 0.5～1ml/kg ｜
10%葡萄糖注射液　　　30ml ｜ 静脉滴注

继后

肝素	每次 0.5ml/kg	静脉滴注,每 6 小时 1 次,随病情好转改
10％葡萄糖注射液	30ml	为每 8 小时 1 次,
		再改为每 12 小时
		1 次,一般用 2～3d

鲜血 5～10ml/kg,静脉滴注(首次用肝素后输注)

处方 3:抗休克、改善微循环。

| (1)东莨菪碱 | 0.1mg | 静脉注射,每日 2 次,用 2～3d |
| 阿托品 | 0.1mg | |

或 东莨菪碱 0.02～0.04mg/(kg・次),静脉注射,每半小时 1 次。

或 山莨菪碱(654-2)每次 0.1～0.2mg/kg,静脉注射,每半小时 1 次。

| (2)10％葡萄糖注射液 | 100ml | 静脉滴注[多巴胺 |
| 多巴胺 | 5～10mg | 5～10μg/(min・kg)] |

| (3)10％葡萄糖注射液 | 30ml | 静脉滴注,在 1mg/kg 治疗后 |
| 酚妥拉明 | 0.1～1mg/kg | 以 1～2μg/(kg・min)维持 |

或

10％葡萄糖注射液	30ml	
多巴胺	5～10μg/(kg・min)	静脉滴注
酚妥拉明	1～2μg/(kg・min)	

2. 中医处方

处方 1:参附汤加减,熟附子(先煎)1.5g,人参、白术各 2g,茯苓、黄芪各 3g,赤芍、当归、川芎各 2g,地锦 6g。

此方温肾健胃,活血化瘀。适用于脾肾阳虚、气滞血瘀及寒冷导致的硬肿症。患儿表现为四肢冷、僵硬,发绀,少动,哭声低微,吮奶无力,尿少水肿,体温不升,舌质黯淡,苔白,脉迟,指纹滞。

处方 2:黄连解毒汤加减,黄连、黄芩、栀子、川芎、人参、牡丹皮各 2g,麦冬 5g。

此方清热解毒,活血化瘀。适用于热毒蕴郁、瘀血内阻及感染引起的硬肿症。患儿表现为发热面红,肌肤硬肿紫红,尿短赤,不哭,不动,不吃,舌质紫红,苔黄,脉数,指纹紫滞。

3. 康复处方

新生儿硬肿症是一种可以预防的疾病,对刚出生的新生儿,特别是早产儿出生后要注意保暖,在寒冷季节或寒冷地区出生的新生儿生后保暖显得尤为重要。

患儿出现硬肿症后,正确复温是治疗的关键,复温不能太快,以免导致颅内出血。同时监测患儿的生命体征:血压、呼吸、心率、血氧饱和度。每小时 1 次测定患儿体温:肛温、腋温、腹壁温度及温箱温度。以肛温作为体温平衡的指标,腋肛温差为棕色脂肪代偿产热指标。观察患儿肢端皮肤及颜色变化,如患儿体温上升,肤色转为红润则提示病情好转。同时记录患儿摄入热量、液体量及尿量。尿量维持在 $50\sim100ml/(kg \cdot d)$ 为佳。

治疗期间还应监测患儿血气、电解质及血凝方面的情况,根据化验结果指导临床用药。

【注意事项】

(1)新生儿出生后应注意保暖,产房温度不宜低于 24℃,出生后应立即擦干皮肤,用预热的被毯包裹。有条件者放置暖箱中数小时,待体温稳定后再放入婴儿床中,若室温低于 24℃,应增加包被。

(2)在宫内和产时存在感染高危因素时应给予抗感染预防。

(二十二)新生儿低血糖症

不论胎龄、出生体重及日龄,新生儿血糖低于 2.2mmol/L 者,为低血糖症。各种高危新生儿易发生低血糖症,反复发生的或持续性的严重低血糖症,会导致严重的脑损伤,预后不良,因此对高危新生儿务必密切监测血糖。

【诊断要点】

(1)病史:母亲糖尿病史、妊娠高血压史、新生儿窒息、早产、足月小样儿、严重感染、硬肿症、溶血症、红细胞增多症史;有胃肠外营养或使用氨茶碱等应注意低血糖的可能性。

(2)症状:同样血糖水平的患儿症状轻重差异也很大。主要表现为反应差、哭声低微或哭声高尖、吮乳差、阵发性青紫、苍白、多汗、惊厥或昏迷。

(3)体征:意识改变,体温不升、呼吸暂停、眼球不正常转动或震颤、肌张力低下等。

(4)辅助检查:全血血糖≤2.2mmol/L。必要时可行血胰岛素、胰高糖素,三碘甲状腺原氨酸(T_3)、甲状腺素(T_4)、促甲状腺激素(TSH)、生长激素、皮质醇测定,腹部超声或 CT 检查,必要时做血、尿氨基酸及有机酸测定。

(5)分型:①早期过渡型低血糖,多发生于早产儿、母亲患有糖尿病的婴儿及窒息和延迟开奶者,80%无症状。②继发型低血糖,多由某些原发病引起,如窒息、寒冷损伤综合征、败血症、低钙血症、先天性心脏病或突然中断静脉滴注高浓度葡萄糖等。③暂时性低血糖,多发生于母亲患妊娠高血压综合征、双胎儿、小胎龄儿,80%有症状,可发生于刚出生时或出生后 2~3d。④严重反复发作型或持续性低血糖,多由于先天性内分泌或代谢性疾病引起,如脑垂体发育不良、胰岛细胞瘤、甲状腺功能减低症等。

【治疗要点】

(1)一般治疗:为加强低血糖高风险新生儿人群血糖筛查与监测,对血糖<2.6mmol/L 或有低血糖症状表现的新生儿需立刻进行临床干预治疗。

(2)药物治疗:无法进食者或顽固性、持续性低血糖者需药物治疗。

(3)病因治疗:积极治疗原发病。若为胰岛细胞增殖,或胰岛腺瘤,则需做胰腺次全切除术或腺瘤摘除术。先天性代谢缺陷者给予特殊饮食疗法,如半乳糖血症患儿停用乳类食品,代以不含乳糖食品,亮氨酸过敏患儿应限制蛋白质,先天性果糖不耐受症应限制蔗糖及水果汁等。

(4)纠正脱水及电解质紊乱。

(5)治疗原发病。

【处方】

处方1:无症状低血糖临床管理。

(1)继续母乳喂养(每次间隔1~2h)或按1~3ml/kg(最高不超过5ml/kg)喂养挤出的母乳或母乳替代品(如巴氏消毒母乳、配方奶或部分水解奶粉)。

(2)避免对吮吸困难或肠道喂养不耐受的重症患儿经口或经鼻胃管喂养。

(3)如若喂养后血糖水平仍很低,应立即进行静脉葡萄糖输注治疗,在此期间母乳喂养仍可继续,但随着血糖的逐渐恢复相应减少输糖量。

处方2:适用于有临床症状或血糖<2.6mmol/L。注意:葡萄糖液应缓慢静脉注射,浓度不大于12.5%。

(1)静脉输注葡萄糖:起始量10%葡萄糖2ml/kg,1ml/min,静脉注射。而后,10%葡萄糖6~8mg/(kg·min),静脉注射,20~30min复测血糖,其后每1小时复测1次直至稳定。

(2)静脉输糖后仍<2.6mmol/L者:24h内逐步提高输注葡萄糖速度,每次提高2mg/(kg·min)直至10~12mg/(kg·min)。

24h后连续2次血糖监测值>2.6mmol/L,渐降输糖速度,每4~6小时减少2~4mg/(kg·min),同时监测血糖、保持母乳喂养,最终依据血糖监测结果逐渐减少输液量,直至停止静脉输液后血糖仍保持稳定。继而进食母乳或配方乳。

处方 3:适用于持续或反复严重低血糖。

在按"处方 2"治疗 2d 仍无好转,可加用:

氢化可的松 5mg/(kg·d),静脉滴注至症状消失,血糖恢复正常后 24～48h 停止,最长持续 1 周。

胰高血糖素 0.03～0.1mg/kg,肌内注射,每 6～12 小时 1 次(同时监测血糖)。

处方 4:用于高胰岛素血症。

二氮嗪 10～25mg/(kg·d),口服,分 3 次。

【注意事项】

低血糖恢复前应每日定时监测血糖。

(二十三)新生儿低钠血症

各种原因所致的钠缺乏和(或)水潴留使血清钠＜130mmol/L 引起的临床综合征。低钠血症体液和体钠总量可以减少、正常或增加。低渗综合征均伴低钠血症,但低钠血症的血浆渗透压亦可增高(高血糖症)或正常(高脂血症或高蛋白血症),即假性低钠血症。

【诊断要点】

(1)临床特点:①病史中常见母亲长期低盐饮食、用利尿药;新生儿出生时窒息;补液不当或有腹泻,使用氨茶碱、利尿药等病史。②患儿反应差、肌张力低下、腱反射消失,可有两眼凝视、斜视、前囟饱满、肢体发紧等症状。③失钠性低钠血症常伴有低渗性脱水体征,严重者有休克;医源性稀释性低钠血症可出现水肿;抗利尿激素分泌异常者可无水肿或仅足背水肿;低钠惊厥时常有阵发性呼吸暂停或呼吸节律不齐。

(2)实验室检查:血清钠＜130mmol/L,抗利尿激素分泌异常者血渗透压、血钠低,但尿渗透压及尿钠高;输液过多的低钠血症血、尿渗透压均下降。

【治疗要点】

(1)失钠性低钠血症:治疗原发病,纠正脱水,停用利尿药。根据血钠测定计算所需钠量(mmol)。

补充钠量(mmol/L)=(140-实测血钠)mmol/L×0.7×体重(kg)。[新生儿体液总量=0.7×体重(kg)]

一般在24~48h内补足,若同时存在继续丢失,可与纠正脱水和补充正常及异常损失所需溶液分别计算共同给予。

明显的症状性低钠血症应紧急治疗,用3%氯化钠静脉滴注,使血清钠较快恢复到125mmol/L(升高速度为每小时1mmol/L)。

所需3%氯化钠(ml)=(125-实测血钠)mmol/L×0.7×体重(kg)÷0.523。(3%氯化钠1ml=0.523mmol)

(2)稀释性低钠血症

体内过剩水量(L)=0.7×体重(kg)×(140-血清钠)mmol/L÷140

①限制水摄入量,使之少于生理需要量[50ml/(kg·d)],适当限制钠摄入量,有水钠潴留的可应用襻利尿药,如呋塞米。

②对明显的症状性低钠血症给予3%氯化钠静脉滴注提高血清钠,同时用利尿药。必要时进行腹膜透析治疗。

③治疗原发病,伴低钠惊厥的患者除止惊外还应予甘露醇脱水治疗。

【处方】

主要为补钠治疗,由"治疗程序"中的公式计算。

【注意事项】

纠正低钠血症的速度决定于临床表现,治疗的目的首先是解除严重低钠血症的危害,使血清钠恢复到120mmol/L以上,而不是在短时间内使之完全恢复正常。

(二十四)新生儿低钙血症

新生儿低钙血症是新生儿惊厥的常见原因,分早期和晚期两种。早期低钙血症发生在出生后 3min 以内,晚期发生于 3min 以后。

【诊断要点】

(1)血钙<1.8mmol/L,游离钙<0.9mmol/L。游离钙是唯一诊断依据。

(2)症状轻重不一,主要表现为易激惹、抖动、惊厥,重者喉痉挛和呼吸暂停,少数有水肿、颅内压增高。心电图显示 QT 间期延长(足月儿>0.19s,早产儿>0.20s)。血磷可升高。

【治疗要点】

(1)补充钙剂:控制惊厥、早期和晚期低钙血症选用适量的钙剂。

(2)其他治疗:①强调母乳喂养或用钙磷比例适当的配方奶。②甲状旁腺功能不全者长期口服钙剂治疗,同时应用维生素 D(1万～2.5 万 U/d),2～3 周后改服生理需要量,或二氢速变固醇 0.05～0.1mg/d,或 1,25(OH)$_2$-D$_3$ 每日 0.25～0.5μg。③低钙惊厥时需用止惊药。

【处方】

处方 1:用于控制惊厥。

补钙剂量为元素钙 25～35mg/(kg·d),最大剂量为 50～60mg/(kg·d)(10%葡萄糖酸钙含元素钙 9mg/ml)。

5%葡萄糖注射液	2ml/kg	静脉注射(1ml/min),必要
10%葡萄糖酸钙	2ml/kg	时间隔 6～8h 再给药 1 次

处方 2:早期低钙血症。

按"处方 1"剂量第 1 日每日 3 次,第 2,3 日每日 2 次,共用 3d。

处方 3:用于晚期低钙血症。

按"处方 1"剂量,每日 3 次,共 3～5d,以后口服碳酸钙 0.3～

0.6g/d,或葡萄糖酸钙 2~3g/d,维持血钙在 2~2.3mmol/L(8~9.0mg/dl)。对病程较长的低钙血症可口服钙盐 2~4 周。也可每次服用 10%氢氧化铝 3~6ml,阻止磷在肠道的吸收;并用口服钙剂治疗,以降低血磷,恢复血钙浓度。

【注意事项】

(1)静脉注射钙过程中,注意保持心率在 80 次/分以上,否则应暂停。应避免含钙药液外溢至血管外引起组织坏死。

(2)低钙血症同时伴有低镁血症应单独应用镁盐治疗。

(3)治疗过程中应定期监测血钙水平,调整维生素 D 的剂量。

(二十五)新生儿低镁血症

新生儿低镁血症也是新生儿惊厥的常见原因,临床上可出现类似低钙性惊厥,主要见于 3 个月以下牛乳喂养的婴儿,尤其是新生儿。低钙血症与低镁血症常同时发生。

【诊断要点】

(1)临床表现:无特异性,有烦躁、惊跳、抽搐或眼角、面肌小抽动,四肢强直及两眼凝视,与低钙血症难以区分,且 2/3 的患儿低镁血症伴发低钙血症,需结合血钙、血镁值方可诊断。

(2)实验室及心电图检查:血镁<0.6mmol/L(1.6mg/dl)即可确诊。24h 尿镁低值或镁负荷试验只保留 40%更能反映实际情况。与低钙血症不同,心电图的 QT 间期正常。

(3)分类:慢性先天性低镁血症与新生儿暂时性低镁血症。

【治疗要点】

控制惊厥,补充镁剂。

【处方】

处方 1:控制惊厥。

(1)25%硫酸镁 0.2~0.4ml/kg,肌内注射,必要时(长期),每 8~12 小时 1 次,直至抽搐停止,一般注射 1~4 次。

(2)2.5%硫酸镁 2~4ml/kg,静脉注射(≤1ml/min),每 8~

12 小时重复 1 次直至抽搐停止,一般注射 1～4 次。

处方 2:维持治疗。

10％硫酸镁 1～2ml/kg,口服,每日 2～3 次,总疗程为 7～10d。

【注意事项】

(1)静脉给药时应监测肌张力及腱反射,如有呼吸抑制现象,立即给 10％葡萄糖酸钙 2ml/kg 静脉注射。

(2)口服 10％硫酸镁注意发生腹泻。

(3)早产儿不用硫酸镁肌内注射,以防局部组织坏死。

(4)伴有低钙的低镁血症,应单独用镁盐治疗。

三、呼吸系统疾病

（一）急性上呼吸道感染

急性上呼吸道感染（AURI）系由各种病原引起的上呼吸道的急性感染，简称"上感"，俗称"感冒"，是小儿最常见的疾病，主要侵犯鼻、鼻咽部和咽部。根据主要感染部位可诊断为急性咽炎、急性扁桃体炎等。

【诊断要点】

（1）症状：发热和（或）上呼吸道卡他症状，如鼻塞、流涕、喷嚏、声音嘶哑等。婴幼儿常伴有拒食、呕吐、腹泻等消化道症状。疱疹性咽峡炎起病急、高热、咽痛显著；咽结膜热表现为发热、咽痛、眼结膜红赤，但分泌物不多。

（2）体征：咽部充血，扁桃体肿大，有时可见颈部、颌下、耳前淋巴结肿大。疱疹性咽峡炎患者在咽腭弓、软腭、悬雍垂处可见2～4mm 大小的疱疹，周围有红晕，破溃后形成溃疡。咽结膜热可见咽部明显充血、双眼结膜充血、滤泡性结膜炎。

（3）辅助检查：病毒感染者外周血白细胞计数正常或偏低。细菌感染者白细胞增高，中性粒细胞增高，C反应蛋白增高。咽拭子病原培养或分离、抗原和抗体检测出相关病原。

【治疗要点】

（1）一般治疗：注意休息和呼吸道隔离，多饮水。

（2）对症治疗：高热时可口服退热药或可用冷敷等降温。

（3）抗感染治疗：针对病原治疗。急性上呼吸道感染大多是病毒感染,以对症支持治疗为主,疾病早期可选用抗病毒药物如利巴韦林、干扰素等;怀疑有细菌感染者,或有并发症者,可选用敏感抗生素。

(4)中药治疗可选用小柴胡冲剂等。

【处方】

1. 西医处方

处方1:病毒感染者初期选用。

2%利巴韦林(病毒唑)滴鼻液,每次2～3滴,滴鼻,每1～2小时1次。

或利巴韦林颗粒15mg/(kg·d),冲服,每日3次。

或利巴韦林10～15mg/(kg·d),分2次肌内注射或静脉滴注,连用3d。

处方2:细菌感染者一般选用。

(1)青霉素10万～20万U/(kg·d),肌内注射,每日2次(青霉素皮试阴性)。

或阿莫仙干糖浆(阿莫西林)50～100mg/(kg·d),分3次口服。

(2)青霉素V钾片250mg,口服,每日3次。

(3)青霉素G 2万～4万U/(kg·d),分2～4次,肌内注射。

或5万～20万U/(kg·d),分2～4次+5%葡萄糖注射液或生理盐水,静脉滴注。

(4)头孢克洛20～30mg/(kg·d),口服,每日3次。

(5)头孢呋辛50～150mg/(kg·d),分3～4次+5%葡萄糖注射液,静脉滴注。≥5岁儿童125～250mg/次,口服,每日2次。

(6)克林霉素

≤4周龄儿重　15～20mg/(kg·d),分3～4次+5%葡萄糖注射液,静脉滴注。

>4周龄儿童　20～40mg/(kg·d),分3～4次+5%葡萄糖注射液,静脉滴注。

或 8～20mg/(kg·d)，分 3～4 次，口服。

(7)红霉素 20～40mg/(kg·d)，分 3～4 次，口服(空腹)。

或 20～30mg/(kg·d)，分 2 次＋5％葡萄糖注射液，静脉滴注。

处方 3：高热及全身症状重者选用。

对乙酰氨基酚(扑热息痛) 10～15mg/kg，口服，必要时每 4～6 小时可重复 1 次。

10％葡萄糖注射液	250ml	静脉滴注，每日 2 次
10％氯化钠	8ml	(10kg 婴儿的用量)

利巴韦林 10～15mg/(kg·d)，分 2 次肌内注射。

生理盐水	50ml	静脉滴注，每日 2 次
青霉素	10 万～20 万 U/(kg·d)	(青霉素皮试阴性)

处方 4：布洛芬 5～10mg/kg[最大剂量≤40mg/(kg·d)]，口服，每 4～6 小时 1 次。

2. 中医处方

急性上呼吸道感染大多为病毒感染，目前对上呼吸道感染无特效药，所以使用中药治疗可能疗效更好。

处方 1：荆防败毒散加减，荆芥、防风各 10g，羌活、川芎、柴胡、桔梗、枳壳、前胡各 6g。

此方辛温解表。主治风寒感冒。适用于患儿恶寒发热，无汗，鼻塞流清涕，喷嚏咳嗽，头痛身痛，口不渴，咽不红，舌淡，苔薄白，脉浮紧，指纹深红。头痛加白芷 6g；呕吐加姜半夏 6g；咳嗽较重加杏仁、白前根、旋覆花各 6g。

处方 2：银翘散加减，金银花、连翘、薄荷、牛蒡子各 10g，荆芥、桔梗各 6g，甘草 3g，芦根 15g。

此方辛凉解表，主治风热感冒。适用于患儿高热，恶寒，有汗或少汗，鼻塞流浊涕，喷嚏咳嗽，头痛，口渴，咽红肿痛，舌质红，苔薄白或薄红，脉浮数，指纹紫浮。发热较重加板蓝根 15g，大青叶 12g、栀子 6g、咳嗽，咳黄痰加黄芩、瓜蒌壳、桑白皮各 10g，枇杷叶 12g。

处方 3：银翘马勃散加减，连翘 12g，金银花、牛蒡子、马勃、射干、荆芥、防风、薄荷各 10g，蝉蜕、桔梗、甘草各 6g。

此方疏风清热解毒，利咽散结。主治风热乳蛾。适用于患儿咽喉疼痛，鼻塞流鼻涕，发热少咳嗽，热毒深重者喉核肿痛，甚至溃烂化脓，高热不退，口渴，尿黄，舌质红苔黄。高热不退，咽痛加玄参、生地黄、牡丹皮各 10g，夏枯草、板蓝根各 12g；声音嘶哑加蝉蜕 10g，胖大海、木蝴蝶各 6g；咳嗽多痰加前胡、瓜蒌壳、浙贝母各 10g，枇杷叶 12g。

处方 4：新加香薷饮加减，香薷、厚朴、金银花、连翘、牛蒡子各 10g，黄连 3g，六一散 15g。

此方清暑解表。主治暑热感冒。适用于患儿发热无汗，身重困倦，胸闷，食欲缺乏，呕吐腹泻，鼻塞头痛，舌质红苔薄白或黄腻，脉细数，指纹紫。如热甚，口渴心烦加芦根 20g，淡竹叶 10g；食少，苔滑腻加苏梗、佩兰、荷梗各 10g；呕吐腹泻，加法半夏 10g，陈皮、苍术各 6g。

3. 康复处方

（1）平时加强体育锻炼，增强体质。

（2）如患儿为乳儿，则提倡母乳喂养，注意防止营养不良及佝偻病。

（3）冬春季节，避免去人多拥挤的地方。

（4）注意生活护理，及时增减衣服，防止受凉。

（5）如疑为流感流行，可以接种流感疫苗。

（6）平时注意营养。

【注意事项】

对反复上呼吸道感染患儿，应寻找病因，注意患儿有无免疫功能异常、维生素、微量元素缺乏等并存症。

(二)急性支气管炎

急性支气管炎主要是由病毒、细菌、肺炎支原体等病原体引起的气管、支气管黏膜急性炎症性疾病。多见于婴幼儿。免疫力低下、营养不良、佝偻病、特应性体质、慢性鼻炎、鼻窦炎、咽炎等是本病的诱因。喘息性支气管炎多见于3岁以下的婴幼儿,常有湿疹及其他过敏史。急性支气管炎多继发于上呼吸道感染,亦可为急性呼吸道传染病临床症状的一部分。

【诊断要点】

(1)症状:早期有上呼吸道感染病状,如流涕、干咳,3～4 d 后咳嗽逐渐加剧,伴分泌物增多,初为白色黏痰,后可为脓性痰。发热可有可无,热度高低不等。儿童可诉有头痛、胸痛、疲乏、食欲缺乏、睡眠不安。婴幼儿常有呕吐、腹泻。喘息性支气管炎常有呼气性呼吸困难。

(2)体征:早期呼吸音可正常,或仅呼吸音粗糙;在胸背中下部可听到干性及中粗湿啰音,且随体位及咳嗽而改变。有时也可听到呼气音延长高音调哮鸣音。

(3)辅助检查:外周血白细胞计数可正常(病毒性)或升高(细菌性)。气管分泌物病原培养或分离、抗原和抗体检测出相关病原。胸部 X 线检查,肺纹理增粗或正常,偶有肺门阴影增浓。

【治疗要点】

(1)一般治疗:休息,多饮水,经常变换体位,多拍背。

(2)控制感染:细菌感染应用青霉素、头孢菌素;支原体感染用大环内酯类。

(3)对症治疗:化痰止咳或雾化吸入。喘憋严重可吸入 β_2 受体激动药或短期使用糖皮质激素。

【处方】

1. 西医处方

处方1:用于病初以干咳为主者。

头孢克洛　　　　20～40mg/(kg・d)　　口服,每日 1 次
伤风止咳糖浆　　每岁每次 1ml　　　　　口服,每日 3～次

处方 2:用于反复咳嗽痰多者。

琥乙红霉素　　　30～50mg/(kg・d)　　口服,每日 3 次
复方甘草合剂　　每岁 1ml　　　　　　　口服,每日 3～4 次

处方 3:用于咳嗽伴气喘者,在应用"处方 1"或"处方 2"的同时加用沙丁胺醇(舒喘灵)和利巴韦林 5～7d,至症状缓解。

沙丁胺醇 0.25～0.5mg/(kg・d),分 3～4 次口服。

5%葡萄糖注射液　　100～200ml	静脉滴注,
利巴韦林　　　　　10～15mg/(kg・d)	每日 1 次

气喘严重者加用

吸入用布地奈德混悬		
液(普米克令舒)	1mg	
吸入用异丙托溴铵		气泵雾化吸入
溶液(爱全乐)	250μg	每日 1～2 次
吸入用硫酸沙丁胺醇		
溶液(万托林)	0.5～1mg	

处方 4:用于咳嗽及全身症状重者。

生理盐水　　50ml	静脉滴注,每日 2 次
青霉素　　　10 万～20 万 U/(kg・d)	(青霉素皮试阴性)
10%葡萄糖注射液　250ml	静脉滴注,每日 1 次或每日 2
10%氯化钠　　　　8ml	次(此为 10kg 婴儿的用量)

非那根糖浆每岁 1ml,口服,每日 3～4 次。

处方 5:抗细菌感染。

(1)青霉素 2.5 万～5 万 U/(kg・d),分 2 次,间隔 12h,静脉注射。

(2)青霉素 5 万～20 万 U/(kg・d),分 3～4 次+5%葡萄糖注射液或生理盐水,静脉滴注。

(3)头孢呋辛钠 50～100mg/(kg・d),分 2～3 次+5%葡萄

糖注射液或生理盐水,静脉滴注。

(4)阿奇霉素 10mg/(kg·d)+5%葡萄糖注射液,静脉滴注,每日 1 次。

(5)红霉素 10~15mg/(kg·次)+5%葡萄糖注射液,静脉滴注,每 12 小时 1 次。

处方 6:化痰药物。

(1)氨溴索 1.5~3mg/(kg·d),分 3 次,口服。

或 1.2~1.6mg/(kg·d),最大量 30mg,分 2~3 次+5%葡萄糖注射液,静脉滴注。

(2)愈创甘油醚 3~5mg/kg,口服,每日 3 次。

处方 7:解痉平喘。

(1)布地奈德混悬液	1mg	
特布他林混悬液或注射液	0.5mg	吸入,每 6~8 小时 1 次
吸入用异丙托溴铵溶液	0.25mg	

(2)氨茶碱 3~5mg/kg,口服,每 6~8 小时 1 次。

或 5%葡萄糖注射液,静脉滴注。

(3)沙丁胺醇 0.1~0.15mg/kg,口服,每日 2~3 次。

(4)丙卡特罗 1~2μg/(kg·d),口服,每日 2 次。

(5)甲泼尼龙 1~2mg/kg+5%葡萄糖注射液或生理盐水,静脉滴注,每 12~24 小时 1 次。

2. 中医处方

处方 1:杏苏散,杏仁、苏叶、法半夏、茯苓、前胡各 9g,甘草 3g,桔梗、枳壳、橘皮各 6g,生姜 3 片,大枣 3 枚。水煎温服。

此方清宣凉燥,宣肺化痰。适用于外感凉燥证。患儿表现为初起咳嗽,干咳少痰,咽痒声重,鼻塞流涕,恶寒发热,头痛,舌淡红,苔薄白,脉浮紧。表寒较重加麻黄 6g;痰多加金沸草 5g,紫苏子 6g;胸闷加厚朴 6g。

处方 2:桑菊饮,桑叶 7g,菊花、薄荷、生甘草各 3g,杏仁、桔梗、苇根各 6g,连翘 5g。水煎服。

此方疏风清热,宣肺止咳。适用于风温初起,表热轻证。患儿表现为咳嗽不爽,痰黄黏稠,不易咳出,流清涕,口干渴,咽红肿痛,伴发热、恶寒发热,舌质红,苔薄白,脉浮数。痰黄黏稠加贝母6g,瓜蒌皮5g;热盛加黄芩、金银花各10g,鱼腥草6g;咽红声音嘶哑加牛蒡子10g,玄参6g,木蝴蝶5g。

处方3:上焦宣痹汤加减,淡豆豉、射干、郁金、杏仁、瓜蒌皮各10g,枇杷叶12g,通草6g。

此方清宣肺痹,化痰利湿,主治湿热咳嗽。患儿表现为咳嗽痰多,胸闷纳呆,鼻流浊涕,或午后低热,病情缠绵,舌质红,苔厚腻或黄腻,脉数,指纹紫滞。湿盛加法半夏10g;热盛加黄芩10g,黄连6g。

处方4:清金化痰汤加减,山栀子、知母、黄芩、贝母、桑白皮、橘红、枳壳、麦冬各10g,桔梗6g,瓜蒌皮12g,炙枇杷叶15g,甘草3g。

此方清肺化痰。主治痰热咳嗽。患儿表现为咳嗽多,咳黄痰,面赤唇红,口苦口渴,发热,大便干结,小便短赤,舌红苔黄腻,脉滑数,指纹紫滞。痰多加葶苈10g,胆南星5g,竹沥水5ml;痰稠难咳加海浮石30g,天竺黄6g,黛蛤散、北沙参各10g,麦冬12g;咳嗽剧烈胸痛加枳壳、郁金各10g,柴胡6g。

处方5:新制六安汤加减,清半夏、橘红、茯苓、紫苏子、杏仁、旋覆花、莱菔子各10g,甘草3g。

此方化痰祛湿止咳。适用于痰湿咳嗽。患儿表现为咳嗽痰多,痰白稀,乏力,舌质淡红,苔薄白,脉滑。咳嗽剧烈加紫菀、款冬花各10g;痰多湿重加制南星5g,白芥子6g,牙皂3g;胸闷不适加连翘6g,黄芩10g;食欲缺乏加神曲15g,麦芽、山楂各15g。

处方6:沙参麦冬汤加减,沙参、杏仁、前胡各10g,麦冬、天花粉、冬桑叶、瓜蒌壳各12g,甘草3g,炙枇杷叶15g。

此方滋阴润肺,主治阴虚燥咳。患儿表现为干咳无痰,口渴咽干,喉痒声音嘶哑,手足心热,或咳嗽痰中带血,午后潮热,盗汗,舌质红苔少,脉细数。阴虚热盛者加玄参、生地黄各 12g;咳嗽剧烈加川贝母 10g,炙枇杷、炙百部各 12g;如痰中带血者加白茅根 30g,藕节 12g,侧柏叶、阿胶(烊化)、炙冬花、炙百部各 10g;潮热盗汗者加银柴胡、炙鳖甲各 10g,青蒿 12g,地骨皮 15g。

处方 7:六君子汤加减,炙甘草 5g,太子参、茯苓、炒白术、陈皮、清半夏、生姜、炙紫菀、炙款冬花各 10g,大枣 2 枚。

此方健脾益气止咳。适用于肺虚久咳。患儿表现为反复咳嗽,咳嗽无力,痰白稀,气短懒言声音低微,喜温畏寒,自汗,舌质淡,边有齿痕,脉细无力。

3. 康复处方

(1)由于患儿咳嗽痰多,气管内分泌物黏稠,难咳出,所以支气管炎的患儿应予雾化治疗,予生理盐水 10ml,加糜蛋白酶 5mg,地塞米松 1mg,盐酸氨溴索口服溶液(沐舒坦)一起超声雾化,可以稀释痰液。

(2)患儿咳嗽咳痰时可以给予翻身拍背促进痰液的排出。

(3)这些患儿应给予适量液体,注意水、电解质、酸碱平衡。

(4)发病期间,不吃煎炸热炒的食物。

【注意事项】

婴幼儿症状较重者宜静脉给予抗生素及适当补液。病毒性支气管炎除用利巴韦林静脉滴注外,还可肌内注射干扰素,5 万 U/(kg·d),用 5～7d。

(三)毛细支气管炎

毛细支气管炎是 2 岁以下婴幼儿特有的呼吸道感染性疾病,以喘憋、呼吸急促、"三凹"征为主要临床表现,国内又称之为喘憋性肺炎。

【诊断要点】

(1)症状:常发生于 2 岁以下,多数在 6 个月左右的婴儿。患儿常在上呼吸道感染后 2～3d 出现持续性干咳和发作性喘憋。

咳喘同时发生为本病特点。症状轻重不等,可无热或低热至中度发热。

(2)体征:体格检查的突出特点为胸部叩诊呈鼓音,常伴呼气相呼吸音延长,呼气性喘鸣。呼吸浅快,伴鼻翼翕动和"三凹"征。重症患儿面色苍白或发绀。当毛细支气管接近完全梗阻时,呼吸音明显减低。在喘憋严重时往往听不到湿啰音;当喘憋稍缓解,可闻及弥漫性中细湿啰音。重者可发展成心力衰竭及呼吸衰竭。

(3)影像学检查:胸片显示全肺有不同程度的梗阻性肺气肿,肺纹理增粗,可有支气管周围炎,少数有肺段或肺叶不张。肺泡受累者亦可有播散性、实质性炎症。小气道堵塞可致闭塞性细支气管炎,肺部 CT 呈"马赛克"征。

(4)实验室检查:白细胞总数及分类多在正常范围。血气分析可了解患儿低氧血症、CO_2 潴留及酸碱失衡。用免疫荧光技术、酶标抗体染色法或酶联免疫吸附测定法(ELISA)等可进行病毒快速诊断,以明确病原。

【治疗要点】

轻症患者可在家治疗观察,补充足够液体即可。有中、重度呼吸困难的患儿需住院治疗。目前的治疗主要是对症处理。

(1)支持治疗:①氧疗,除轻症患儿外均应吸氧,采取不同的给氧方式;②补充液体;③雾化治疗,拍背吸痰;④适当镇静。

(2)控制喘憋:可给予糖皮质激素、沙丁胺醇、异丙托溴铵等雾化吸入。喘憋重、烦躁者宜用静脉滴注肾上腺皮质激素抑制炎症。

(3)病原治疗:病毒感染可使用利巴韦林,也可试用干扰素;支原体感染用大环内酯类抗生素;细菌感染予抗生素治疗。

(4)治疗并发症:有明显脱水者静脉补液,及时纠正酸中毒及呼吸衰竭、心功能衰竭。

【处方】

1. 西医处方

处方 1:控制喘憋。

(1)

布地奈德混悬液	1mg	喘憋明显,可每隔 20~30min 雾化吸入 1 次,连续 2~3 次,而后根据病情改为每 4~6 小时雾化 1 次,待患儿病情稳定,喘憋改善后,予以每 8~12 小时雾化吸入 1 次维持治疗
特布他林混悬液	0.5mg	
吸入用异丙托溴铵溶液	0.25mg	

(2)甲泼尼龙 2~4mg/kg+5% 葡萄糖注射液或生理盐水,静脉滴注,每 12~24 小时 1 次。若患儿病情危重,生命体征不稳定,可联合使用全身用糖皮质激素。

处方 2:病原体治疗。

(1)利巴韦林 10~15mg/(kg·d),分 3 次,口服。

(2)利巴韦林 10~15mg/(kg·d),分 2 次+5% 葡萄糖注射液,静脉滴注。

处方 3:免疫疗法。

(1)免疫球蛋白 400mg/(kg·d),静脉滴注,3~5d。

(2)免疫球蛋白 1g/(kg·d),静脉滴注,1~2d。

2. 中医处方

处方 1:发作期处方。

(1)射干汤:麻黄、生姜各 6g,甘草 5g,清半夏、桂心、射干、紫菀各 10g。哮喘重者加地龙、白前各 5g;气促甚者加紫苏子、马兜铃各 10g;咳嗽重者加杏仁 6g,蜜百部 5g。

此方止咳平喘,温肺散寒,适用于寒性哮喘:患儿多咳嗽,流鼻涕,咽痒,继而哮鸣,气促,痰白多沫,纳呆不渴,尿清便溏,面白灰暗,口唇发绀,舌淡苔薄白,脉浮有力。

(2)五虎汤和葶苈散加减:麻黄、桑白皮、贝母各 10g,石膏(先煎)20g,葶苈子 6g。高热者加连翘、黄芩各 2g;低热者加青蒿、地骨皮;咽红者加蚤休、射干;咳嗽重者加川贝母、瓜蒌;夜卧不宁者加僵蚕、蝉蜕;便秘加番泻叶、枳实。

此方止咳平喘,清热泻肺。适用于热性哮喘:患儿咳嗽频繁,流涕,面赤唇红,咽红肿,哮喘不已,胸闷,痰黄身热,口渴有汗,便干尿黄,舌红苔黄,脉数有力。

(3)大黄龙汤加减:麻黄、白前、前胡、防风、枳壳各 10g,桂枝、杏仁各 5g,黄芩 2g,石膏(先煎)20g。

此方解表清里,定喘止咳。适用于寒热夹杂的哮喘。口干者加天花粉、沙参各 10g。痰稠黄而多者加葶苈子、天竺黄、浙贝母各 10g;咳嗽频繁加款冬花、马兜铃、法半夏、枳壳各 10g。此方适宜寒热夹杂的哮喘。

处方 2:缓解期处方。

(1)玉屏风散加减:黄芪、党参、白术、茯苓、防风各 10g。

此方补肺固表,用于肺气虚弱。患儿表现以夜间及早晨咳嗽为主,自汗,体虚,神疲,面苍白灰暗,舌淡苔薄,脉沉稳无力。

(2)六君子汤加减:太子参、茯苓、山药、白术、陈皮、制半夏各 10g,生姜 5g,炙甘草 3g,大枣 3 枚。

3. 康复处方

(1)由于毛细支气管炎患儿有一部分日后发展成为支气管哮喘,特别是反复发作的毛细支气管炎患儿,要分析其家族史,血嗜酸粒细胞及血清 IgE 方面的检查,如疑诊为支气管哮喘时按支气管哮喘进行治疗。平时要了解患儿对何种物质敏感,避免接触。

(2)保护性措施:生活应有规律,避免过劳、精神紧张和剧烈运动,积极进行三浴锻炼,尤其是耐寒锻炼,积极防止呼吸道感染。游泳、跳绳、散步等均有助于哮喘的康复,但是锻炼应以不引起咳嗽,喘憋为限,应循序渐进,持之以恒。

(3)提高机体免疫力:根据免疫功能结果选用增强细胞或体液免疫和非特异性免疫功能的药物,如匹多莫德(普利莫),卡介菌多糖核酸(斯奇康),胸腺肽,转移因子等。

【注意事项】

(1)提倡母乳喂养,避免被动吸烟,增强婴幼儿体质。洗手是预防呼吸道合胞病毒院内传播的最重要的措施。

(2)抗呼吸道合胞病毒单克隆抗体对高危婴儿(早产儿、支气管肺发育不良、先天性心脏病、免疫缺陷病)和毛细支气管炎后反复喘息发作者的预防效果确切,能减少呼吸道合胞病毒感染的发病率和住院率。

(四)支气管哮喘

支气管哮喘简称哮喘,是儿童期最常见的慢性呼吸道疾病。哮喘是多种细胞(如嗜酸性粒细胞、肥大细胞、T淋巴细胞、中性粒细胞及气道上皮细胞等)和细胞组分共同参与的气道慢性炎症性疾病,这种慢性炎症导致气道反应性增加,出现可逆性气流受限。临床表现为反复发作性喘息、气促、胸闷或咳嗽,常在夜间和(或)清晨发作或加剧。发作前可有流涕、打喷嚏和胸闷,发作时呼吸困难,呼气相延长伴有喘鸣音。多数患儿可经治疗缓解或自行缓解,如仍有严重或进行性呼吸困难者,称为哮喘危重状态,表现为哮喘急性发作,出现咳嗽、喘息、呼吸困难、大汗淋漓和烦躁不安,甚至表现出端坐呼吸、语言不连贯、严重发绀、意识障碍及心肺功能不全的征象。

儿童哮喘常见诱因:吸入过敏原(室内:尘螨、动物毛屑及排泄物、蟑螂、真菌等;室外:花粉、真菌等);食入过敏原(牛奶、鱼、虾、鸡蛋、花生等);呼吸道感染(尤其是病毒及支原体感染);强烈的情绪变化;运动和过度通气;冷空气;药物(如阿司匹林等)。

【诊断要点】

(1)反复发作喘息、咳嗽、气促、胸闷,多与接触变应原、冷空气、物理或化学性刺激、呼吸道感染及运动等有关,常在夜间和(或)清晨发作或加剧。

（2）发作时在双肺可闻及散在或弥漫性，以呼气相为主的哮鸣音，呼气相延长。

（3）上述症状和体征经抗哮喘治疗有效，或自行缓解。

（4）排除可引起喘息或呼吸困难的其他疾病，如肺结核、肺部肿瘤或支气管异物等。

（5）血常规示嗜酸性粒细胞计数可增高，血气分析示 PaO_2 下降、$PaCO_2$ 上升。

【治疗要点】

（1）治疗原则：长期、持续、规范和个体化治疗。急性发作期治疗重点为抗炎、平喘，以便快速缓解症状；慢性持续期应坚持长期抗炎，降低气道反应性，防止气道重塑，避免危险因素和自我保健。

（2）治疗哮喘的药物：包括缓解药物和控制药物。缓解药物能快速缓解支气管收缩及其他伴随的急性症状，用于哮喘急性发作期，包括①吸入型速效 β_2 受体激动药；②全身性糖皮质激素；③抗胆碱能药物；④口服短效 β_2 受体激动药；⑤短效茶碱等。控制药物是抑制气道炎症的药物，需长期使用、用于哮喘慢性持续期，包括①吸入型糖皮质激素（ICS）；②白三烯调节药；③缓释茶碱；④长效 β_2 受体激动药；⑤肥大细胞膜稳定药；⑥全身性糖皮质激素等。

（3）机械通气治疗：当血气 $PaO_2 < 60mmHg$，$PaCO_2 > 50mmHg$，出现病情恶化、神志模糊、排痰不畅，极度疲乏衰弱等情况，需用呼吸机治疗。

【处方】

1. 西医处方

（1）急性发作

处方 1：喘息、呼吸困难时首选定量型雾化吸入器（MDI）吸入 β_2 受体激动药控制症状。

0.5%沙丁胺醇　　0.01～0.03ml/kg　｜　雾化吸入，

生理盐水　　　　　2～3ml　　　　　｜　每 4 小时 1 次

或沙丁胺醇干粉 200～400μg，以 MDI 吸入，每 4～6 小时 1 次。

其他类似药物还有特布他林、普米克等。

处方 2：口服药物控制喘息症状。

沙丁胺醇　　0.05～0.1mg/kg，口服，每日 3 次。

或丙卡特罗（美喘清）每片 25μg。

1－2 岁　　半片

3－5 岁　　2/3 片　　｜　口服，每 12 小时 1 次

6－14 岁　　1 片

处方 3：强心、利尿、舒张支气管平滑肌及兴奋呼吸中枢和呼吸机。

氨茶碱　首剂　　　　　　　　　　　4mg/kg　　｜　静脉滴注（慢，

　　　　10%葡萄糖注射液　　10ml/kg　　｜　1～2h 内滴完）

氨茶碱　维持量　　　0.8～1mg/(kg·h)　｜　静脉滴注(12h 滴完)可连用 48～96h 至喘息症状好转

　　　　10%葡萄　婴幼儿 200ml

　　　　糖注射液　学龄儿 500ml

处方 4：糖皮质激素抗炎。

泼尼松 1～2mg/(kg·d)，分 3 次口服。

或

甲泼尼龙　　　　　　2～6mg/(kg·d)　｜　静脉滴注，

10%葡萄糖注射液　5～10ml/kg　　｜　每日 2～3 次

或

氢化可的松　　　　　5～10mg/kg　　｜　静脉滴注，每日 1 次

10%葡萄糖注射液　5～10ml/kg

处方 5：其他抗炎药和抗组胺药物。

酮替芬 　　＜3 岁　 0.5mg｜
　　　　　＞3 岁　 1mg　｜ 每日 2 次,长期口服

处方 6:抗感染治疗。

①抗病毒:利巴韦林颗粒,15mg/(kg・d),分 3 次口服。

或 α-干扰素(因特芬),5 万 U/(kg・d),肌内注射,每日 1 次。

②抗细菌

头孢曲松(罗氏芬)　 40～80mg/(kg・d)｜ 静脉注射,每 12
10%葡萄糖注射液　 100ml　　　　　　 ｜ 小时 1 次

③抗支原体

阿奇霉素　　　　　 7～10mg/kg　　｜ 静脉滴注,每日 1 次,
10%葡萄糖注射液　 100～250ml　｜ 5d 为 1 个疗程

(2)哮喘长期治疗

处方 1:按需要应用 β_2 受体激动药,可口服也可以吸入。吸入剂以定量雾化吸入,长期使用。

①0.5%沙丁胺醇,1～2 揿/次,每日 3～4 次。

或色甘酸钠,1～2 揿/次,每日 3～4 次。

②沙丁胺醇,幼儿 1.2mg｜
　　　　　　 儿童 2.4mg｜ 口服,每日 3 次

或克仑特罗,幼儿 20μg｜
　　　　　　 儿童 40μg｜ 口服,每日 3 次

处方 2:糖皮质激素口服。

泼尼松,0.5～1mg/(kg・d),分 2 次口服。或口服,隔日 1 次(清晨顿服)(较长期服用)。

处方 3:茶碱类药物,小剂量口服。

氨茶碱 2mg/kg,口服,每日 3 次。

处方 4:有感染时使用抗病毒或抗菌药物。

处方 5:因反复呼吸道感染诱发哮喘长期发作患儿,除使用以上治疗外,可加用下列免疫调节药 1～2 种,长期使用,均能调整细胞免疫和体液免疫功能,为良好的免疫促进剂。

①胸腺肽　幼儿 2mg｜肌内注射,每周 2 次,
　　　　　儿童 5mg｜持续 3 个月至半年

②左旋咪唑搽剂 125～250mg,皮肤涂布(下半身),每周 2 次,20 次为 1 个疗程。

③胎盘脂多糖 1mg,肌内注射,隔日 1 次,20 次为 1 个疗程。

④哮喘菌苗(气管炎菌苗)0.5～1.0ml,肌内注射,每周 2 次,发病季节前 1 个月开始使用,可长期使用。

⑤免疫核糖核酸(iRNA)1mg,皮下注射,每周 2 次,20 次为 1 个疗程。

⑥死卡介苗,皮上划痕(前臂),隔日 1 次,20 次为 1 个疗程。

⑦卡介苗多糖核酸提取物注射剂 1ml,肌内注射,隔日 1 次,3 个月为 1 个疗程。

⑧牛初乳素胶囊(乳珍),1 粒,口服,每日 3 次(长期服用)。

处方 6:脱敏疗法。少数哮喘患儿的症状因对周围环境的某些过敏原极度敏感而难于控制,这时可辅以脱敏治疗。脱敏治疗前,应首先知道患儿对何种过敏原过敏。这可通过皮试或抽血测出。对单一过敏原过敏者则只用该过敏液脱敏;如对多种过敏原过敏,则选用变态反应最强者脱敏。脱敏治疗的主要目的是使机体产生足够的特异性 IgG,或使特异性 IgE 水平下降,肥大细胞、嗜碱粒细胞的敏感性下降,从而减少哮喘发作和改善气道高反应性。治疗时,抗原药液浓度由低逐步增高,剂量逐步递增。浓度一般由 1:10 万开始,后增至 1:1 万及 1:5000。剂量逐步递增。浓度一般由 0.7ml、1ml 次序,每周增加 1 次。剂量达到 1ml 后,将浓度提高一点,依上述方法继续递增注射,直至浓度为 1:5000,剂量为 1ml 为止。此后一直按此剂量,每 1～2 周注射 1 次维持治疗,疗效满意者治疗可延续 1～2 年。疗程中发生哮喘发作时应减量或暂停脱敏注射,以免加重哮喘症状。一般治疗 3 个月后开始显效。

处方 7:预防用药。

①丙酸倍氯米松鼻气雾剂,每次 1~2 揿,吸入,每日 2 次。或布地奈德气雾剂,每次 1~2 揿,喷吸,每日 2 次。

	2—6 岁	4mg	
②孟鲁司特	6—14 岁	5mg	口服,每晚睡前服用
	14 岁以上	10mg	

③色甘酸钠胶囊 20mg,每日 3 次。

2. 中医处方

(1)发作期处方

处方 1:射干汤,射干、紫菀、清半夏、桂心各 10g,麻黄、生姜各 6g,甘草 5g。哮喘重者加地龙、白前各 5g;气促甚者加紫苏子10g;咳嗽重者加杏仁 6g,蜜百部 5g。以水 700ml,煮取 300ml,去渣,每日 3 次。

本方功效止咳平喘,温肺散寒。适用于寒性哮喘:患儿多咳嗽流鼻涕,咽痒,继而哮鸣,气促,痰白多沫,纳呆不渴,尿清便溏,面白灰暗,口唇发绀,舌淡苔薄白,脉浮有力。

处方 2:五虎汤合葶苈散加减,桑白皮、麻黄、贝母各 10g,石膏(先煎)20g,葶苈子 6g。高热者加连翘、黄芩各 2g;低热者加青蒿、地骨皮各 2g;咽红者加蚤休、射干各 2g;咳嗽重者加川贝母、瓜蒌各 2g;夜卧不宁者加僵蚕、蝉蜕各 2g;便秘加番泻叶、枳实各2g。以水 700ml,煮取 300ml,去渣,每日 3 次。

本方功效止咳平喘,清热泻肺。适用于热性哮喘:患儿咳嗽频繁,流涕,面赤唇红,咽红肿,哮喘不已,胸闷,痰黄身热,口渴有汗,便干尿黄,舌红苔黄,脉数有力。

(2)缓解期处方

处方 1:五屏风散加减,黄芪、党参、白术、茯苓、防风各 10g。以水 700ml,煮取 300ml,去渣,每日 3 次。

本方功效补肺固表。适用于肺气虚弱的哮喘:患儿表现以夜间及早晨咳嗽为主,自汗,体虚,神疲,面苍白灰暗,舌淡苔薄,脉沉稳无力。

处方 2：六君子汤加减，太子参、茯苓、山药、白术、陈皮、制半夏各 10g，生姜 5g，炙甘草 3g，大枣 3 枚。大便稀薄者加煨木香、砂仁各 5g；腹泻频繁者加车前子、薏苡仁各 10g；食欲缺乏加焦山楂、谷芽、麦芽、神曲各 10g；积痰难除加胆南星、海浮石各 10g。以水 700ml，煮取 300ml，去渣，每日 3 次。

本方功效健脾化痰。适用于脾气虚弱的哮喘：患儿有痰滞留，日久不尽，动则痰鸣，纳呆便溏，疲倦，面苍白灰暗乏力，口唇干淡，舌淡苔少，脉沉滑无力。

处方 3：地黄汤加减，制附子（久煎）5g，补骨脂、淫羊藿、熟地黄、山茱萸、桂枝、山药、茯苓、牡丹皮、泽泻各 10g。以水 700ml，煮取 300ml，去渣，每日 3 次。

本方功效补肾固本。适用于肾气虚弱的哮喘：患儿咳嗽减轻，以气促为主，运动后尤甚，形体虚弱，懒动少言，四肢乏力，腰膝酸软，面白而灰暗，舌淡，苔白薄，脉虚无力。

3.康复处方

(1)避免接触变应原和刺激因素：如明确空气或食物中的变应原和刺激因素，应避免接触，如对屋尘过敏时要清理环境，避开有尘土的环境，忌服过敏的食物。对螨虫过敏则还要使用杀螨剂，防螨虫床罩等。对阿司匹林过敏则要用其他药物。

(2)保护性措施：生活应有规律，避免过劳，精神紧张和剧烈运动。进行耐寒锻炼，积极防止呼吸道感染。

(3)提高机体免疫力：根据免疫功能结果选用增强细胞或体液免疫和非特异性免疫功能的药物，如斯奇康，胸腺肽（胸腺素）等。

【注意事项】

(1)糖皮质激素如使用超过 7d，应逐渐减量停药。

(2)氨茶碱以均匀速度静脉滴注为好，因胃肠道反应大，一般不用口服或肌内注射给药。

(3)长期使用选择性 β_2 受体激动药可形成耐受性，不仅疗效降低,且可能加重哮喘。

（4）青春期前哮喘患儿应用孟鲁司特治疗1年不会影响身高,而倍氯米松吸入治疗可使患儿身高增长速度减慢。

（五）化脓性胸膜炎

化脓性胸膜炎是由于肺内感染灶的病原菌侵袭胸膜或经淋巴管感染,引起胸膜腔感染而积脓,故又称脓胸。

【诊断要点】

（1）症状:病程在3个月以内者称急性脓胸,3个月以上者为慢性脓胸,小儿以急性多见。①急性脓胸:大多高热不退,婴儿只表现中度的呼吸困难;较大患儿则表现较重的中毒症状和重度呼吸困难、咳嗽、胸痛。发生张力性脓胸时,突然出现呼吸急促,鼻翼翕动,发绀,烦躁,持续性咳嗽,甚至休克。②慢性脓胸:患儿多有低热,咳嗽及呼吸困难可渐好转,呈慢性消耗病容、消瘦、多汗、贫血。

（2）体征:急性期患侧胸廓饱满,肋间隙增宽而饱满,呼吸运动减弱,叩诊液面以下部位为浊音,听诊呼吸音减低。慢性脓胸由于胸腔纤维组织增厚机化,胸廓出现塌陷。婴幼儿出现胸廓塌陷较早。新生儿脓胸的临床表现缺少特征性,有呼吸困难、口周青紫时都应仔细检查胸部或做X线检查。

（3）实验室检查:①血常规,白细胞计数明显增高,$15×10^9$～$40×10^9$/L,中性粒细胞增高,有中毒颗粒。②从胸膜腔抽出脓液可确立诊断。须将胸腔积液送细菌培养、真菌培养,涂片找菌丝、孢子、革兰染色、抗酸染色。pH、细胞计数、分类计数、糖、蛋白及LDH检查,如果怀疑恶性变应做细胞学检查。

（4）影像学检查:胸部X线征象是大片均匀昏暗影,肺纹理被遮没,纵隔被推向健侧。肺CT或超声对诊断包裹性脓胸有一定帮助。

【治疗要点】

(1)抗生素治疗：患儿以高热、中毒症状为主，压迫症状不明显者，选用大量抗生素治疗。

(2)穿刺抽脓：脓液压迫症状为主者，在浸润扩散期，最好在发病 3d 之内，反复穿刺抽脓，尽量将脓液抽净，可使肺张开，脓胸愈合。1 周以上的脓胸，分泌物多，脓液增长迅速者宜闭式引流，一般引流 2 周即可。慢性脓胸以积气为主而无张力，无须局部治疗，可待自然吸收，如热不退，脓量不减，需抽脓进气后摄 X 线片，了解胸腔情况后决定引流或开胸探查。

(3)手术治疗：支气管胸膜瘘、胸廓畸形，均需行外科手术治疗。

【处方】

处方 1：金黄色葡萄球菌引起的急性化脓性胸膜炎选用。

生理盐水	100ml	静脉滴注，每 12 小时
头孢硫脒	50～100mg/(kg·d)	1 次

或

生理盐水	100ml	静脉滴注，每 12 小时
苯唑西林	50～100mg/(kg·d)	1 次(青霉素皮试阴性)

处方 2：耐药金黄色葡萄球菌引起的急性化脓性胸膜炎选用。

生理盐水	250ml	静脉滴注，每 12 小时
万古霉素	20～40mg/(kg·d)	1 次
生理盐水	250ml	静脉滴注，每 12 小时
头孢噻肟	100～150mg/(kg·d)	1 次

处方 3：适用于重症患儿。

生理盐水	250ml	静脉滴注，每 12 小时
头孢呋肟	100～150mg/(kg·d)	1 次
生理盐水	250ml	静脉滴注，每 12 小时
头孢噻肟	100～150mg/(kg·d)	1 次

或

| 生理盐水 100ml | 静脉滴注,每12小时 |
| 苯唑西林 100~150mg/(kg·d) | 1次(青霉素皮试阴性) |

【注意事项】

(1)化脓性胸膜炎大多由金黄色葡萄球菌引起,常选用"处方1"。由耐药金黄色葡萄球菌引起的可用万古霉素。①注射液浓度过高,滴速过快,可致静脉炎;②注射时不可漏出血管;③新生儿和肾功能减退者慎用。系统给药应持续3~4周。为防止复发,在体温正常后应再给药2~3周。重症患儿可2~3种抗生素联合应用。

(2)慢性脓胸,以胸腔积气为主而无张力时,无须局部治疗,可等待自然吸收。如果发热不退,脓量不减,或抽脓后迅速增多,须抽脓使进气后摄X线片,了解脓腔情况以决定引流或开胸探查,清除异物(坏死组织脓块等)。

(3)化脓性胸膜炎全身支持疗法十分重要,应加强营养,必要时配合静脉高营养及肠道高营养的补充,输血或血浆,才能获得良好效果。

(4)急性化脓性胸膜炎体温波动或局部引流仍有脓液者继续抗菌治疗,病程已过4周应请外科会诊。

(六)支气管肺炎

支气管肺炎是小儿时期最常见的肺炎,病原微生物以细菌、支原体和病毒为主。全年均可发病,以冬、春寒冷季节较多。营养不良、先天性心脏病、低出生体重儿、免疫缺陷者更易发生。

【诊断要点】

1. 轻症肺炎 ①发热:热型不定,新生儿、重度营养不良儿可不发热或体温不升,精神萎靡,呼吸次数>60次/分。②咳嗽:早期多为刺激性干咳,后期咳嗽有痰。③气促:呼吸加快,鼻翼翕动,重者呈点头呼吸,吸气"三凹"征,唇周发绀。安静时婴幼儿呼吸>50次/分,儿童>40次/分。④肺部固定湿啰音:早期啰音可不明显,后期肺部尤其脊柱旁和肺底可闻及固定中、细湿啰音。⑤血常规:细菌性肺炎的白细胞计数和中性粒细胞比例多增高,甚至可见核左移,细胞质中可见中毒颗粒,C反应蛋白(CRP)增高。病毒性肺炎白细胞计数正常或降低,C反应蛋白不增高或轻度增高。⑥X线检查:早期见肺纹理增粗,以后出现小点、斑片状阴影,亦可融合成大片。以双肺下野、中内带及心膈区居多,可伴肺不张或肺气肿。

2.**重症肺炎** 除呼吸系统症状外,还常累及其他系统。

(1)循环系统:常表现为心肌炎和心力衰竭。心肌炎表现为面色苍白、心动过速、心音低钝、心脏扩大、心律失常、心电图ST段下移和T波低平、倒置。心力衰竭表现:①呼吸突然加快,>60次/分;②心率突然增高,>180次/分;③突发烦躁不安,面色发灰,明显发绀,微血管充盈时间延长;④心音低钝,奔马律,颈静脉怒张;⑤肝迅速增大;⑥尿少或无尿,颜面、眼睑或双下肢水肿。具备前5项者,即可诊断为心力衰竭。

(2)神经系统:多见烦躁不安或嗜睡;重症者意识障碍,惊厥,呼吸不规则,脑膜刺激征阳性。

(3)消化系统:轻症者食欲降低、恶心、呕吐、腹泻、腹胀;重症者有中毒性肠麻痹,呕吐"咖啡"样物,粪便隐血试验阳性或排"柏油"样便。

(4)抗利尿激素异常分泌综合征:血钠<130mmol/L,血浆渗透压<275mmol/L。

(5)DIC:血压下降,四肢凉,脉搏细速而弱,皮肤、黏膜及胃肠道出血。

【治疗要点】

1.**一般治疗** 保持病室空气新鲜及适当温度(18~26℃)、湿度(相对湿度60%)。保持呼吸道通畅,翻身、拍背,及时清理呼吸道分泌物,供给足量水分和营养,饮食应富含蛋白质和维生素且清淡易消化。

2. 病原治疗 细菌性肺炎(如肺炎球菌肺炎)应用青霉素或第一代、第二代或第三代头孢菌素,病毒性肺炎选用抗病毒药物,支原体肺炎选用大环内酯类抗生素。

3. 对症治疗 ①镇咳、祛痰、解痉:常选用伤风止咳糖浆、溴己新(必嗽平)、氨溴索(沐舒坦)、沙丁胺醇、α-糜蛋白酶雾化吸入等。②氧疗:鼻导管吸氧 0.5～1L/min,氧浓度<40%;面罩或头罩给氧,氧流量 2～4L/min,氧气浓度 50%～60%。③镇静:烦躁患儿应使用镇静药。

4. 重症肺炎 在进行抗感染、对症治疗的同时,应注意保护心脏、纠正呼吸衰竭、治疗脑水肿。

【处方】

处方1:适用于轻症细菌性肺炎(如肺炎球菌肺炎)。

青霉素 10 万～25 万 U/(kg·d),分 2～3 次肌内注射(青霉素皮试阴性)。

或

| 生理盐水 | 100ml | 静脉滴注,每日 2 次 |
| 青霉素 | 10 万～20 万 U/(kg·d) | (青霉素皮试阴性) |

或

| 生理盐水 | 100ml | 静脉滴注,每日 2 次。 |
| 头孢硫脒 | 50～100mg/(kg·d) | |

处方2:适用于病毒性肺炎。在对症治疗的同时,进行抗病毒治疗。

生理盐水	10～15ml	雾化吸入,每日
利巴韦林	10～15mg/(kg·d)	2～3 次
α-糜蛋白酶	2～5mg	

或

| 5%葡萄糖注射液 | 100～150ml | 静脉滴注, |
| 利巴韦林 | 10～15mg/(kg·d) | 每日 2 次 |

或 α 干扰素 2 万～5 万 U/(kg·d),肌内注射,每日 1 次。

处方 3:适用于重症肺炎。抗感染适用以下处方,对症治疗同"处方 1"或"处方 2",应注意强心、纠正呼吸衰竭、脑水肿。

(1)适用于重症肺炎

生理盐水	100ml	静脉滴注,每
阿莫西林/克拉维酸钾(5:1)	30mg/kg	8 小时 1 次

(2)或合并支原体或衣原体感染可选用

5%葡萄糖注射液	100～500ml	静脉滴注,
阿奇霉素	8～10mg/(kg·d)	每日 1 次

生理盐水	100～500ml	静脉滴注,每日 1 次
头孢曲松	50～80mg/(kg·d)	

毛花苷 C	总量 0.03～0.04mg/kg	肌内注射
	首剂 总量的 1/2	

或

5%葡萄糖注射液	5ml	缓慢静脉注射
毛花苷 C	总量的 1/2	

余量分 2 次,每 4～6 小时,肌内注射,或加入 10%葡萄糖注射液 5ml,缓慢静脉注射。

或

5%葡萄糖注射液	5ml	缓慢静脉注射,
毒毛花苷 K	0.007～0.01mg/kg	6～12h 后可重复

甲泼尼龙 2～4mg/(kg·d),分 2～3 次,静脉滴注,疗程 3～5d。

或地塞米松 0.3～0.5mg/(kg·d),分 2～3 次,静脉滴注,疗程 3～5d。

【注意事项】

重症肺炎除呼吸系统表现外常合并其他系统损害,必须密切观察病情变化并给予相应处理,婴幼儿应注意有否合并心力衰竭。

（七）腺病毒肺炎

腺病毒肺炎为腺病毒（ADV）感染所致，ADV 共有 42 个血清型，引起儿童肺炎最常见的为 3、7 型。本病多见于 6 个月－2 岁儿童，冬春季节多发，可引起局部地区流行，是小儿病毒性肺炎中较常见的一种。病变以坏死性支气管炎及局灶性坏死性肺炎为特征，常伴肺局部实变。

【诊断要点】

（1）症状：①发热，可达 39℃ 以上，呈稽留热或弛张热，热程长，可持续 2～3 周；②中毒症状重，面色苍白或发灰，精神不振，嗜睡与烦躁交替；③呼吸道症状，咳嗽频繁，呈阵发性喘憋，轻重不等的呼吸困难和发绀；④消化系统症状，腹泻、呕吐和消化道出血；⑤可因脑水肿而致嗜睡、昏迷或惊厥发作。

（2）体征：①肺部啰音出现较迟，多于高热 3～7d 后才出现，肺部病变融合时可出现实变体征；②肝脾增大，由于单核、吞噬细胞系统反应较强所致；③麻疹样皮疹；④出现心率加速、心音低钝等心肌炎、心力衰竭表现；亦可有脑膜刺激征等中枢神经系统体征。

（3）血常规：白细胞总数及中性粒细胞多正常，继发细菌感染时可增高。

（4）病原学检查：鼻咽部分泌物病毒分离及双份血清检查抗体 4 倍升高有诊断意义。免疫荧光抗体检查和酶标免疫技术有助于快速诊断。

（5）胸部 X 线检查：①肺部 X 线改变较肺部啰音出现早，故强调早期摄片；②大小不等的片状阴影或融合成大病灶，甚至一个大叶；③病灶吸收较慢，需数周或数月。

【治疗要点】

（1）病因治疗：可用利巴韦林每日 10～20mg/kg，口服、肌内注射或静脉滴注，亦可滴鼻或超声雾化吸入。早期应用有一定效果。发现有继发感染后即应积极治疗,选择敏感抗生素。

(2)对症治疗:发热可用物理降温或口服退热药,烦躁不安可用地西泮(安定)、苯巴比妥镇静或用氯丙嗪、异丙嗪肌内注射;咳嗽用止咳药;中毒症状重,喘憋明显可短期应用地塞米松或氢化可的松;对重症患儿可输血或血浆,或输注丙种球蛋白。

【处方】

处方1:抗病毒治疗。

生理盐水	10～15ml	雾化吸入,每日
利巴韦林	10～15mg/(kg·d)	2次或每日3次
α-糜蛋白酶	2～5mg	

或

5%葡萄糖注射液	100～500ml	静脉滴注,
利巴韦林	10～15mg/(kg·d)	分2次

或

5%葡萄糖注射液	100～500ml	静脉滴注,
更昔洛韦	5～7mg/(kg·d)	每日1次

处方2:适用于继发细菌感染者,在抗病毒、对症治疗同时加用抗生素。

生理盐水	100ml	静脉滴注,每日2次
青霉素	10万～25万U/(kg·d)	(青霉素皮试阴性)

【注意事项】

(1)腺病毒肺炎全身中毒症状重,往往合并神经系统、循环系统等症状。稽留高热、面色苍白、喘憋和肝大是腺病毒肺炎的特征表现。

(2)病程后期往往会继发细菌感染,应使用抗生素。

(3)高热、全身症状重者应注意补充水、电解质。

(八)呼吸道合胞病毒肺炎

呼吸道合胞病毒肺炎,又称喘憋性肺炎,大部分是由呼吸道合胞病毒（RSV）所致，少部分是由腺病毒或人类偏肺病毒（hMPV）所引起。

【诊断要点】

（1）多见 2 岁以内，尤以 2－6 个月婴儿多见。多在冬春季节发病。

（2）上呼吸道感染后 2～3d 出现干咳，低至中度发热，喘憋呼吸增快，可达 80 次/分，吸气"三凹"征和鼻翼翕动，严重者发绀。

（3）肺部听诊闻及哮鸣音，呼气性喘鸣，肺底可闻及细湿啰音。

（4）严重者可合并心力衰竭、呼吸衰竭。

（5）X 线检查可见以间质性肺炎为特点伴肺气肿表现。

【治疗要点】

（1）改善肺通气功能。

（2）抗病毒治疗，预防和控制细菌感染。

（3）防治心力衰竭、呼吸衰竭。

（4）对烦躁不安患儿适当应用镇静药。如苯巴比妥钠，每次 5mg/kg，肌内注射。

【处方】

处方 1：抗病毒治疗。

生理盐水	10～15ml	
利巴韦林	10～15mg/（kg·d）	雾化吸入，每日 2 次或每日 3 次
α-糜蛋白酶	2～5mg	

或

5%葡萄糖注射液	100ml	静脉滴注，
利巴韦林	10～15mg/（kg·d）	每日 2 次

处方 2：适用喘憋症状严重者，在"处方 1"基础上加用。

人血丙种球蛋白 400mg/（kg·d），静脉滴注，每日 1 次，用 5d。

处方 3：继发细菌感染者，在抗病毒同时加用抗生素。

| 生理盐水 | 100ml | 静脉滴注,每日2次 |
| 青霉素 | 10万～25万U/(kg·d) | (青霉素皮试阴性) |

【注意事项】

(1)应特别重视一般治疗及对症处理,注意隔离。

(2)利巴韦林宜早期选用,无继发细菌感染者不用抗生素。

(3)除利巴韦林外,干扰素等亦可选用。

(4)对烦躁不安、喘憋严重的患儿使用镇静药很有必要,但呼吸衰竭时不可使用氯丙嗪。

(九)金黄色葡萄球菌肺炎

金黄色葡萄球菌肺炎是金黄色葡萄球菌引起的严重细菌性肺炎,年龄越小发病机会越多,免疫功能低下(营养不良、应用免疫抑制药)、某些疾病(如麻疹、流感、腺病毒肺炎等)时易感染,冬春季发病较多。此病可原发于肺,亦可继发于败血症之后,后者除肺脓肿外其他器官如皮下组织、骨髓、心、肾、肾上腺及脑等均可发生脓肿。

【诊断要点】

(1)症状:上呼吸道感染1～2d或皮肤小脓肿数日至一周后,突起高热,呈弛张热,新生儿则可低热或无热。肺炎发展迅速,表现呼吸急促、发绀、呻吟、咳嗽及消化道症状,如呕吐、腹泻、腹胀等。患儿时而烦躁时而嗜睡,重者可惊厥,中毒症状明显,甚至休克。年长儿除以上症状外可表现大汗、胸痛、肌肉和关节酸痛,咳痰、咯血。

(2)体征:肺部体征出现早,早期呼吸音减低,有散在湿啰音,发展成为肺脓肿、脓胸时,叩诊浊音、语颤及呼吸音减弱或消失。有时可有猩红热样皮疹。

(3)辅助检查:①一般性感染指标,周围血白细胞总数明显增高,可达$(15～30)×10^9/L$,中性粒细胞增高,白细胞内出现中毒颗粒;白细胞总数减少甚至$<1.0×10^9/L$提示预后严重。红细胞

沉降率(ESR)加快,C反应蛋白(CRP)增加,前降钙素(PCT)增加。②血液及痰、气管及胸腔穿刺液进行细菌培养阳性可确诊。

(4)X线检查:早期胸片仅表现一般支气管肺炎的改变,纹理粗、一侧或双侧出现大小不等的片状阴影;病情迅速发展可在数小时内小片炎症发展成肺脓肿、肺大疱、脓气胸,重者可并发纵隔积气、皮下气肿、支气管胸膜瘘。

【治疗要点】

(1)一般治疗:加强护理,给予足够的营养。供氧、祛痰、镇静等对症治疗。

(2)抗生素治疗:金黄色葡萄球菌对抗生素易产生耐药性,因此应早期、足量、长疗程、联合用药。

(3)对症治疗:①镇咳、祛痰、解痉,常选用伤风止咳糖浆、溴己新、氨溴索、α-糜蛋白酶雾化吸入等,1岁以上患儿可服用复方甘草合剂。②氧疗,鼻导管吸氧0.5~1L/min,氧浓度<40%;面罩或头罩给氧,氧流量2~4L/min,氧气浓度50%~60%。③镇静,烦躁患儿应使用镇静药。

(4)其他治疗:发展成脓胸、脓气胸时,如少量脓液可采用反复胸腔穿刺抽脓治疗,脓液增长快、黏稠、量多,宜施行闭式引流术。

【处方】

处方1

| 生理盐水 | 100ml | 静脉滴注,每日2~4 |
| 青霉素 | 10万~50万U/kg | 次(青霉素皮试阴性) |

处方2:对于耐青霉素G者可选用苯唑西林(新青霉素Ⅱ)、氯唑西林(邻氯青霉素)、万古霉素或利福平(立复欣)。

| 生理盐水 | 100ml | 静脉滴注,每日2~4 |
| 苯唑西林 | 50~100mg/(kg·d) | 次(青霉素皮试阴性) |

或

| 生理盐水 | 100ml | 静脉滴注,每日 2～4 |
| 氯唑西林 | 30～50mg/(kg·d) | 次(青霉素皮试阴性) |

或

| 生理盐水 | 250ml | 静脉滴注,每日 2 次 |
| 万古霉素 | 20～30mg/(kg·d) | |

[适用于耐甲氧苯青霉素金黄色葡萄球菌感染(MRSA)]

或

| 5%葡萄糖注射液 | 100～200ml | 静脉滴注, |
| 利福平 | 10～15mg/(kg·d) | 每日 2 次 |

【注意事项】

(1)金黄色葡萄球菌肺炎全身中毒症状重,甚至呈休克状态。

(2)抗生素至少应用 3～4 周,待体温正常后 5～7d,大部分肺部体征消失时可停用。

(3)万古霉素毒性较大,用药期间应注意血象、肝肾功能。去甲万古霉素和万古霉素作用相同,后者剂量较前者大 10mg/kg。另外,替考拉宁由于和万古霉素抗菌谱相似,作用机制相同,且不良反应少,也可选用。

(十)流感嗜血杆菌肺炎

流感嗜血杆菌肺炎是由流感嗜血杆菌感染所致。

【诊断要点】

(1)多见 4 岁以下的患儿,常并发于流感病毒或葡萄球菌感染的患儿。

(2)亚急性起病,病情重,全身中毒症状重。

(3)发热,痉挛性咳嗽,呼吸困难,发绀,吸气"三凹"征等。

(4)肺部有湿啰音或实变体征。

(5)易并发脓胸、脑膜炎、败血症、中耳炎等。

(6)X 线检查:多呈大叶性肺炎或肺段实变改变,亦可呈支气管肺炎征象。

【治疗要点】

(1)一般治疗:保持病室空气新鲜及适当温度(18～26℃)、湿度(相对湿度60%)。保持呼吸道通畅,翻身、拍背,及时清理呼吸道分泌物,供给足量水分和营养,饮食应富含蛋白质和维生素且清淡易消化。

(2)对症治疗:①镇咳、祛痰、解痉,常选用伤风止咳糖浆、溴己新、氨溴索、沙丁胺醇、α-糜蛋白酶雾化吸入等。②氧疗,鼻导管吸氧0.5～1L/min,氧浓度<40%;面罩或头罩给氧,氧流量2～4L/min,氧气浓度50%～60%。③镇静,烦躁患儿应使用镇静药。

(3)抗感染治疗:可选用氨苄西林加氯霉素或氨苄西林加阿奇霉素。

【处方】

处方1

生理盐水 100ml 氨苄西林 100～150mg/(kg·d)	静脉滴注,每日2次(青霉素皮试阴性)
5%葡萄糖注射液 250ml 阿奇霉素 10～15mg/(kg·d)	静脉滴注,每日1次

处方2:对氨苄西林耐药者选用。

生理盐水 100ml 头孢曲松 100mg/(kg·d)	静脉滴注,每日1次

或

生理盐水 100ml 头孢呋肟 100～150mg/(kg·d)	静脉滴注,每日2次

【注意事项】

流感嗜血杆菌肺炎易并发化脓性脑膜炎、中耳炎。

(十一)支原体肺炎

支原体肺炎为肺炎支原体经呼吸道感染所致。多见于儿童及青少年,近年来婴幼儿感染率增高。常年均可发病,流行周期4～6年。肺炎支原体(MP)是一种介于细菌和病毒之间的微生物,无细胞壁结构。

【诊断要点】

(1)症状:起病多缓慢,但亦有起病急骤者。多数有发热,热型不定,热程1～3周。刺激性咳嗽为本病突出症状,一般于病后2～3d开始,初为干咳,后转为顽固性剧咳,常有黏稠痰液,偶带血丝,少数病例酷似百日咳样咳嗽,咳嗽时间可长达1～4周。年长儿自感胸闷、胸痛。婴幼儿则发病急,病程长,病情较重,以呼吸困难、喘憋较突出。少数患儿可出现腹泻、呕吐、腹痛等消化道症状和嗜睡、昏迷甚至抽搐等中枢神经系统症状。部分患儿可出现肺外并发症,临床表现多样,如溶血性贫血、心肌炎、脑膜炎、吉兰-巴雷综合征、肝炎、各型皮疹、肾炎等。肺外疾病可伴有呼吸道症状,也可直接以肺外表现起病。

(2)体征:肺部体征多不明显,少数可闻及干、湿啰音,但迅速消失。婴幼儿湿啰音比年长儿多,肺部啰音少与咳嗽症状重,两者表现不一致是本病的特点之一。

(3)实验室检查:①外周血白细胞计数大多正常或稍增高,血沉增快。②咽拭子肺炎支原体培养能提高诊断率,尤其适用于婴幼儿或免疫低下患儿,血清学检查阴性。③冷凝集试验,半数以上为阳性(凝集价>1:32),病后1～2周即上升,持续数月转阴。④血清特异性抗体测定,取发病早期血清,检查血清中IgM抗体,常用方法有补体结合试验、间接血凝试验、酶联免疫吸附试验等。⑤抗原测定,基因探针及PCR检测呼吸道分泌物中肺炎支原体抗原及DNA,特异而敏感。

(4)影像学检查:大部分表现分4种,①肺门阴影增浓,单侧多见,或以肺门为中心沿支气管走行的云雾状阴影;②支气管肺炎改变,常为单侧,以右肺中、下肺野为多见;③间质性肺炎改变,两肺呈弥漫性网状结节样阴影;④大叶性肺炎改变,呈均匀实质性炎症阴影。重症支原体肺炎可发生坏死性肺炎,肺部 CT 强化扫描后可显示坏死性肺炎,常合并中等量胸腔积液。

【治疗要点】

(1)应注意休息,补充足够液体、营养。

(2)对症治疗。

(3)抗生素治疗。

(4)糖皮质激素:在退热、促进肺部实质病变吸收、减少后遗症方面有一定作用,可根据病情选用。

(5)支气管镜治疗:支原体肺炎病程中呼吸道分泌物黏稠,常合并肺不张,有条件者,可及时行支气管镜灌洗。

(6)肺外并发症治疗:并发症的发生与免疫机制有关,可根据病情使用激素,针对不同并发症采用不同的对症处理。

【处方】

5%葡萄糖注射液	100～500ml	静脉滴注,
红霉素	30～50mg/(kg・d)	每日 2 次
或		
5%葡萄糖注射液	100～500ml	静脉滴注,
阿奇霉素	10～15mg/(kg・d)	每日 1 次
5%葡萄糖注射液	100ml	静脉滴注,
甲泼尼龙	2～4mg/(kg・d)	每日 1 次

【注意事项】

(1)应重视支原体肺炎肺外表现的防治。

(2)疗程应充足,以防复发,一般为 2～3 周,为减少胃肠道不良反应,阿奇霉素或红霉素可配成 1mg/ml 的药物浓度,长期应用者注意肝毒性。

(3)罗红霉素、克拉霉素、交沙霉素对治疗支原体感染也有效。阿奇霉素耐药病例,可改用四环素(8岁以上)、氧氟沙星或利福平。

(十二)衣原体肺炎

衣原体肺炎是由沙眼衣原体或肺炎衣原体所致的肺炎。

【诊断要点】

(1)沙眼衣原体肺炎:①多见于＜6个月婴儿,缓慢起病。②出生后3～12周后出现鼻塞、流涕、气急、频繁咳嗽,有的酷似百日咳样阵咳。③可同时患有眼结膜炎或有眼结膜炎病史。④肺部可闻及哮鸣音或湿啰音。⑤起病5～6d后衣原体IgM抗体阳性为诊断依据。⑥X线检查呈间质性炎症改变或肺气肿改变。

(2)衣原体肺炎,多为5岁以上儿童,与支原体肺炎相似,起病缓慢,一般症状较轻,常伴咽喉炎、鼻窦炎。

(3)鹦鹉热衣原体肺炎:①症状重,有发热、不适、乏力、食欲缺乏、头痛、咽痛、关节肌肉痛等。②咳嗽初为干咳,渐加剧,咳血丝痰或脓痰,呼吸困难明显。③早期常无肺部体征,后期有局限的湿啰音或实变征。④常累及其他器官,如脑膜、心内膜、肝、脾、肺等。⑤X线检查早期显示毛玻璃样阴影的间质性肺炎改变,从肺门向外下延伸,亦可见点状、斑片状浸润阴影及肺气气肿。

【治疗要点】

(1)一般治疗:保持病室空气新鲜及适当温度(18～26℃)、湿度(相对湿度60%)。保持呼吸道通畅,翻身、拍背,及时清理呼吸道分泌物,供给足量水分和营养,饮食应富含蛋白质和维生素且清淡易消化。

(2)对症治疗:①镇咳、祛痰、解痉,常选用伤风止咳糖浆、溴己新、氨溴索、沙丁胺醇、α-糜蛋白酶雾化吸入等。②氧疗,鼻导管吸氧0.5～1L/min,氧浓度＜40%;面罩或头罩给氧,氧流量2～4L/min,氧气浓度50%～60%。③镇静,烦躁患儿应使用镇静药。

（3）抗感染治疗：首选大环内酯类抗生素，可选用红霉素、罗红霉素、阿奇霉素；也可用氯霉素连续口服 2～3 周，重症可静脉滴注用药。

【处方】

5％葡萄糖注射液	100～500ml	静脉滴注，
阿奇霉素	10～15mg/（kg・d）	每日 1 次

或

5％葡萄糖注射液	100～500ml	静脉滴注，
红霉素	30～50mg/（kg・d）	每日 2 次

【注意事项】

注意阿奇霉素、红霉素的不良反应。肝、肾功能不全者慎用。罗红霉素、克拉霉素对衣原体感染也有效。

（十三）卡氏肺孢子菌肺炎

卡氏肺孢子菌肺炎是由肺孢子菌引起的间质性浆细胞性肺炎，为条件性肺部感染性疾病。主要发生于免疫功能极度低下的儿童。

【诊断要点】

（1）高危易感人群，如长期应用免疫抑制药的白血病、肾病综合征、恶性肿瘤及器官移植者；先天性或获得性免疫缺陷病（如艾滋病）者。痰液直接涂片或肺穿刺、肺组织切片找到卡氏肺孢子菌可确诊。

（2）婴儿型多见于 4 个月内体弱婴儿及未成熟儿，缓慢起病，发热和咳嗽不显著，但呼吸困难及发绀明显，表现为呼吸窘迫状态，但无啰音，病程较长，可达 4～6 周，病死率高。

（3）儿童型主要侵袭免疫功能低下者，起病急，进展快。有发热、咳嗽、气促和明显发绀，鼻翼翕动，多无啰音。症状与体征不一致为其特点。如治疗不当，病情发展快，多死于呼吸衰竭。

(4)X线检查为间质性改变,网点状阴影从肺门向周边扩展。有时两肺肺泡通气不良,全肺野密度增高,并可见含气支气管影像。

【治疗要点】

(1)一般治疗:隔离及治疗原发病。缺氧者可用持续气道正压给氧(CPAP)。

(2)药物治疗:特效药物复方磺胺甲噁唑(SMZco)、磺胺嘧啶(SD)、喷他脒均有一定疗效。

(3)支持疗法:可静脉输注丙种球蛋白。

【处方】

复方磺胺甲噁唑 100mg/(kg·d),分 2 次口服,疗程 2 周。

或磺胺嘧啶 100mg/(kg·d),分 2~4 次静脉滴注。

或喷他脒 4mg/(kg·d),肌内注射,每日 1 次,疗程 10~14d。

【注意事项】

(1)卡氏肺孢子菌肺炎多在免疫功能低下时发生,治疗原发病极为重要。

(2)为首选用药,磺胺嘧啶静脉滴注多用于危重患儿。

(3)喷他脒总剂量不宜超过 50mg/kg,用药期间注意肝、肾功能。

(十四)真菌性肺炎

真菌性肺炎是最常见的深部真菌病。见于营养差、体质弱患儿。引起肺炎的真菌以白色念珠菌为常见,此外还有隐球菌、曲菌、组织胞浆菌、放线菌等。

【诊断要点】

(1)起病缓慢,病程迁延,症状日渐加重,抗生素无效。

(2)在原发病基础上出现高热,稽留不退,咯痰无色透明,黏稠,呼吸困难,发绀。

(3)肺部体征多样化,可有广泛湿啰音,尤以局部浸润实变为特征。

(4)可伴有身体其他部位真菌感染,如鹅口疮,大便呈"豆渣"样,肛周有白膜等。

(5)病情重,病程长,不易控制。

(6)真菌性肺炎 X 线表现为多样性,可呈点片状、大片状、棉絮状、团块状、粟粒状等不同类型,密度高。

(7)真菌病的确诊临床主要依靠病原学检查,包括痰液直接镜检法、真菌培养、真菌染色等。有条件医院可开展肺穿刺活检。

【治疗要点】

本病治疗总的原则是支持疗法,消除诱因,同时抗真菌治疗。

(1)一般治疗:保持病室空气新鲜及适当温度(18～26℃)、湿度(相对湿度 60％)。保持呼吸道通畅,翻身、拍背,及时清理呼吸道分泌物,供给足量水分和营养,饮食应富含蛋白质和维生素且清淡易消化。

(2)去除诱发病因:停用抗生素及免疫抑制药,增强营养,提高机体免疫力,如输新鲜血、血浆、丙种球蛋白、注射转移因子或胸腺肽。

(3)抗真菌治疗。

【处方】

氟康唑 3～6mg/(kg·d)口服或静脉注射(加入 5％葡萄糖注射液 100～250ml 中)。

或克霉唑 30～60mg/(kg·d),每日 3 次。

或两性霉素 B 0.15mg/(kg·d)[2 周左右增至 1mg/(kg·d)],静脉滴注(加入 5％ 葡萄糖注射液 100～250ml 中),每日 1次,以后改隔日 1 次,疗程至少 30d。

或大蒜素 5～10mg/(kg·d),静脉滴注,每日 1 次。

或伊曲康唑 2～4mg/(kg·d),口服,每日 1 次。

【注意事项】

(1)预防真菌性肺炎应避免滥用抗生素和糖皮质激素。

（2）氟康唑代谢稳定，口服血中有效药浓度维持时间长，渗入组织及脑脊液的浓度高，对隐球菌及念珠菌感染效果好，不良反应较小，但可引起肝功能异常。

（3）克霉唑口服吸收快，不易产生抗药性，对念珠菌、曲菌、隐球菌、组织胞浆菌及着色真菌有良好的抑菌作用。因口服吸收不规律及消化道不良反应大，而多用于皮肤黏膜真菌感染。

（4）两性霉素 B 作用强，效果好，但不良反应大，可导致肺、肾、心脏的损害，儿科较少使用，可从小剂量开始用，必要时与氟康唑合用。

（5）大蒜素可配合其他药物联合应用。

（6）咪康唑疗效差，酮康唑可引起肝坏死，儿科一般不用。

四、消化系统疾病

（一）溃疡性口腔炎

溃疡性口腔炎是由链球菌、金黄色葡萄球菌、肺炎球菌、铜绿假单胞菌或大肠埃希菌等感染引起的口腔炎症,多见于婴幼儿,常发生于急、慢性感染、长期腹泻等机体抵抗力下降时,口腔不洁更利于细菌繁殖而致病。

【诊断要点】

（1）口腔各部位均可发生,唇内、舌及颊黏膜可蔓延到咽喉部,见充血、水肿,疱疹后发生大、小糜烂或溃疡,创面覆盖较厚的纤维素性渗出物,形成白色或黄色的假膜。

（2）局部疼痛,淋巴结肿大、拒食。

（3）发热,体温达 39～40℃,血白细胞计数增高,中性粒细胞比例增高。

【治疗要点】

（1）一般处理:注意口腔卫生,加强营养。

（2）药物治疗清洁口腔,疼痛剧烈时可用利多卡因涂溃疡处,5～10min 后进食。局部应用双八面体蒙脱石（必奇）涂溃疡处。

（3）支持治疗:供给足够的营养和液体,补充多种维生素。

（4）控制感染:针对病因选用抗生素。

【处方】

处方 1:0.1%～0.3% 依沙吖啶（利凡诺,雷夫奴尔）,漱口,每日 2～3 次。

双八面体蒙脱石,涂溃疡处,每日2次。

维生素 C　　　　　　1.0～2.0g　　　静脉滴注,每日1次
5%葡萄糖注射液　　250ml

处方2:抗感染。

维生素 C　　　　　　1.0～2.0g　　　静脉滴注,每日1次
5%葡萄糖注射液　　250ml

生理盐水　　100～250ml　　　静脉滴注,每日2次
青霉素　　5万～10万 U/(kg·d)　　(青霉素皮试阴性)

或

生理盐水　　100～250ml　　　静脉滴注,每日2次
头孢硫脒　50～100mg/(kg·d)

【注意事项】

(1)积极治疗原发病。

(2)补充B族维生素。

(3)长期慢性腹泻患儿及急、慢性感染的患儿注意补充各种维生素特别是维生素 C。同时应适当补锌,以促进溃疡愈合。

(二)疱疹性口腔炎

疱疹性口腔炎是由单纯疱疹病毒Ⅰ型(HSV-Ⅰ)引起的急性口腔黏膜感染。多见于1-3岁小儿。

【诊断要点】

(1)发热为首发症状,体温38～40℃,多在3～5d后体温恢复正常。

(2)口腔疱疹起病1～2d后,齿龈、唇内、舌、颊黏膜等各部位口腔黏膜出现单个或成簇的小疱疹,直径约2mm,周围有红晕,迅速破溃后形成溃疡。多个溃疡可融合成不规则的大溃疡。

(3)由于局部疼痛,患儿拒食,哭闹,烦躁,流涎增多。

(4)病程1～2周,局部淋巴结肿大,可持续2～3周。

【治疗要点】

无特效治疗。主要采取局部对症治疗,全身采用抗病毒药物治疗,合并细菌感染者用抗生素。

【处方】

处方1:适用于轻症,无细菌感染者。

锡类散1支,涂口腔,每日3次。

利巴韦林气雾剂1mg,喷雾,每2小时1次。

维生素C(力度伸)0.5g,温开水冲服,每日2次。

蒲地蓝口服液或蓝芩口服液5～10ml,口服,每日3次。

处方2:适用于重症,严重影响进食者或合并细菌感染者。

锡类散1支,涂口腔,每日3次。

利巴韦林喷雾1mg,喷雾,每2小时1次。

活性银离子1喷,喷雾,每日4次。

生理盐水　100～250ml　　　　｜静脉注射,每日1次
青霉素钠　5万～10万U/(kg·d)｜(青霉素皮试阴性)

【注意事项】

(1)无细菌感染者不用抗生素。

(2)保持口腔清洁,多饮水,食物以微温或凉的流食为宜。

(三)鹅口疮

鹅口疮又名雪口病,为白色念珠菌感染所致口炎,黏膜表面形成白色斑膜,多见于新生儿、营养不良、腹泻、长期使用广谱抗生素或糖皮质激素的患儿,新生儿多由产道感染或因哺乳时乳头不洁及污染乳具感染。

【诊断要点】

(1)口腔黏膜表面出现乳白色小点或小片状物,可融合成大片,不易擦去,强行剥离后,局部黏膜潮红粗糙并可出血,迅速复生,斑膜面积大小不等。

(2)患处不痛,不影响吃奶,不流涎,无明显全身症状。

(3)严重者全部口腔均被斑膜覆盖,甚至可蔓延到咽、食管、喉头、气管、肺。

(4)小白膜在显微镜下可见到真菌的菌丝及孢子。

【治疗要点】

(1)一般治疗:加强营养,增加维生素 C 及维生素 B_2 等多种维生素。

(2)药物治疗:抗真菌治疗。口服肠道微生态制剂。

【处方】

1. 西医处方

处方 1:轻症患儿选用。

生理盐水　　　　10ml ｜ 清洗口腔,每日 3 次
5％碳酸氢钠　　10ml ｜

双歧杆菌 2 片,口服,每日 3 次。

处方 2:重症患儿选用。

生理盐水　　10ml ｜ 涂口腔,每日 3 次
制霉菌素　　150 万 U ｜

双歧杆菌 2 片,口服,每日 3 次。

匹多莫德口服液 10ml,口服,每日 1 次。

2. 中医处方

处方 1:清热泻脾散,栀子 5g,石膏(先煎)20g,黄连 2g,黄芩 6g,生地黄、茯苓各 10g,灯心草 3g。每日 1 煎。

此方清心泻脾,主治心脾积热证。适用于患儿口腔满布白膜,迅速蔓延,导致呼吸困难,面赤唇红,烦躁不安,口干臭,大便秘结,小便短赤,舌红苔黄,脉滑数。

处方 2:六味地黄丸,熟地黄、山茱萸、山药、泽泻、牡丹皮、茯苓各 10g。每日 1 煎。

此方滋阴补肾,主治肾阴不足证。适用于患儿口腔黏膜散在白膜,时有发作,形体消瘦,面白颧红,手足心热,口干不渴,精神困倦,食欲缺乏,大便秘结,舌红苔少,脉细无力。

3. 康复处方

(1)患儿可以给予流质或半流质饮食。

(2)如患儿疼痛严重可以局部涂利多卡因止痛。

(3)注意口腔清洁卫生。

(4)停用抗生素。

【注意事项】

(1)禁止使用制霉菌素以外的抗菌药物,否则可加重病情,促进蔓延。

(2)严重者口腔黏膜大部或全部感染鹅口疮时要立即治疗,否则可蔓延到咽部甚至可波及气管和肺,则危及生命。

(3)婴儿室注意隔离及乳具消毒,防止传播。

(四)地图舌

地图舌又称游走性舌炎,好发于儿童,特别是婴幼儿的一种舌黏膜疾病,是一种暂时性的丝状乳头剥脱性炎症,特征为游走性。

【诊断要点】

(1)病因不明,有明显家族史,婴幼儿较多见。

(2)多发于舌尖、舌背及舌边缘。病灶边缘部分为白色或黄白色,丝状乳头过度角化,中央部为红色丝状乳头剥脱区。数个损害区扩大时,边缘部分相互衔接形成较大的白色弧形连线,外形不规则。

(3)变化迅速,往往经过一昼夜就可改变原来形态和部位。原损害区治愈时,又有新损害出现,病损有自行缓解和愈合的可能,可复发。

(4)无明显自觉症状,病变浅表不痛。

【治疗要点】

(1)不需特殊处理,但应了解小儿睡觉、消化、饮食、大便等习惯,并针对存在情况进行治疗。

(2)保持口腔卫生,减少继发感染。

(3)服用中药,消除脾胃湿热。

【处方】

处方 1:赖氨酸肌醇维生素 B_{12} 口服液 5ml,口服,每日 2 次。

处方 2:葡萄糖酸锌口服液 3ml,口服,每日 2 次。

【注意事项】

地图舌可与消化不良有关,应注意饮食合理。

(五)便秘

便秘是小儿常见症状之一,常由于排便规律改变所致,排便次数比健康时少,粪质干硬,排便困难、费力,患儿有腹痛或排便痛等不舒适感。

【诊断要点】

(1)详细询问病史及大便规律,有无胃肠道并发症状,如腹痛、腹胀、呕吐、生长障碍及用药史。

(2)直肠指检触及大量硬粪块或直肠指检后随之排出大量粪便,症状随之缓解,为典型便秘表现。

(3)检测血 T_3、T_4、TSH 排除甲状腺功能减退。

(4)必要时做钡灌肠排除先天性巨结肠。

(5)肛门直肠测压,了解肠动力学状况。

【治疗要点】

治疗原则是解除梗阻,养成良好的排便习惯。

(1)积极治疗原发病如甲状腺功能低下、先天性巨结肠等。

(2)补充水分,多吃蔬菜、水果,增加含膳食纤维的食物。合理膳食,调节饮食结构。

(3)早餐后排大便是反射性运动,经训练能养成良好习惯。

(4)补充微生态制剂,润肠通便。

【处方】

双歧杆菌三联活菌 1 片,口服,每日 2～4 次,用 7～10d。

或 酪酸羧菌活菌片(米雅)1片,口服,每日3次。

小儿开塞露10ml,塞肛,必要时(不能长期使用)。

乳果糖溶液5ml,口服,每日3次(婴幼儿用)。

【注意事项】

灌肠方法刺激性强,易养成依赖性,非特殊需要时不采用。

(六)胃食管反流病

胃食管反流(GERD)是指由于全身或局部原因引起下端食管括约肌功能不全,导致胃内容物包括从十二指肠流入胃的胆盐和胰酶,反流入食管。

【诊断要点】

(1)症状及体征:①新生儿和婴幼儿以溢奶、呕吐为主要表现,多发生在进食后。②年长儿胸骨后或剑突下烧灼样疼痛,多在餐后1h出现,平卧、弯腰或腹压增高时易发生。③咽部异物感,反酸,吞咽疼痛和吞咽困难;严重者可出现呕血、便血。④反流物刺激咽部黏膜或吸入呼吸道,出现咽喉痛、吞咽困难、声音嘶哑、慢性咳嗽和哮喘等;所致咳嗽、哮喘无季节性,常在夜间发生阵发性咳嗽和气喘。

(2)辅助检查:①常规检查,血常规、尿常规、粪常规＋大便隐血,生化全套。②食管钡剂造影,可排除结构异常,观察食管运动状况。③24h食管pH监测,是目前诊断胃食管反流的金标准;检查前3d应停用制酸药和促胃肠动力药。④胸部X线片、腹部超声、心电图,排除相关合并症及并发症。⑤必要时选择性检查,食管内镜检查及黏膜活检、胃食管放射性核素扫描,食管测压,食管胆汁反流动态监测、食管动力检查。

(3)分型及分度:可分生理和病理两种。依据部位分为食管内和食管外两类综合征;或依据内镜检查分为内镜检查阳性的糜烂性反流性食管炎(RE)和内镜未发现病理损害但出现明显反流症状并影响患者生活质量的非糜烂性胃食管反流(NERD)两种类型。以食管黏膜的内镜下表现作为判断 RE 级别的依据。内镜下食管黏膜 0 级为正常，Ⅰ级为轻度 RE，Ⅱ级为中度 RE，Ⅲ级为重度 RE。

【治疗要点】

治疗目的为缓解症状、改善生活质量及防止并发症。

(1)一般治疗:可先采用体位和饮食治疗。抬高床头 15～20cm,稠厚的婴儿饮食(反流婴儿专用乳品或在牛乳中加入适量谷物)、少量多次喂药、减肥及控制体重,避免睡前 3h 饱食,减少夜间反流;高脂饮料、巧克力、茶、咖啡等食物会降低食管下括约肌(LES)压力,宜适当限制。

(2)药物治疗:制酸药物、促进胃动力药、黏膜保护药。抑酸是 GERD 治疗的主要手段。

(3)内镜治疗及手术:对于保守治疗欠佳的可考虑内镜或手术治疗。治疗指征包括食管炎伴严重的食管裂孔疝,严重并发症(如难治性溃疡、反复出血、穿孔、食管瘢痕狭窄);伴有严重的食管外并发症等。

(4)并发症治疗:治疗营养不良、贫血和食管狭窄等。

【处方】

处方 1:制酸药物。

(1)奥美拉唑 0.6～0.8mg/(kg·d),早餐前口服,每日 1 次。

(2)兰索拉唑

<30kg　0.5～1mg/(kg·d)｜早餐前口服,每日 1 次

≥30kg　15～30mg/d

(3)雷尼替丁 4～6mg/(kg·d),分 2 次,口服。

(4)西咪替丁 5～10mg/(kg·d),饭前 15～30min 及睡前口服,每日 4 次。

(5)法莫替丁 0.6～0.8mg/(kg·d),分 2 次,口服。

处方 2:促动力药。

(1)多潘立酮 0.2～0.3mg/kg,饭前半小时口服,每日 3 次。

(2)甲氧氯普胺(胃复安)0.1～0.3mg/kg,最大量 10mg,餐前 30min 口服,每日 3 次。

(3)甲氧氯普胺 0.2～0.3mg/(kg·d)(分次),餐前 10min 肌内注射。

处方 3:黏膜保护药。

(1)胶态次枸橼酸铋钾(CBS)6～8mg/(kg·d)(分 3 次),口服。

(2)硫糖铝 10～25mg/(kg·d)(分 4 次),口服,疗程 4～8 周。

(3)铝碳酸镁 0.25～0.5g,餐后 1h 嚼碎口服,每日 3 次。

(4)双八面体蒙脱石 3g＋50ml 温水中,摇均吞服用。

1 岁以下	3g/d(分 2～3 次)	口服
1—2 岁	3g	每日 1～2 次口服
2 岁以上	3g	每日 2～3 次口服

与其他药物合用时,需在服用本品之前 1h 服用其他药物。消化道有外科情况、顽固性便秘的患儿禁用。

(5)L-谷氨酰胺呱仑酸钠 0.67g,口服,每日 3 次。

【注意事项】

(1)排除膈疝。对反复发作的下呼吸道感染患儿应检查有无胃食管反流,特别是婴幼儿。

(2)各种药物的应用应根据诊断结果而定。

(七)急性胃炎

胃炎是指物理性、化学性或生物性有害因子作用于人体,引起胃黏膜发生炎性改变,根据病程分急、慢性两种。急性胃炎多为继发性,由严重感染、误服毒性物质、摄入细菌及毒素污染食物等所致。

【诊断要点】

(1)有不洁饮食史或误服毒性物质史。

（2）有胃肠道症状，如食欲缺乏、恶心、呕吐、上腹部不适，重者出现呕血、黑粪等。

（3）细菌感染者伴全身中毒症状、发热等。严重者并发脱水、电解质紊乱甚至休克。

【治疗要点】

去除病因，积极治疗原发病，避免服用一切刺激性食物和药物，及时纠正水、电解质紊乱。有上消化道出血者应卧床休息，保持安静，监测生命体征及呕吐与黑粪情况。静脉滴注 H_2 受体拮抗药，PPI 等抑制胃酸药物，口服胃黏膜保护药，可用局部黏膜止血的方法。细菌感染者应用有效抗生素。

【处方】

1. 西医处方

5%葡萄糖氯化钠注射液	100～250ml	静脉滴注，每日 2 次（婴幼儿用）
头孢噻肟钠	50～100mg/kg	

多潘立酮（吗丁啉）0.3mg/（kg·d），口服，必要时（长期）。

2. 中医处方

处方 1：保和丸加减，山楂 20g，神曲、莱菔子、姜半夏、陈皮、连翘、木香、枳实各 10g，砂仁 4g。每日 1 煎。

该方消食导滞，理气止痛。主治食滞停胃。适用于患儿胃脘胀痛，痞闷，嗳气反酸，呕吐，纳呆，舌苔白腻，脉滑，指纹滞。

处方 2：四逆散加味，柴胡、枳实、芍药、香附、佛手、木香、延胡索、陈皮各 10g，川楝子 6g，甘草 3g。

此方疏肝理气，调和肝胃。主治肝胃不合。适用于患儿腹痛，呕吐，腹胀，反酸，嗳气，苔厚白薄，脉数。

3. 康复处方

（1）患儿应注意休息，呕吐严重者应卧床休息。

（2）监测患儿的生命体征及腹痛情况，由于颅内感染的患儿也可以出现发热，呕吐等现象，应特别注意患儿神志变化及瞳孔的改变。

（3）患儿如呕吐严重，应禁食，禁食期间应给予静脉营养治疗，待病情好转后进流质、半流质直至普通饮食。

【注意事项】

（1）急性胃炎必须积极予以处理，否则可引起水、电解质平衡失调甚至威胁生命。

（2）预防脱水导致低血容量性休克，引起肾衰竭。

(八)慢性胃炎

慢性胃炎是有害因子长期反复作用于胃黏膜引起的慢性炎症。小儿慢性胃炎中 90%～95% 为浅表性胃炎，常因饮食不调，引起胃动力或胃酸与胃黏膜屏障平衡障碍，导致幽门螺杆菌定植胃黏膜引起炎症，临床表现为再发性脐周或上腹部疼痛、餐后上腹部不适等症状。小儿萎缩性胃炎极少。

【诊断要点】

（1）上腹部间歇性隐痛，不适，进餐后疼痛，反复发作。少数可阵发性剧痛，食欲下降，恶心、呕吐，严重者胃黏膜糜烂、出血，可有呕血、便血。

（2）多数胃炎病变在黏膜表层，故 X 线钡剂常无阳性表现。

（3）胃镜检查可直视胃黏膜病变，并可取黏膜进行活检，安全可靠。还可对病灶进行治疗（如止血、摘除息肉等）。

（4）幽门螺杆菌（HP）检测，胃黏膜组织染色和培养，尿素酶试验（^{13}C 呼气试验），或抽血查抗 HP IgM 抗体。

【治疗要点】

（1）饮食治疗：养成良好的饮食习惯和生活规律。饮食定时定量，避免食用刺激性食品和对胃黏膜有损害的药物。

（2）药物治疗：①黏膜保护药，如碱式碳酸铋、硫糖铝、蒙脱石粉剂等；②抑制胃酸药物，常用西咪替丁、雷尼替丁、法莫替丁等；③胃肠动力药，腹胀、呕吐或胆汁反流者加用多潘立酮、西沙必

利、莫沙必利等;④有幽门螺杆菌感染者应进行规范的抗 HP
治疗。

【处方】

1. 西医处方

处方 1:雷尼替丁 2~6mg/(kg·d),分早、晚 2 次口服。

或奥美拉唑(洛赛克)0.6～0.8mg/(kg·d),口服,每日
1 次。

处方 2:双八面体蒙脱石(思密达)1/2 包,口服,每日 3 次。

处方 3:双歧杆菌三联活菌 2 片,口服,每日 2 次。

处方 4:多潘立酮 0.2~0.3mg/(kg·d),分 3 次口服。

处方 5:阿莫西林 30~50mg/(kg·d),分 2~4 次口服。

处方 6:甲硝唑 15~30mg/(kg·d),分 3 次口服。

或克拉霉素 15~20mg/(kg·d),分 2 次口服。

2. 中医处方

处方 1:保和丸加减,山楂 20g,神曲、莱菔子、姜半夏、陈皮、
连翘、木香、枳实各 10g,砂仁 4g。每日 1 煎。

该方消食导滞,理气止痛。主治食滞停胃。适用于患儿胃脘
胀痛,痞闷,嗳气反酸,呕吐,纳呆,舌苔白腻,脉滑,指纹滞。

处方 2:四逆散加味,柴胡、枳实、芍药、香附、佛手、木香、延胡
索、陈皮各 10g,川楝子 6g,甘草 3g。

此方疏肝理气,调和肝胃。主治肝胃不合。适用于患儿腹
痛,呕吐,腹胀,反酸,嗳气,苔厚白薄,脉数。

处方 3:温胆汤和左金丸加味,黄连 3g,竹茹、枳实、清半夏、
茯苓、吴茱萸、煅瓦楞、川楝子、陈皮、白芍各 10g,乌贼骨、甘草
各 5g。

此方清泄肝热,和胃止痛。主治肝胃湿热。适用于患儿胃脘
疼痛,痛势急迫,反酸,嗳气,口苦,口干或口臭,心烦易怒,舌质
红,苔黄腻,脉弦数。

处方 4:失笑散合丹参饮加减,蒲黄(包煎)、五灵脂(包煎)、丹

参、白芍各 10g,檀香、延胡索各 5g,砂仁 4g,田七 6g。

该方活血化瘀,理气止痛。主治胃脘疼痛,痛如针刺,痛有定处而拒按,或有呕血或便血,舌质紫黯或有瘀点,脉象涩。

处方 5:黄芪建中汤和良附丸,大枣 15g,黄芪、桂枝、芍药、饴糖、香附、高良姜各 10g,甘草 3g。

该方温中补气,和里缓急。主治脾胃虚寒。适用于患儿胃部隐痛,喜按喜温,泛吐酸水,食欲缺乏,大便溏薄,神倦乏力,手足不温,舌质淡,脉沉细。

3. 康复处方

(1)患儿应注意休息,避免过劳。

(2)患儿应养成定时吃饭的习惯,避免过饥过饱,忌吃酸辣、煎炒的食物,食物应以软稀食物为主。

(3)患儿如疼痛严重时可以给予甲氧氯普胺肌内注射止痛。

(4)如患儿有胃出血,急性期应予禁食,给予全静脉营养治疗,待病情好转后再行进食。

【注意事项】

(1)抗 HP 治疗时,应与患儿家属中 HP 阳性者同时治疗。标准的抗 HP 治疗为奥美拉唑、阿莫西林加克拉霉素三联疗法(1～2 周为 1 个疗程)。甲硝唑依从性差者可换用克拉霉素。

(2)上消化道出血时不宜做钡剂检查以免加重出血,急性胃出血可在 24h 内做胃镜检查,阳性率高。

(九)消化性溃疡

消化性溃疡是指病变侵犯胃及十二指肠黏膜及其深层组织所导致的一种局部缺损,分别称为胃溃疡(GU)或十二指肠溃疡(DU)。也可发生于与酸性胃液相接触的其他胃肠道部位,如食管下段、胃空肠吻合口附近及 Meckel 憩室等。各年龄儿童均可发病,以学龄儿童多见。婴幼儿多为急性、继发性溃疡,常有明确的原发疾病,GU 和 DU 发病率相近。年长儿多为慢性、原发性溃疡,以 DU 多见,男孩多于女孩,可有明显的家族史。

【诊断要点】

(1)症状:①剑突下烧灼感或饥饿感;②反复发作、进食可缓解的上腹痛,夜间和凌晨症状明显;③反酸、嗳气、呕吐、食欲缺乏等;④进食、饥饿、气候变化及精神紧张均可诱发;⑤有原因不明的呕血、便血、胃和十二指肠穿孔。10%～15%虽有溃疡但可以无症状。

(2)体征:①上腹部局限性压痛;②并发胃肠道穿孔、幽门梗阻等,可出现腹膜炎体征、上腹部震水音及胃型,患儿可因出血而有面色苍白或心率增快。

(3)辅助检查:①常规检查项目,血、尿、粪常规,肝功能,大便隐血,生化全套、HP 血清抗体、^{13}C 尿素呼吸试验(UBT);②上消化道钡剂检查,胃和十二指肠龛影可确诊;③胃镜及黏膜活体组织病理学检查;④必要时选择性检查,五肽胃泌素胃液分析及血清胃泌素测定、肿瘤标志物等。

(4)分型:可依受累的部位进行分类,以胃溃疡和十二指肠溃疡多见。胃溃疡多为餐后痛,下次进餐前消失;十二指肠或幽门前区溃疡多为空腹痛,夜间痛,进食后缓解。

【治疗要点】

治疗目的为缓解症状,促进愈合,预防复发,防止并发症。

(1)一般治疗:饮食治疗是本病的基本措施。按时进食,避免粗糙、刺激食物;避免应用激素、非甾体抗炎药(NSAIDs)等。

(2)内科治疗:包括抑酸和抗酸药;保护黏膜药;胃肠动力药;抗 HP 治疗。

(3)手术治疗指征:上消化道大出血经内科紧急处理 24h 无效者;急性穿孔者;器质性幽门梗阻者;胃溃疡疑有癌变者。

【处方】

1. 西医处方

处方 1:抑制胃酸治疗。

雷尼替丁 2～6mg/(kg·d),每 12 小时 1 次。

或 西咪替丁 10～15mg/(kg·d),每 12 小时 1 次或每晚,用 4～8 周。

或 法莫替丁 0.9mg/(kg·d),每晚,用 2～4 周。

或 奥美拉唑 0.6～0.8mg/(kg·d),每晚,用 2～4 周。

或 丙谷胺每次 10～15mg/kg,餐前 15min,口服,每日 3 次。

处方 2:中和胃酸。

(1)氢氧化铝凝胶>5 岁,0.15～0.3g,口服,每日 3 次。

(2)铝碳酸镁 0.5～1.0g,餐前 1～2h 口服,每日 3 次或每晚。

处方 3:黏膜保护药。

(1)胶态次枸橼酸铋钾(CBS)(>6 岁)6～8mg/(kg·d),分 2 次口服,疗程 4～6 周。

(2)果胶酸铋钾 100～150mg,口服,每日 4 次,疗程 4～6 周。

(3)硫糖铝 10～25mg/(kg·d),分 4 次服,疗程 4～8 周。

(4)L-谷氨酰胺呱仑酸钠 0.67g,口服,每日 3 次,年幼酌减。

(5)双八面体蒙脱石 1～3g,化水服,每日 3 次。

处方 4:治疗幽门螺杆菌。

(1)奥美拉唑 0.6～0.8mg/(kg·d),餐前口服,每日 2 次,疗程 2～4 周。

加两种抗 HP 抗生素,口服,疗程 2 周。

(2)胶态次枸橼酸铋钾 6～8mg/(kg·d),分 2 次,口服,疗程 4～6 周。

加两种抗 HP 抗生素,口服,疗程 2 周。

或加奥美拉唑 0.6～0.8mg/(kg·d),餐前口服,每日 2 次,疗程 2～4 周。

2. 中医处方

处方 1:保和丸加减,山楂 20g,神曲、莱菔子、姜半夏、陈皮、连翘、木香各 10g,砂仁 4g,枳实 10g。每日 1 煎。

该方消食导滞,理气止痛。主治寒邪犯胃。适用于患儿胃脘胀痛,痞闷,嗳气反酸,呕吐,纳呆,舌苔白腻,脉滑,指纹滞。

处方2:四逆散加味,柴胡、枳实、芍药、香附、佛手、木香、延胡索、陈皮各10g,川楝子6g,甘草3g。

此方疏肝理气,调和肝胃。主治肝胃不合。适用于患儿腹痛,呕吐,腹胀,反酸,嗳气,苔厚,脉数。

处方3:温胆汤合左金丸加味,黄连3g,竹茹、枳实、清半夏、茯苓、吴茱萸、煅瓦楞、川楝子、陈皮、白芍各10g,乌贼骨、甘草各5g。

此方清泄肝热,和胃止痛。主治肝胃湿热。适用于患儿胃脘疼痛,痛势急迫,反酸,嗳气,口苦,口干或口臭,心烦易怒,舌质红,苔黄腻,脉弦数。

处方4:失笑散合丹参饮加减,蒲黄(包煎)、五灵脂(包煎)、丹参、白芍各10g,檀香、延胡索各5g,砂仁4g,田七6g。

该方活血化瘀,理气止痛。主治胃脘疼痛,痛如针刺,痛有定处而拒按,有呕血或便血,舌质紫黯或有瘀点,脉象涩。

处方5:黄芪建中汤合良附丸,大枣15g,黄芪、桂枝、芍药、饴糖、香附、高良姜各10g,甘草3g。

该方温中补气,和里缓急。主治脾胃虚寒。适用于患儿胃部隐痛,喜按喜温,泛吐酸水,食欲减少,大便溏薄,神倦乏力,手足不温,舌质淡,脉沉细。

3. 康复处方

(1)患儿应注意休息,避免过劳。

(2)患儿应养成定时吃饭的习惯,避免过饥过饱,忌吃酸辣、煎炒的食物,食物应以软稀为主。

(3)患儿如疼痛严重时可以给予甲氧氯普胺肌内注射止痛或口服甲氧氯普胺。

(4)如患儿有胃出血,急性期应予禁食,给予全静脉营养治疗,待病情好转后再行进食。

【注意事项】

(1)常用抗 HP 抗生素包括阿莫西林 50mg/(kg·d)(分 2 次,最大量 1g)口服;克拉霉素 10～15mg/(kg·d)(最大量 0.5g)口服,每日 2 次;甲硝唑 25～30mg/(kg·d)或替硝唑 10～20mg/(kg·d)(分 2 次)口服;呋喃唑酮 5～10mg/(kg·d),口服,每日 3 次。

(2)消化道出血患儿必须在 24～48h 内做胃镜检查,了解出血原因,必要时可在内镜下直接止血。对消化性溃疡,经典处方为阿莫西林、甲硝唑和奥美拉唑三联治疗,疗程 4 周。如服用甲硝唑胃肠反应重,可用克拉霉素代替。婴幼儿一般不用铋剂。

(十)腹泻

腹泻,或称小儿腹泻,是多病原、多因素引起的以大便次数增多、大便性状改变为特点的一组疾病。多为婴幼儿发病。当病因未明,通称"腹泻病",若病因明确,改称其他病名,如轮状病毒性肠炎等。6 个月至 2 岁婴幼儿发病率高,1 岁以内约占半数,是造成儿童营养不良、生长发育障碍甚至死亡的主要原因之一。

【诊断要点】

(1)病史和体征:病史中有不洁饮食或喂养不当史,症状有发热、呕吐、腹泻等,重型除胃肠道症状外,伴有全身中毒症状及水、电解质紊乱。

(2)实验室及辅助检查:血常规、粪常规、血生化检查。大便培养或病毒分离。

【治疗要点】

治疗原则主要是预防和纠正脱水,纠正水、电解质紊乱,调整和继续进食,合理用药。轻型病例给予适当调整饮食,加强护理。对有明显水、电解质紊乱和酸碱平衡失调者应制订阶段性治疗措施。

(1)调整饮食:减少胃肠道负担,病情好转逐步恢复病前饮食。

（2）**液体疗法**：轻中度脱水可口服补液，用低渗口服补液盐（ORS），有频繁呕吐及中度以上脱水须静脉滴注补液，根据脱水程度及时调整，定量、定性、定速度，缺多少，补多少，累计损失量补足后患儿病情好转可继续口服补液。

（3）**控制肠道内外感染**：针对病原若为侵袭性细菌感染，需用第三代头孢菌素。

（4）**微生态疗法**。

（5）**肠黏膜保护药**，吸附病原体和毒素，常用双八面体蒙脱石。

（6）**锌制剂**：促进黏膜修复，缩短腹泻病程并且降低以后 2～3 个月内儿童再发腹泻的危险。大于 6 个月的患儿，每日补锌元素 20mg；小于 6 个月的患儿，每日补充锌元素 10mg。

【处方】

1. 西医处方

处方 1：液体疗法。

（1）适用于周围循环障碍者：2:1 等张含钠液 20ml/kg，静脉滴注（30～60min 内，快速扩容）。

（2）**补液**：补液量，轻度脱水 50ml/kg，中度脱水 50～100ml/kg，重度脱水 100～120ml/kg。补液总量的 1/2 在 8～12h 内输入。用于补充累计损失量。等渗、低渗和高渗性脱水分别用 1/2、2/3 和 1/3 张含钠液，判断困难时先用 1/2 张含钠液。常用静脉补液含钠液见下表。

常用混合液	10%NaCl	5%NaHCO₃	5%～10%葡萄糖注射液
2:1(等张含钠液)	30ml	50ml	500ml
3:2:1(1/2 张含钠液)	15ml	25ml	500ml
4:3:2(2/3 张含钠液)	20ml	33ml	500ml
生理维持液(1/3 张含钠液)	10ml	10%KCl 7.5ml	500ml

(3)适用于补充继续损失量:1/2～1/3 张含钠液 10～40ml/(kg·d),静脉滴注[于 12～16h 内输入或滴速 5ml/(kg·h)]。

(4)适用于补充生理需要量:1/4 张含钠液 60～80ml/(kg·d),静脉滴注[于 12～16h 内输入或滴速 5ml/(kg·h)]。

(5)ORS 液

轻～中度脱水	60～80ml/kg(分次)	口服,每 4～6 小时 1 次
预防脱水	40ml/kg(分次)	口服

①标准 ORS(NaCl 3.5g,NaHCO$_3$ 2.5g,KCl 1.5g,葡萄糖 20g,H$_2$O 1000ml)为 2/3 张;其张力较高,用于预防脱水应注意补充白开水,以防高钠血症;②低渗 ORS（RO-ORS）为 1/2 张;③米汤加盐溶液(米汤 500ml,细盐 1.75g)为 1/3 张。

处方 2:抗感染治疗。

(1)用于治疗伤寒、副伤寒、贾第鞭毛虫病、滴虫感染。呋喃唑酮 5～10mg/(kg·d),分 3 次,口服。

(2)氨苄西林 100～200mg/(kg·d)(分 2 次)＋生理盐水,静脉滴注。

(3)头孢噻肟钠

0－7d 新生儿	50mg/(kg·d)(分 4 次)＋5％葡萄糖注射液或生理盐水	静脉滴注,每 12 小时 1 次
1－4 周新生儿	50mg/(kg·d)(分 4 次)＋5％葡萄糖注射液或生理盐水	静脉滴注,每 8 小时 1 次
≥1 个月儿童	50～150mg/(kg·d)(分 4 次)＋5％葡萄糖注射液或生理盐水	静脉滴注

(4)头孢曲松 50～75mg/(kg·d)(分 1～2 次)＋5％葡萄糖注射液或生理盐水,静脉滴注。

(5)万古霉素 20～40mg/(kg·d),分 4 次口服。万古霉素 20～40mg/(kg·d)(分 2 次)＋5％葡萄糖注射液,静脉滴注。肠球菌属对万古霉素耐药;治疗假膜性肠炎疗程 7～10d。

(6)制霉菌素 5 万 U/(kg·d),分 3 次口服。口服不吸收,对全身真菌感染无治疗作用。

(7)氟康唑 3～5mg/(kg·d),分 2 次口服。氟康唑 3～6mg/(kg·d),静脉滴注,每日 1 次。

(8)替硝唑 50mg/(kg·d),顿服,每日 1 次,疗程 3～5d。对原虫及厌氧菌有较高活性。对阿米巴和蓝氏贾第虫的作用优于甲硝唑。＜12 岁以下禁用。

(9)甲硝唑 20～30mg/(kg·d),分 3 次口服。甲硝唑 15～30mg/(kg·d)(分 2～3 次)＋5％葡萄糖注射液,静脉滴注,疗程 5～7d。

处方 3:纠正电解质紊乱。

(1)5％碳酸氢钠 5ml/kg＋5％葡萄糖注射液(配成 1.4％溶液),静脉滴注。轻中度以上酸中毒一般无须另行纠正。重度酸中毒需用碱性溶液纠正。5％碳酸氢钠 5ml/kg 可提高血浆[HCO_3^-]5mmol/L(10％,体积分数)。

(2)10％氯化钾 2～3ml/(kg·d)或 200～300mg/(kg·d),分 3～4 次口服,疗程 4～6d。

或 10％氯化钾 1～2ml/(kg·d)＋5％葡萄糖注射液或生理盐水(配成 0.15％～0.3％),静脉滴注(6～8h),疗程 4～6d。

补钾原则是见尿补钾,一般于 6h 前有排尿即可补钾。静脉滴注浓度需≤0.3％。

(3)10％葡萄糖酸钙 1～2ml/(kg·d)＋5％葡萄糖注射液,静脉滴注(最大量≤10ml)。

(4)25％硫酸镁 0.1～0.2ml/(kg·d),肌内深部注射,每日 2～3 次。出现低钙、低镁时补钙、补镁治疗,症状缓解后停用。

处方 4:微生态疗法。

（1）地衣芽孢杆菌制剂

<5 岁　0.25g（首剂加倍）｜
　　　　　　　　　　　　　　　口服,每日 3 次
>5 岁　0.5g（首剂加倍）｜

（2）双歧三联活菌制剂

<1 岁　半袋｜

1—6 岁　1 袋｜　口服,每日 2～3 次

≥6 岁　2 袋｜

（3）布拉氏酵母菌

<3 岁　250mg｜　口服,每日 1 次

≥3 岁　250mg｜　口服,每日 2 次

冲服时的水温不得超过 40℃;与抗酸药、抗菌药物、吸附剂应分开服用,间隔 2～3h。

处方 5

（1）双八面体蒙脱石 3g＋50ml 温水中,摇均吞服用。

1 岁以下　3g（每天）｜　口服,分 2～3 次

1—2 岁　3g｜　口服,每日 1～2 次

2 岁以上　3g｜　口服,每日 1～2 次

与其他药物合用时,需在服用本品之前 1h 服用其他药物。消化道有外科手术情况、顽固性便秘的患儿禁用。

（2）洛哌丁胺

4—8 岁　1mg｜　口服,每日 3～4 次

8—12 岁　2mg｜　口服,每日 4 次

12—18 岁　首剂 4mg｜　口服（每次排稀便后用 2mg）

不能用于有肠道内感染的患者。

（3）消旋卡多曲 1.5mg/kg,口服,每日 3 次。总剂量≤6mg/(kg·d)。可以和食物、水或乳品一起服用。

处方 6:补锌治疗。

元素锌　<6 个月　10mg/d（分次）｜
　　　　　　　　　　　　　　　　口服,疗程 10～14d
　　　　>6 个月　20mg/d（分次）｜

2. 中医处方

处方1：藿香正气散，紫苏、陈皮、厚朴各5g，藿香、茯苓、白术、法半夏、大腹皮各10g，桔梗4g，甘草3g，生姜3片，大枣5枚。

此方清热祛湿，和气理中。主治风寒或寒湿导致的腹泻。适用于患儿大便次数增多，大便清稀多泡沫，色淡黄，臭气不甚，腹痛，喜按，伴鼻塞流清涕，或有发热，舌色淡，苔薄白，脉浮紧。

处方2：葛根芩连汤，葛根10g，黄芩6g，黄连、甘草各3g。

此方清里解表，主治湿热导致腹泻兼外有表热。适用于患儿起病急骤，腹泻严重，大便稀薄如水样，色黄和有恶臭，或见有黏液，肛门灼红，发热哭闹，口渴喜饮，阵发性腹痛，恶心呕吐，食欲缺乏，小便色黄，尿少，舌红苔黄，脉滑数。

处方3：保和丸，山楂、神曲、姜半夏、茯苓、连翘、莱菔子各10g，陈皮6g。

此方消食和胃，主治食积泄泻。适用于患儿胃脘胀痛，痛则欲泻，泻后痛减，大便酸臭，有食物残渣，嗳气反酸，恶心呕吐，食欲缺乏，夜寐不宁，舌苔厚腻，脉滑数。

处方4：四君子汤，人参5g，白术、茯苓各10g，炙甘草3g。

此方益气健脾，主治脾虚泄泻。适用于患儿病程迁延，时轻时重或时发时止，大便稀溏，色淡不臭，有未消化的熟食，常常为食后即泻，便多，食欲缺乏，面色萎靡，神疲，形体消瘦，舌淡苔薄白，脉缓弱。

处方5：附子理中汤，干姜6g，炒白术、党参各10g，熟附子（先煎）、甘草各5g。

此方温阳祛寒，益气健脾。主治中阳虚损的腹泻。适用于患儿久泻不愈，病程缠绵，大便清稀，下利清谷，食欲缺乏，腹软喜按，形寒肢冷，面白无华，精神萎靡，甚至寐时露眼睛，舌淡薄白，脉细弱。

处方6：人参乌梅汤，炙甘草、人参各3g，乌梅、木瓜、山药、莲子肉各10g。水煎服。

此方健脾益气敛阴,主治泄泻气阴两伤证。适用于患儿泄泻无度,呕吐频繁,精神萎靡,眼眶及囟门凹陷,口渴喜饮,不思进食,尿少或无尿,舌红而干,少苔,脉细数。

3.康复处方

(1)患儿要注意休息,注意患儿会阴部的局部卫生,便后要及时清洁会阴部,以免出现臀红或会阴部糜烂。

(2)患儿的饮食喂以软及易消化的食物,比如稀饭,可以加盐。可以将苹果去皮后用汤匙刮下苹果肉喂患儿有利于止泻。忌服肥腻食物。

(3)注意补充水及电解质,可以给予口服补液盐冲水喝。

【注意事项】

(1)不要滥用抗生素,避免药源浪费及耐药细菌产生。

(2)注意水、电解质平衡,轻中度脱水口服 ORS 液为主。重度脱水必须静脉输液。补液过程中及时观察脱水体征、调整输液速度。

(3)补锌有助缩短病程。

(十一)急性坏死性肠炎

急性坏死性肠炎又名急性出血性坏死性肠炎,是主要累及小肠的急性炎症性病变。各年龄小儿均可患病,以婴幼儿尤在出生后 2 周内新生儿、早产儿、低体重儿多见,男多于女,大多发生在出生后 2～14d,多发生在夏、秋季,起病急,病情重,病情变化迅速,病死率高。

【诊断要点】

(1)病史和体征:①腹痛为持续性;②腹胀常为首发症状,先为胃排空迟缓→胃潴留→腹胀进行加重,腹部发亮,可见肠型;③呕吐"咖啡"样物甚至鲜血;④腹泻、便血;⑤全身中毒症状重,进展快,反应差,体温不升,不吃、黄疸、休克、DIC。

(2)实验室检查:①大便常规、大便隐血试验(阳性)。②血培养 20％～70％阳性,培养出肠内细菌(大肠埃希菌、梭状芽孢杆菌)。

(3)X 线检查:具有重要的诊断价值。①早期出现动力性肠梗阻,胃肠扩张、液平或肠排列紊乱。②胃肠黏膜下积气占 70％～75％。③肝门静脉充气征(1～2d 内消失)。④坏死肠腔变硬,位置固定,肠扩张 6～12h 随访仍固定表明有坏死、穿孔可能。

【治疗要点】

一般先采取非手术治疗,禁食,静脉补液使用抗生素及糖皮质激素等。出现休克后采用抗休克治疗;密切观察腹部体征,如病情加重,应及时手术治疗。

(1)一般治疗:禁食,加强护理,注意水、电解质紊乱及酸碱平衡失调。

(2)药物治疗:控制感染,抗休克治疗。

【处方】

处方 1:控制感染。

生理盐水	250ml	静脉滴注,分 2 次
头孢曲松	100mg/(kg・d)	

0.5％甲硝唑 15～30mg/(kg・d),静脉滴注,分 2 次。

处方 2:抗休克。

血浆 10～15ml/kg,静脉滴注。

或 2:1 盐液(生理盐水:1.4％碳酸氢钠),20ml/kg,静脉滴注(快,30～60min)以后给 1/4 张液维持。

5％葡萄糖注射液	100～250ml	静脉滴注,
地塞米松(氟米松)	0.3～0.5mg/(kg・d)	每日 1 次

或

5％葡萄糖注射液	10～30ml/kg	静脉滴注,每日 1～2 次
甲泼尼龙	2～5mg/kg	

【注意事项】

预防为主,母乳喂养,早产儿出生后给低渗性食物喂养。

(十二)溃疡性结肠炎

溃疡性结肠炎病因不明,为结肠黏膜的炎性疾病,表现为结肠黏膜溃疡糜烂,以血性黏液便、腹痛、腹泻为主要特征,病程缓慢,有反复发作趋势。多见于年龄较大儿童。

【诊断要点】

(1)病史和体征:有反复便血及腹痛、腹泻史,反复大便培养(阴性),经用抗生素治疗无效。

(2)X线钡剂灌肠:早期病变肠段张力及蠕动增强,钡剂局部中断,黏膜皱襞紊乱。

(3)结肠镜:可直接看到病变黏膜,并可活检,以明确诊断。

【治疗要点】

溃疡性结肠炎因病因不明又无特效治疗法,疗程较长,有多次缓解和复发,故不易彻底治愈。轻症病例经对症治疗后病情可长期缓解,严重者预后差。

(1)一般治疗:注意休息,给予易消化、少纤维素、富营养食物。如对某食物过敏则必须避免进食该食物。

(2)药物治疗:口服柳氮磺吡啶(SASP),应用糖皮质激素及免疫抑制药,中药锡类散+小檗碱或双八面体脱蒙石+庆大霉素保留灌肠,10d为1个疗程,可连续灌肠3~5个疗程,两个疗程间休息3d。

【处方】

处方1:柳氮磺吡啶40~60mg/(kg·d),最大量2~4g/d,分3~4次口服,初从25mg/kg开始,7~11d内增加到预定治疗剂量。美沙拉嗪30~50mg/(kg·d),口服。

处方2:应用糖皮质激素。

泼尼松1~2mg/(kg·d),分3次口服,用2~3周症状缓解后逐渐减量,4~6周减至维持量10~15mg/d,维持6~8周逐渐减量至停药。

处方3：应用免疫抑制药。

巯嘌呤(6-MP)　　1.5mg/(kg·d)　　｜
硫唑嘌呤　　　　1.5～2.5mg/(kg·d)　｜　分2次口服

或环孢素5mg/(kg·d)，静脉滴注，每日1次或分2次口服，持续用药10～14d(短期缓解，长期疗效不明)。

【注意事项】

长期使用糖皮质激素不良反应较多，可造成生长发育迟缓，撤药过快可导致肾上腺皮质功能不全，继发感染、肠穿孔等。

(十三)婴儿肝炎综合征

1岁内，尤其6个月内的婴儿包括新生儿出现黄疸、肝大伴肝功能异常者在未明确其病因前统称为婴儿肝炎综合征，其病原可能为甲、乙、丙、丁、戊型肝炎，EB病毒感染或TORCH感染，或某些遗传代谢病(半乳糖病、果糖不耐受病、糖原累积病、氨基酸病等)。

【诊断要点】

(1)病史和体征：①黄疸，可发生在新生儿早期，生理性黄疸持续不退或退而复现，波动，反复不定。②肝、脾大，肝大明显，早期质软，后期变韧、变硬。③观察粪便颜色，以初步排除先天性胆道梗阻。④消化道症状、呕吐、食欲减退，体重不增。

(2)实验室检查：①血清胆红素增高。②肝功能检查。③甲胎蛋白。④甲、乙、丙、丁、戊型肝炎的免疫学检查。⑤TORCH综合征系列检查。

(3)超声检查：肝、胆、脾、胰超声检查。

(4)^{99}Tc核素扫描：排除先天性胆道梗阻。

【治疗要点】

婴儿肝炎综合征在明确病因之后，应针对原发疾病进行治疗，在早期病因未明确之前以对症治疗为主，对症治疗包括利胆退黄、护肝和必要的支持治疗。

【处方】

处方:清热退黄。

茵栀黄(苦黄)	5～10ml	静脉滴注,每日 1 次,10d 为 1 个疗程,可连用 2～3 个疗程
5%葡萄糖注射液	100ml	

10%葡萄糖注射液	100ml	静脉滴注,每日 1 次
维生素 C	0.5g	
三磷腺苷(ATP)	20mg	
辅酶 A	50U	

5%葡萄糖注射液	100ml	静脉滴注,每日 1 次,7～10d 为 1 个疗程
复方甘草酸苷注射液(美能)	20mg	

熊去氧胆酸 25mg,口服,每日 3 次,长期服用。

泼尼松 1～2mg/(kg·d),分 3 次口服(必要时用),疗程 2～4 周。

【注意事项】

尽早明确诊断,找出病原,对先天性胆道阻塞患儿应在出生后 3 个月内手术以免贻误病情。TORCH 感染及遗传代谢病各有其特征性治疗。

(十四)急性胰腺炎

急性胰腺炎是多种病因导致的胰酶在胰腺内被激活后引起胰腺组织自身消化、水肿、出血甚至坏死的炎症反应。

【诊断要点】

(1)消化道症状:①突发性腹痛,为最早出现的症状,常在暴饮暴食或疲劳后发生。疼痛位于上腹正中或偏左,为持续性进行性加重,似刀割样,向背部、胁部放射。②恶心、呕吐,起初呕吐摄入食物、胆汁样物,进入肠麻痹,则吐出物为粪样。③黄疸,急性水肿型较少出现,而在急性出血性型则易见。

(2)全身症状可因呕吐、肠麻痹致脱水、电解质紊乱;可出现不同程度的发热,轻型体温在 39℃ 以内;而重型体温常在 39～40℃,常出现谵妄,并出现毒血症、呼吸困难、惊厥、休克、DIC 等表现。

(3)体征:体温增高,上腹部深处有压痛,重者全腹肌紧、压痛,腹胀、移动性浊音、肠鸣音消失;胸腔反应性积液,以左侧为多见,伴同侧肺不张,出现呼吸困难;合并胰腺脓肿、胰腺假性囊肿可扣及上腹部包块。重症可有惊厥、休克、DIC 等表现。

(4)实验室检查:血常规示白细胞及中性粒细胞分类增高,生化全套。

(5)血、尿淀粉酶及血清脂肪酶:血淀粉酶发病后 2～6h 上升,12～24h 达高峰,轻型者 24～72h 可恢复正常,最长不超过 3～5d;尿淀粉酶常明显增高,12～24h 升高,下降缓慢,持续 1～2 周;血清脂肪酶较血淀粉酶迟,发病 24h 后开始升高,可达 7～10d。早期意义不大。

(6)影像学检查:超声显示胰腺肿大、边缘不规则,不规则强回声和混合回声;腹部增强 CT/MRI 可判断胰腺炎是否有坏死及坏死范围。

(7)必要时选择性检查:淀粉酶清除率与肌酐清除率比值、血清正铁白蛋白、血气分析、经内镜逆行性胰胆管造影术(ERCP)等。

【治疗要点】
急性胰腺炎无坏死时采用非手术治疗,多可治愈。坏死性胰腺炎早期也可采用非手术治疗。

(1)禁食(必要时胃肠减压)、禁饮,纠正休克。

(2)注意水、电解质平衡,应用抗生素。

(3)应用止痛药和抑制胰腺分泌药物[抑肽酶、胰高血糖素、胰酶抑制药(生长抑素)],H_2 受体阻滞药和质子泵抑制药。

(4)改善微循环的药物,低分子右旋糖酐,以改善胰腺血供,促进胰腺恢复。

（5）静脉营养及肠内营养,促进患儿的恢复。

（6）促进胃肠道蠕动药物（口服50％硫酸镁）,西沙必利降低肠道毒素积存。

（7）有腹水者可用利尿药。

（8）手术治疗,适用于急性坏死性胰腺炎。

【处方】

处方1:抑制胰腺分泌药物,仅适用于出血坏死型胰腺炎早期。停药指征为临床症状改善、腹痛消失和（或）血清淀粉酶活性降至正常。

（1）奥曲肽（善宁）（8肽）0.0025～0.0035mg/kg,皮下注射,每6～8小时1次,用5～7d。

（2）生长激素释放抑制激素

（施他宁）	5mg/kg	首剂:静脉注射,
生理盐水或5％葡萄糖		5～10min缓慢
注射液	10ml	

持续静滴:3.5μg/(kg·h)加入5％葡萄糖注射液5～7d。

（3）雷尼替丁	3～5mg/(kg·d)	静脉滴注,
5％葡萄糖注射液	100ml	每12小时1次

（4）奥美拉唑	0.5～2mg/kg（最大量≤40mg）	静脉滴注（>20～30min）,每日1次
5％葡萄糖注射液或生理盐水	100ml	

（5）阿托品0.01～0.02mg/kg（每次<0.15mg）肌内注射或＋5％葡萄糖注射液10～20ml静脉注射,每4～6小时1次（必要时）。

（6）山莨菪碱每次0.3～2mg/kg,最大量10mg,肌内注射或＋5％葡萄糖注射液10～20ml,静脉注射,每6～8小时1次（必要时)。

(7)抑肽酶 8 万～12 万 U/d＋5％葡萄糖注射液,静脉注射(缓慢,＜2ml/min)。2d 后 2 万～4 万 U/d(分 4 次)＋5％葡萄糖注射液,静脉注射(缓慢)。

临用前须行过敏试验,即将抑肽酶 1 瓶溶于 5％葡萄糖注射液 10ml 中,抽出 1ml,再用 5％葡萄糖注射液稀释至 5ml,缓慢静脉注射 1ml,严密观察 15min,如果发生过敏反应,则不能使用。

(8)氟尿嘧啶 250～500mg/d＋5％葡萄糖注射液,静脉滴注,每 6～10 天 1 次。

处方 2:抗感染治疗,抗感染治疗用于胆源性胰腺炎与出血坏死型胰腺炎者。必要时,抗革兰阴性菌药物和抗厌氧菌药物联合应用。

(1)美罗培南

3 个月—12 岁	10～20mg/kg＋5％葡萄糖注射液	静脉滴注,每 8 小时 1 次
体重＞50kg	0.5～1g＋5％葡萄糖注射液	

(2)亚胺培南 15mg/kg＋5％葡萄糖注射液,静脉滴注,每 6 小时 1 次。

(3)头孢噻肟钠 50～150mg/(kg·d)分 4 次＋5％葡萄糖注射液,静脉滴注。

(4)头孢曲松 50～75mg/(kg·d)分 1～2 次＋5％葡萄糖注射液,静脉滴注。

(5)甲硝唑 10～15mg/(kg·d)分 2 次＋5％葡萄糖注射液,静脉滴注。

【注意事项】

(1)有胆道疾病必须积极治疗,以免累及胰腺。

(2)小儿患流行性腮腺炎、肝炎、伤寒时可累及胰腺,必须注意观察。

（3）外科治疗指征：①穿孔性腹膜炎；②合并急性胆囊、胆道感染，表现黄疸、高热者；③保守治疗无好转，症状反而加重者；④休克难以纠正的重症胰腺炎。

（十五）胆道蛔虫症

蛔虫寄生于小肠中、下段，可因寄生环境变化，饥饿、发热，驱虫不当，胃肠功能紊乱等，蛔虫上行，并有钻孔习性窜入胆道。

【诊断要点】

（1）病史与症状：剧烈腹痛，持续疼痛，阵发加剧有钻顶痛，体征轻微，剑突下偏右有深压痛，无反跳痛，合并感染可出现发热、黄疸。

（2）血常规检查：血白细胞计数增高、嗜酸性粒细胞计数增高，粪常规可找到蛔虫卵。

（3）超声：胆囊增大，可见蛔虫影。

【治疗要点】

治疗原则是解痉、止痛、驱虫，防治感染及并发症。

（1）解痉、镇痛。

（2）利胆排蛔口服 33％硫酸镁、醋或酸味物（乌梅汤）、左旋咪唑，从胃管灌入氧气等。

（3）应用广谱抗生素防治感染。

（4）重型并发症者，可进行胆总管切开取虫、引流减轻全身中毒症状。

【处方】

阿托品每次 0.03mg/kg，口服，每 4～6 小时 1 次。

33％硫酸镁 0.5～1ml/kg，口服，每日 3 次。

左旋咪唑 2～3mg/kg，晚间 1 次顿服（驱蛔虫用）。

或甲苯咪唑 200mg，晚间 1 次顿服（驱蛔虫用）。

氧气每次每岁 100～150ml，胃管缓缓灌入（最大量 1500ml）

（蛔虫多，引起不完全肠梗阻时，用氧气驱虫效果较好）。

【注意事项】

注意个人卫生，饭前、便后洗手。

五、心血管系统疾病

(一)先天性心脏病

先天性心脏病是胎儿时期心脏血管发育异常导致的畸形。先天性心脏病是最常见的小儿心血管疾病。室间隔缺损(VSD)是先天性心脏病中最常见的类型,约占总数的 25%,是由于室间隔在胚胎时期发育不全,在心室水平形成异常交通。房间隔缺损(ASD)约占先天性心脏病发病总数的 10%,是原始房间隔在胚胎发育过程中出现异常,致左、右心房之间遗留孔隙。动脉导管未闭(PDA)约占先天性心脏病发病总数的 15%。动脉导管是胎儿时期特殊循环方式所必需的,出生后动脉导管因失用而渐渐关闭,若持续开放,即成为动脉导管未闭。早产儿的动脉导管未闭是未成熟而缺乏导管关闭的正常机制所致。法洛四联症(TOF)是 1 岁以后小儿最常见的青紫型先天性心脏病,其基本病理为肺动脉狭窄、室间隔缺损、主动脉骑跨和右心室肥厚,预后主要取决于肺动脉狭窄程度。

【诊断要点】

1. 室间隔缺损

(1)症状:小型室间隔缺损多无临床症状。中型及大型室间隔缺损在新生儿后期及婴儿期即可出现如喂养困难、气促、多汗、体重不增、反复呼吸道感染,严重者出生后半年内常发生充血性心力衰竭。肺小动脉痉挛,产生动力性肺动脉高压,渐渐引起继发性肺小动脉内膜增厚及硬化,形成阻力性肺动脉高压。左向右分流显著减少,继而呈现双向分流,甚至反向分流,临床上出现发绀,发展成为艾森曼格综合征。该病容易继发感染性心内膜炎。

(2)体征:心尖搏动增强并向左下移位,心界向左下扩大,胸骨左缘Ⅲ～Ⅳ肋间可闻及响亮粗糙的全收缩期杂音,向心前区及后背传导,伴收缩期震颤。若分流量大时,造成二尖瓣相对狭窄,心尖部可闻及舒张期隆隆样杂音。肺动脉瓣区第二心音亢进,提示肺动脉高压。严重的肺动脉高压时可出现发绀,原收缩期杂音可减弱或消失,肺动脉瓣区第二心音显著亢进。

(3)辅助检查:①心电图检查,小型室间隔缺损表现正常或电轴左偏、左心室肥大。而大型室间隔缺损多出现左、右心室肥大。②胸部 X 线,大型室间隔缺损心影扩大,肺动脉段明显突出,肺血管影增粗,搏动强烈,左、右心室增大,左心房也增大,主动脉影正常或较小,肺动脉高压者心影扩大反而不显著,以右心室增大为主,肺动脉粗大,远端变小,肺野外周纹理稀疏。③超声心动图,明确室间隔缺损的部位、大小和数目,可见左心房、左右心室内径增大。④心导管检查,若有重度肺动脉高压、主动脉瓣脱垂、继发性右心室漏斗部狭窄或合并其他心脏畸形时,需要做心导管检查。

(4)分型:根据缺损直径的大小,可分为大型室间隔缺损(缺损直径大于主动脉瓣环直径的 2/3)、中型室间隔缺损(缺损直径为主动脉瓣环直径的 1/3～2/3)、小型室间隔缺损(缺损直径小于主动脉瓣环直径的 1/3)。

2. 房间隔缺损

(1)症状:多数患儿婴儿期无症状,儿童期可表现为活动后气促,活动耐量减少,发育迟缓,易患呼吸道感染。大分流量病例可能发生心力衰竭。

(2)体征:心前区饱满,心搏增强,可触及心室抬举感,胸骨左缘第 2、3 肋间可闻及收缩期Ⅱ～Ⅲ级喷射样杂音,少数可扪及收缩期震颤。肺动脉瓣区第二心音亢进和固定分裂。分流量大时,造成三尖瓣相对狭窄,胸骨左缘下方可听到舒张期隆隆样杂音。

(3)辅助检查：①心电图检查，右心室肥大，可有不完全性右束支传导阻滞，P-R 间期可延长，少数可有 P 波高尖。可有心律失常，以心房纤颤和心房扑动最常见。②胸部 X 线，肺野充血，右心房、右心室均可扩大，肺动脉段突出，肺门血管影增粗，搏动强烈。③超声心动图，测量缺损部位、大小、形态，可见右心房和右心室增大，右室流出道扩大，室间隔与左室后壁同向运动等右心负荷过重表现。

3. 动脉导管未闭

(1)症状：动脉导管细小者临床上可无症状。导管粗大者可有反复呼吸道感染、气促、喂养困难及生长发育落后等表现，重者可发生心力衰竭。晚期肺动脉高压严重时，产生肺动脉血流逆向分流入主动脉，可出现差异性青紫（两下肢青紫较显著，左上肢有轻度青紫，右上肢正常）。

(2)体征：胸骨左缘第 2 肋间听到响亮的连续性机器样杂音，伴有震颤，杂音向左锁骨下、颈部和背部传导。分流量大者因相对性二尖瓣狭窄，在心尖部可听到较短的舒张期杂音。肺动脉瓣区第二心音亢进。收缩压多在正常范围，而舒张压降低，脉压增宽，可出现周围血管征，四肢血管有水冲脉和枪击声，指甲床毛细血管搏动等。

(3)辅助检查：①心电图检查，分流量小者可无明显异常。分流量大者表现为电轴左偏、左心室高电压或左心室肥大。肺动脉高压明显者示左、右心室均肥大，肺动脉高压严重者甚至仅见右心室肥厚。②X 线检查，分流量小者可无明显异常。分流量大者可见左心房、左心室增大，晚期时右心室亦增大，升主动脉和主动脉弓增宽，肺动脉段突出，肺动脉分支增粗，搏动强烈，肺野充血。③超声心动图，可观察动脉导管的形态，测量其宽度和长度，左心房、左心室有不同程度增大，肺动脉增宽；如存在肺动脉高压，右心室亦可增大。④心导管检查及选择性主动脉弓降部造影，对经过上述检查尚不能确诊者，及肺血管阻力显著增高或怀疑有合并其他畸形时,有必要施行心导管检查。

4. 法洛四联症

(1)症状:动脉导管未闭前,往往症状不明显;动脉导管闭合后,一般在出生后3～6个月出现发绀,也有少数到儿童或成人期才出现。发绀为全身性,在运动和哭闹时加重,平静时减轻,其程度因肺动脉狭窄的程度而有不同。由于动脉血氧含量降低,活动耐力下降,活动时出现呼吸困难,严重者可出现缺氧性发作、意识丧失或抽搐。患儿每于行走不远即主动采用蹲踞的姿势,使体循环阻力增高,从而减少右向左的分流,使缺氧程度有所改善。法洛四联症可并发脑血栓、脑脓肿及感染性心内膜炎。

(2)体征:体格发育较落后。常有杵状指、趾。胸骨左缘中部可闻及粗糙的喷射样收缩期杂音,常伴震颤。极严重的右心室流出道梗阻或肺动脉闭锁病例可无心脏杂音。肺动脉瓣第二心音减弱或有单一感。

(3)辅助检查:①心电图,电轴右偏,右心室肥大,部分患儿可出现右心房肥大、不完全性右束支传导阻滞。②X线检查,心影大小正常或稍增大,心尖圆钝上翘,肺动脉段凹陷,主动脉影增宽,呈“靴状心”。肺门血管影缩小,肺野透亮度增加,侧支循环丰富者肺野呈现网状血管影。③超声心动图,可见主动脉根部前移,内径增宽,骑跨于室间隔之上,并可提示骑跨的程度。可观察到室间隔缺损的类型和大小,肺动脉狭窄部位和程度。彩色多普勒可显示室间隔水平呈双向分流,右心室将血流直接注入骑跨的主动脉。还可显示有无其他合并畸形。如怀疑周围肺动脉狭窄,应进行心血管造影。④心导管检查,心血管造影可显示肺动脉狭窄的部位、类型和程度,室缺部位和大小,以及肺动脉分支的发育情况。此外,还需要显示冠状动脉的行径,对制订手术方案有较大帮助。⑤一般检查,血常规常出现红细胞增多,Hb增加,血细胞比容增高,可达60%～80%。动脉血氧饱和度下降。血小板计数减少,血纤维蛋白原含量降低,易有出血倾向。

【治疗要点】

1. **室间隔缺损**

(1)内科治疗:防治感染性心内膜炎、肺部感染和心力衰竭。对于存在严重肺部感染,经严格抗菌药物治疗仍不能改善的患者,以及严重心力衰竭经强心、利尿治疗不能改善的患者,应当考虑急诊手术。

(2)外科治疗:根据症状、体征、心功能、缺损大小和位置、肺动脉高压程度、房室扩大等情况综合判断。年龄和体重不是手术的决定因素。①大型室间隔缺损:新生儿或婴幼儿出现喂养困难、反复肺部感染、充血性心力衰竭等,应尽早手术。大龄儿童出现肺循环血流量为体循环血流量的 2 倍以上者、心脏杂音明显、X线显示肺充血、超声心动图显示左向右分流为主时,应积极手术。②中型室间隔缺损:出现反复肺部感染、发育迟缓等症状,且伴有心脏扩大、肺充血、肺动脉高压时,应尽早手术。③小型室间隔缺损:约半数室间隔缺损在 3 岁以前自然闭合,以膜部缺损最为多见。一旦出现心脏扩大、肺充血,尤其合并感染性心内膜炎时,应积极手术。④特殊情况:肺动脉瓣下(干下型)缺损易并发主动脉瓣脱垂,导致主动脉瓣关闭不全,宜尽早手术。如出现艾森曼格综合征则无手术指征。

2. **房间隔缺损**

(1)内科治疗:包括抗心力衰竭和心律失常等。需注意预防和治疗呼吸道感染。

(2)外科治疗:肺循环血流量为体循环血流量的 1.5 倍以上者或无症状,但存在右心房、右心室扩大者,均应行手术修补或封堵治疗。婴儿症状明显或并发心力衰竭者,可早期施行手术治疗。年龄不是决定手术的关键因素,合并肺动脉高压时应尽早手术。如出现艾森曼格综合征则无手术指征。

3. **动脉导管未闭**

(1)术前治疗:合并感染性心内膜炎者,一般需先经抗菌药物治疗,待感染控制 4～6 周后再行手术治疗。对少数药物治疗不能控制者,特别有赘生物脱落、发生动脉栓塞或有假性动脉瘤形成时,应当及时手术治疗。

(2)药物治疗:早产儿动脉导管未闭伴有症状者,出生后 1 周内可限制液体量 80～100ml/(kg·d),同时试用吲哚美辛(消炎痛)、布洛芬关闭动脉导管未闭。药物使用 2 个疗程仍不能关闭并严重影响心肺功能时,可考虑手术结扎。

(3)外科治疗:①左心容量负荷增加,肺血增多,或心导管检查肺循环血流量为体循环血流量的 1.5 倍以上者,需要手术治疗。②早产儿、婴幼儿反复发生肺炎、呼吸窘迫、心力衰竭、喂养困难或发育不良者,应当积极手术。③无明显症状者,若伴有肺充血、心影增大,宜择期手术。④肺血管继发性病理改变尚处于可逆阶段,血流动力学仍以左向右分流为主,考虑手术治疗。⑤合并严重肺动脉高压,出现右向左分流时,则无手术指征。在某些复杂先天性心脏病中,如完全性大动脉移位、主动脉弓离断、肺动脉闭锁等,动脉导管未闭是患儿赖以生存的代偿通道,不可单独结扎动脉导管,需同期进行心脏畸形矫治。

4. 法洛四联症

(1)一般处理:避免哭闹,保暖防冷以减少氧耗。注意营养、能量供给,预防低血糖。平时多饮水,遇体液丢失时,及时补液,以防脱水致血液浓缩而发生脑栓塞。

(2)药物治疗:预防和治疗缺氧发作。

(3)所有法洛四联症均需手术治疗,手术方案主要取决于肺血管发育的情况。

【处方】

1. 西医处方

处方 1:适用于反复肺部感染合并心力衰竭,在应用足量抗生素的基础上使用。

地高辛每天 $10\mu g/kg$,分 2 次口服,每 12 小时 1 次。

氢氯噻嗪 2～4mg/(kg·d),分 2 次口服。

螺内酯(安体舒通)1～3mg/(kg·d),分 2 次口服。

卡托普利 0.5～5mg/(kg·d),分 3～4 次口服。

处方 2:肺高压较重、病情较急者短期使用。

5%葡萄糖注射液　　100ml	静脉滴注
酚妥拉明　　　　1～5μg/(kg·min)	

处方 3:用于早产儿或新生儿早期动脉导管未闭。

(1)吲哚美辛:0～7d 新生儿首剂 0.2mg/kg(第 2、第 3 剂 0.1mg/kg),静脉滴注或口服,每 12～24 小时 1 次。>7d 新生儿 0.2mg/kg,静脉滴注或口服×3 次。

静脉注射应用效果较口服更好。体重≤1200g 早产儿治疗效果不佳。使用时必须密切观察尿量、黄疸及出血倾向,口服吲哚美辛时偶尔出现肠穿孔。有坏死性小肠炎、胃肠道或其他部位出血及高胆红素血症(未结合胆红素>171μmol/L)、氮质血症(尿素氮>8.9μmol/L)与肌酐血症(血清肌酐>106μmol/L)者等均属禁忌。

(2)布洛芬:首剂 10mg/kg(24h、48h 后各给予 5mg/kg),静脉滴注或口服或鼻饲。与吲哚美辛比较,不良反应较少,对肾功能影响小,胃肠道刺激症状相对较轻。

处方 4:用于法洛四联症缺氧发作的预防。

普萘洛尔(心得安)1～4mg/(kg·d)分 2～3 次口服。

处方 5:用于法洛四联症缺氧发作的治疗。

吗啡 0.05～0.1mg/kg,皮下注射或肌内注射。

普萘洛尔　　　　0.1mg/kg	静脉滴注(缓慢,10min),
5%葡萄糖注射液　　10ml	15min 后可重复

5%碳酸氢钠 2～5ml/kg,缓慢静脉滴注。

去氧肾上腺素(新福林)每次 0.05～0.1mg/kg,缓慢静脉滴注,顽固者可静脉滴注维持 24h,并间歇缓慢静脉注射使血压比正常高 10～20mmHg。

2. 中医处方

处方 1:玉屏风散,黄芪、白术各 12g,防风 6g。

此方益气固表止汗。主治肺脾气虚,卫表不固。适用于患儿形体瘦弱,身材较小,活动后气急心悸,面色少华,乏力多汗,容易感冒,纳呆,舌淡苔薄白,脉细软。

处方 2:归脾汤,白术、茯神、当归各 9g,黄芪、龙眼肉、酸枣仁各 12g,人参、木香、远志各 6g,炙甘草 3g,生姜 5 片,大枣 1 枚。

此方养心健脾,益气活血。主治心脾两虚,气血不足。适用于患儿发育迟缓,瘦小,面色苍白,唇甲色淡,不喜活动,动则气急,纳呆,易心悸气促,夜不能寐,头晕多汗,舌淡苔薄白。

处方 3:补阳还五汤,生黄芪 15g,归尾 6g,赤芍、川芎、桃仁、红花各 3g。

此方补气,活血,通络。主治瘫痪后期,气虚血瘀。适用于患儿瘦弱,唇甲青紫,动则气急,疲劳后喜蹲踞,心悸,头痛头晕,神疲乏力,舌有紫气,苔薄白,脉细涩。

处方 4:参附汤,人参 9g,炮附子(先煎)5g。

此方益气回阳。主治元气大亏,阳气暴脱。适用于患儿面色苍白,唇甲青紫,神疲乏力,哭声无力,汗多黏冷,四肢不温,呼吸急促,鼻翼翕动,虚烦不宁,右肋下痞块增大,颈静脉怒张,舌淡苔薄白,脉细数。

3. 康复处方

(1)临床上无症状者,不限制体力活动,但是不主张剧烈的体育运动及重体力劳动。如患儿出现活动后气促时应限制体育运动。如患儿有慢性心衰时应口服地高辛。

(2)如患儿出现心功能不全时,应限制盐的摄入,因为摄入过多的盐分会导致水钠潴留而加重心脏负担。

(3)平时要预防呼吸道感染,注意添加衣服,少去人多的地方。有心脏病的患儿易患肺炎,病情一般比其他儿童重,且容易导致心力衰竭,疗程也长。

(4)定期去医院随访,有条件应尽早手术治疗。

【注意事项】

(1)凡心力衰竭控制不满意或肺动脉压进行性增高应尽早手术。严重肺动脉高压,发生右向左分流时为手术禁忌证。

(2)早产儿或新生儿早期动脉导管未闭在使用吲哚美辛时应注意其不良反应:出血、肾功能受损、坏死性小肠结肠炎。

(二)病毒性心肌炎

病毒性心肌炎是病毒侵犯心脏,以心肌炎性病变为主要表现的疾病,有的可伴有心包或心内膜炎症改变。常见病原为柯萨奇病毒 B 组,其次为 A 组。其他肠道病毒、流感和副流感病毒亦可引起心肌炎。本病临床表现轻重不一,预后大多良好,但少数可发生心力衰竭,心源性休克,甚至猝死。

【诊断要点】

(1)症状:轻者无症状,或表现为乏力、多汗、心悸、气短、头晕、胸闷、面色苍白等非特异性症状。重者可出现心力衰竭、阿-斯综合征、心源性休克和猝死。

(2)体征:第一心音减弱,可有奔马律,心动过速或过缓,或有心律失常,血压下降,脉压低。轻者通常无心脏增大,重者可出现心脏轻到中度增大。若同时有心包受累,则可闻及心包摩擦音。合并心力衰竭可出现肺部湿啰音、颈静脉怒张、肝脏增大和双下肢水肿等。严重者可出现心源性休克的体征。

(3)辅助检查:①血液学检查,急性期白细胞计数增高,血沉增快,CRP 增高,心肌酶谱及肌钙蛋白水平升高。②病毒学检查,咽拭子、粪便、心肌组织中分离病毒或用 PCR 技术检测病毒RNA;血清中检测特异性抗病毒抗体滴定度。③心电图,以 R 波为主的 2 个或 2 个以上主要导联(Ⅰ、Ⅱ、aVF、V5)的 ST-T 改变持续 4d 以上伴动态变化,窦房传导阻滞、房室传导阻滞,完全性右或左束支阻滞,成联律、多形、多源、成对或并行性早搏,非房室结及房室折返引起的异位性心动过速,低电压(新生儿除外)及异常 Q 波。④胸部 X 线,轻者可正常;重者可有心影普遍增大,左心室较显著,心搏动减弱,肺淤血、肺水肿。⑤超声心动图,轻者可正常;重者可有左心室增大、室壁运动减低、射血分数下降等。⑥放射性核素心肌显像,可显示心肌炎症浸润及心肌坏死部位。⑦心脏磁共振显像,具有高度敏感性和特异性,能显示心肌炎特有的改变,用于显示炎症的位置、范围、严重程度及炎症动态变化过程,利于长期随访观察。⑧心内膜心肌活检,特异性强,敏感性差,为有创检查,临床应用受限。

【治疗要点】

急性期应注意抗病毒治疗,慢性期应注意免疫调控。

(1)一般治疗:①卧床休息;②少吃多餐,多吃蔬菜,适当限制脂肪;③防止继发感染。急性期症状显著可选用抗病毒药物,合并细菌感染者用青霉素 7～10d。

(2)药物治疗:①抗病毒治疗;②保护和营养心肌,改善心肌代谢;③控制严重心律失常,纠正心力衰竭;④抢救心源性休克。补液扩容、纠正酸中毒,应用血管调节药物,维持血压,改善微循环。应用糖皮质激素,吸氧提高血氧浓度。

【处方】

1. 西医处方

处方 1:适用于轻症心肌炎急性期。

维生素 E 0.1g,口服,每日 3 次。

| 5%葡萄糖注射液 | 适量 | 静脉注射,每日 |
| 维生素 C | 100～200mg/kg | 1 次,疗程 1 个月 |

1,6-二磷酸果糖 100～250mg/kg,快速静脉滴注,每日 1 次(最大剂量 10g/d)。

或磷酸肌酸钠 0.5～1.0g,静脉滴注(<45min),每日 1～2 次。

10％葡萄糖注射液	250ml	
三磷腺苷（ATP）	20mg	静脉滴注,每日1次
辅酶A	50U	或隔日1次（学龄儿童用）
胰岛素	4～6U	
10％氯化钾	5ml	

处方2:出现高度房室传导阻滞、心源性休克,或其他严重心律失常、难治性心力衰竭加用。

(1)5％葡萄糖注射液　　50～100ml　　|　静脉滴注,

　　甲泼尼龙　　　　　5mg/(kg・d)　|　每日1次

或

5％葡萄糖注射液　　50～100ml　　|　静脉滴注,

氢化可的松　　　　5～10mg/(kg・d)|　每日1次

或

5％葡萄糖注射液　　50～100ml　　　|　静脉滴注,

地塞米松　　　　　0.2～0.4mg/(kg・d)|　分次

(2)丙种球蛋白

丙种球蛋白1g/(kg・d),静脉滴注,连用2d。

或丙种球蛋白400mg/(kg・d),静脉滴注,连用5d。

处方3:有心源性休克时加用。

低分子右旋糖酐10ml/kg,静脉注射。

1.4％碳酸氢钠10～20ml/kg,静脉注射(半量),再根据血气分析调整剂量。

5％葡萄糖注射液　　10～15ml/kg　　|
维生素C　　　　　100～200mg/kg　　| 静脉注射

5％葡萄糖注射液　　100～150ml　　|　静脉滴注[滴速为多巴胺
多巴胺　　　　　　10mg　　　　　|　2～5μg/(kg・min)]

间羟胺(阿拉明)10mg。

糖皮质激素(同"处方2")。

处方4:改善心肌代谢,保护心肌。

辅酶 Q_{10} 1mg/(kg·d),分 2 次口服,连用≥3 个月。

处方 5:泼尼松或泼尼松龙 2mg/(kg·d),分 3 次口服,连用 1～2 周[逐渐减量,至 8 周减至 0.3mg/(kg·d),并维持此剂量至 16～20 周,然后逐渐减量至 24 周停药]。

2. 中医处方

处方 1:银翘散,连翘、金银花、竹叶、荆芥、牛蒡子各 10g,苦桔梗 4g,薄荷 6g,生甘草 3g,淡豆豉 5g。

此方辛凉透表,清热解毒。适用于风热侵心:患儿发热,咳嗽流涕,咽红肿痛,全身不适,哭闹不安,面色苍白,头晕乏力,神疲多汗,心悸气短,胸闷胸痛,舌红苔薄,脉数。

处方 2:葛根芩连汤,葛根 10g,黄芩 6g,黄连、甘草各 3g。

此方清里解表。适用于湿热侵心:患儿寒热起伏,周身酸痛,恶心呕吐,心慌心悸,肢体乏力,胸闷憋气,舌红苔黄,脉濡数或结代。

处方 3:炙甘草汤,炙甘草、生姜、生地黄、麦冬、麻仁各 10g,桂枝、人参、阿胶(烊化)各 6g,大枣 10 枚。

此方滋阴养血,益气温阳,复脉宁心。适用于气阴两虚:患儿心悸不宁,少气懒言,出汗较多,头晕目眩,烦热口渴,舌红少苔,脉细数或结代。

处方 4:四逆汤加减,当归、桂枝、茯苓、白术、白芍、生姜、通草各 10g,制附子(先煎)5g,炙甘草 6g,细辛 2g,大枣 8 枚。

此方益气温阳,救逆固脱。适用于心阳虚衰:患儿心悸怔忡,神疲乏力,肢冷体寒,面色苍白,头晕多汗,肢体水肿,口唇指甲发绀,呼吸微弱,舌淡或淡紫,脉缓无力或结代。

3. 康复处方

(1)本病目前尚无特效治疗方法。应结合患儿病情采取有效的综合措施。急性期应卧床休息,限制体力活动;有心脏扩大或并发心力衰竭者应卧床 3～6 个月。

(2)患儿烦躁不安,心前区疼痛应给予镇静,止痛治疗,如给予苯巴比妥,阿司匹林甚至可待因治疗。

（3）平时应该加强锻炼,增强体质,对各种病毒感染进行预防接种。

（4）减少受冷、发热等不良因素,预防感冒。

（5）新生儿应防止产妇病毒感染,并做好产院婴儿室和母婴室的消毒隔离。

（6）对病毒性心肌炎的患儿应专人专护,24h 多导联心电监护,每 0.5 小时测定血压 1 次或动脉插管,连续监护血压变化。

（7）液体量不能过多,特别是补液速度不能过快,以免加重心肌负荷,注意水电解质及酸碱平衡。

（8）定期测定心肌酶的变化:如乳酸脱氢酶、肌酸激酶及其同工酶的变化,定期测定心脏功能。

【注意事项】

（1）休息至关重要,急性期不论病情轻重均需卧床休息,至少至体温正常后 3～4 周。有心力衰竭或心脏扩大,待心力衰竭完全控制或心脏大小恢复正常再逐步增加活动量,时间不少于 6个月。

（2）药物治疗无效时可采用双心室起搏、体外膜肺（ECMO）或心室辅助装置渡过难关。

（三）扩张型心肌病

扩张型心肌病（DCM）是一种原因未明的原发性心肌疾病。本病的特征为左心室或双侧心室扩大,伴有心室收缩功能减退,是导致心力衰竭的常见病因。

【诊断要点】

（1）婴幼儿早期常无症状或仅有乏力,仅在体格检查时发现心脏扩大。年长儿自诉胸闷、心前区不适及胸痛。晚期为反复发作的顽固性心力衰竭。严重者心源性休克。

（2）各种类型心律失常,严重者可猝死。

（3）栓塞患儿可有脑、肺、肾等脏器的栓塞。

（4）体征：心界扩大，心率增快，第一心音减弱，可闻及奔马律，可有左、右心力衰竭体征。

（5）心电图异常 Q 波，左心房、左心室肥大，ST-T 波改变。

（6）X 线片显示心胸比例增大，心脏搏动减弱，呈球形或普大型心脏，肺淤血。

（7）二维超声心动图主要特征有左、右心室腔明显扩大，尤以左心室为著。心室壁运动普遍减弱。

【治疗要点】

（1）祛除病因：如药物或酒精中毒等。

（2）对症治疗：主要针对充血性心力衰竭治疗，控制心律失常和减少血栓形成。严重心力衰竭宜先静脉输入正性肌力药和利尿药改善症状，限制盐的摄入，病情改善后可改用口服地高辛、ACEI 和利尿药。无禁忌者应积极使用 ACEI 类药物，不能耐受者可使用血管紧张素抑制药（ARB）。病情稳定的患儿，可谨慎加用 β 受体阻滞药，从小剂量开始，逐渐递增至目标剂量。改善心肌代谢药如辅酶 Q_{10} 等亦可应用。并发室性心律失常选用胺碘酮。发生栓塞现象应用溶栓治疗，并长期口服华法林抗凝治疗。

（3）针对合并心肌炎症的 DCM 的治疗：可应用抗病毒药、免疫抑制药或免疫球蛋白。

（4）外科治疗：急性严重心力衰竭需用体外心室辅助装置进行抢救。心脏移植可改善预后。

【处方】

处方 1：适用于急性心力衰竭。

（1）地高辛（首选）：用洋地黄化量法，剂量宜偏小，饱和时间适当延长。

或

5%葡萄糖注射液　　100ml
多巴胺　　　　　　2～10μg/(kg·min)　　静脉滴注
多巴酚丁胺　　　　2～10μg/(kg·min)

或

生理盐水　　5～10ml　　静脉滴注,10min 内缓慢静脉注射,
米力农　　　50μg/kg　　10min 后以 0.1～1.0μg/(kg·min)

(2)5%葡萄糖注射液　　2ml　　静脉注射,必要时
　　呋塞米　　　　　　1～2mg/kg　　1h 后可重复 1 次

(3)5%葡萄糖注射液　　100ml
　　硝普钠　　　　　　0.5～8μg/(kg·min)　　静脉注射

或

5%葡萄糖注射液　　100ml
硝酸甘油　　　　　0.5～2.5μg/(kg·min)　　静脉注射

(4)1,6-二磷酸果糖 100～250mg/kg,静脉滴注,每日 1 次,疗程 7～10d。

处方 2:适用于慢性心力衰竭。

(1)地高辛 1/10～1/8 饱和量,口服,每 12 小时 1 次。

(2)氢氯噻嗪　　2mg/(kg·d)　　分 2～3 次口服
　　螺内酯　　　2mg/(kg·d)　　每周用 4d,停 3d

(3)卡托普利 0.5～2mg/(kg·d),分 2～3 次口服。

(4)美托洛尔 0.2～0.5mg/(kg·d),分 2 次口服,2～3 周内逐步递增,最大耐受量为 2mg/(kg·d)维持 6 个月。

(5)卡维地洛起始剂量 0.05mg/kg(最大量 3.125mg),口服,每日 2 次。

每隔 2 周增加剂量至原来的 2 倍,直至 0.35mg/kg(最大 25mg),一日 2 次。

处方 3:慢性顽固性心力衰竭在处方 2 的基础上加用。

(1)泼尼松 1.5～2mg/(kg·d),分 3 次口服,3～4 周后减量维持。

(2)环磷酰胺 2mg/(kg·d),口服,每日 1 次。激素疗效欠佳时加用,3 个月为 1 个疗程,休息 2 个月,再开始第 2 个疗程。一般需要 3～4 个疗程。

处方 4:心律失常时选用。

胺碘酮 10～15mg/(kg·d),分 2～3 次口服。

1 周后减为 6～10mg/(kg·d),分 2 次口服。

2 周后减为 2～5mg/(kg·d),口服,每日 1 次。

处方 5:有栓塞、血栓形成时应用。

肝素 100U/kg,静脉注射。

或尿激酶 5000～40 000U/d,静脉滴注。

处方 6:保钾利尿药。

螺内酯 1～2mg/(kg·d),分 2～3 次,口服。

处方 7:布美他尼 0.01～0.02mg/kg,口服或肌内注射或静脉注射,每 4～6 小时 1 次(必要时)。最大剂量 5mg/d。

处方 8:用于急性心力衰竭或慢性心力衰竭急性加重,控制房颤、房扑时的快速心室率。

毛花苷 C(西地兰),5％葡萄糖注射液稀释后缓慢静脉注射,负荷量:新生儿 0.02mg/kg,1 个月－2 岁 0.04mg/kg,2－5 岁 0.03mg/kg。首剂为负荷量的 1/2(≤0.4～0.6mg);余量分 2 次给予,每次间隔 6h;维持量用负荷量的 1/4,分 2 次给予。起效后可改口服洋地黄制剂。

【注意事项】

(1)长期应用利尿药,可引起失钾,亦引起洋地黄中毒。因此,用药时应注意电解质紊乱,及时补充钾盐。间断使用效果较好。

(2)本病预后差,多死于充血性心力衰竭。晚期患儿可行心脏移植。

(3)患儿如伴有心律失常,应给予抗心律失常药物治疗。这些药物具有心肌抑制作用,应谨慎使用。

(4)对于有心房颤动、血栓栓塞史者可长期应用阿司匹林预防血栓形成。

(四)肥厚型心肌病

肥厚型心肌病(HCM)其特征为不对称、不均匀的心室肥厚,以左心室受累为主,右心室及室间隔亦可受累,心腔无扩大甚至变小,以左室血液充盈受阻,左室舒张期顺应性下降为基本病变,早期心脏舒张功能受影响,晚期收缩功能亦受影响。

【诊断要点】

(1)症状:①劳力性呼吸困难,心悸、胸闷、心绞痛、运动耐受能力降低,易疲乏。②频发一过性晕厥,于突然站立或运动后发生,片刻后可自行缓解。③心律失常,可发生恶性心律失常,如室性心动过速和(或)心室颤动。④猝死,心律失常,剧烈运动可发生猝死。

(2)体征:梗阻型胸骨左缘或心尖部可闻及 2/6～3/6 级收缩期喷射性杂音,可伴有震颤。

(3)心电图:左房增大,左室肥厚,ST-T 改变,少数胸前导联出现异常深 Q 波。

(4)超声心动图:重要的确诊手段,检查室间隔非对称性增厚或局灶、阶段性增厚,室间隔与左心室后壁厚度之比＞1.4(＞2岁),心房径增大。二尖瓣前叶收缩期前向运动(SAM)。可同时排除其他心脏结构异常。

(5)左心导管检查:左心室腔与左心室流出道压力阶差增大。

(6)磁共振成像:室间隔和(或)室壁肌局限性或普遍性肥厚、僵硬,使心室腔变形、缩小和流出道狭窄。

(7)心内膜心肌活检:肥厚心肌纤维排列紊乱的奇异肥大心肌细胞。

【治疗要点】

(1)一般治疗:避免患儿参加剧烈运动,轻症、无症状、肥厚不明显且无阳性家族史者可长期随访、不予特殊治疗。有晕厥史者应行 24h 动态心电图随访,发现和防治心律失常。

(2)内科治疗:主要应用 β 受体阻滞药、钙通道阻滞药降低心肌收缩力,减少心肌耗氧,减轻流出道梗阻,改善心肌顺应性,同时有防治心律失常作用。禁用正性肌力药物,不宜使用血管扩张药及利尿药。

(3)外科及介入治疗:严重的左心室流出道梗阻(脉压＞50mmHg),可切除肥厚的室间隔组织,或经冠状动脉注入无水乙醇消融治疗,来解除梗阻。

【处方】

处方 1:用于梗阻型心肌病。普萘洛尔 1mg/(kg·d)[最大剂量 3～4mg/(kg·d)],分 3 次口服。

或维拉帕米 3～5mg/(kg·d),分 3 次口服。

处方 2:用于非梗阻性心肌病。维拉帕米 3～5mg/(kg·d),分 3 次口服。

处方 3:胺碘酮 10～15mg/(kg·d),分 2～3 次口服。

处方 4:阿替洛尔 0.8～1.5mg/(kg·d),分 3 次口服。

处方 5:地尔硫䓬初始剂量 0.2～0.3mg/kg,口服,每日 3 次。最大≤3mg/(kg·d)或 90mg/d。对 β 受体阻滞药无效者,换用钙通道阻滞药,可获效益。依据症状调节剂量。有严重传导阻滞者禁用。

【注意事项】

(1)维拉帕米可能导致周围血管扩张及严重血流动力学并发症,有心室流出道梗阻患者慎用。有严重传导阻滞者禁用。

(2)避免精神紧张及剧烈活动以防猝死。流出道严重梗阻常是猝死原因。

(3)心痛、胸闷者禁用硝苯地平(心痛定)、硝酸甘油。

(4)β 受体阻滞药(普萘洛尔、阿替洛尔、美托洛尔)口服,由小剂量渐增,以症状改善,心率不低于 60 次/分为宜。其作用为降低心肌收缩力,减轻流出道梗阻,改善左心室顺应性,提高心排血量。

(5)钙通道阻滞药的作用是减轻左心室流出道梗阻,改善左心室顺应性,并改善症状。β受体阻滞药无效时,本类药物常可奏效。

(6)洋地黄忌用。只有在心率太快时,且仅用于心腔扩大,室内梗阻不明显患儿,可小量洋地黄与β受体阻滞药合用。

(7)临床有心悸,24h 动态心电图发现室性期前收缩或室性心动过速者,可口服胺碘酮或普萘洛尔,可预防猝死和室性心律失常。为了预防猝死,可埋藏自动转复除颤器。

(五)限制型心肌病

限制型心肌病(RCM)是一种少见的心肌病,特点为双侧心室容量正常或减低,双侧心房扩大,左心室壁厚度及房室瓣正常,心室充盈障碍及顺应性下降,心脏舒张功能严重受损而收缩功能保持正常或轻度受损。一般在青春期以后发病,男性居多。

【诊断要点】

(1)原因不明的心力衰竭。

(2)体格检查:可听到奔马律,二尖瓣、三尖瓣关闭不全所致收缩期反流性杂音。

(3)X 线检查:心影轻度至中度增大,心搏动减弱,少数患儿可见心内膜钙化影。

(4)心电图:改变多见,但无特异性。

(5)超声心动图:左心房增大明显,左心室对称性肥厚、内径基本正常,心尖狭小,室壁运动可减弱或正常。心内膜增厚、回声增强。左室舒张功能障碍,二尖瓣血流 E/A 比值降低;左室收缩功能可正常或轻度减退。与缩窄性心包炎较难鉴别,后者无室壁增厚、室壁运动正常或增强,心包增厚。

(6)心导管检查:左、右心室舒张压差值常超过 5mmHg,右心室舒张末压＜1/3右心室收缩压,右心室收缩压常超过50mmHg。

(7)心内膜心肌活检:结果正常者罕见,可有心内膜及心内膜下纤维化,是确诊手段。

【治疗要点】

(1)一般治疗:注意休息,预防呼吸道感染。

(2)心力衰竭:排钾和保钾利尿药联合应用,改善静脉淤血。减轻前负荷。

(3)完全性房室传导阻滞:安装心脏起搏器。

(4)外科治疗:手术剥除增厚心内膜。心脏移植是根本治疗。

【处方】

华法林首日0.2mg/kg(最大量10mg),口服,每日1次。

从第2天开始改为0.1mg/kg,最大量5mg;根据INR调整剂量,一般维持量为0.1～0.3mg/kg。INR目标范围2.0～3.0,如果INR高于3.0,可下调剂量为0.05mg/kg,如果INR高于3.5,则须停药。注意出血征象,严重出血时可静脉注射维生素K。

【注意事项】

伴有脏器嗜酸性粒细胞浸润患儿用糖皮质激素。

(六)感染性心内膜炎

感染性心内膜炎(IE)是由病原微生物循血行途径引起的心内膜、心瓣膜或邻近大动脉内膜的感染并伴赘生物的形成。多发生在有先天或后天心脏病的患儿,但亦可发生在心脏正常者。

【诊断要点】

(1)症状:热型可不规则;可呈现心功能不全或原有心功能不全加重;可出现皮肤、脾、肺、肾、脑、肠系膜等部位栓塞。免疫复合物性肾小球肾炎也可见到。

(2)体征:瓣膜损伤后可出现心脏杂音,或使原有的杂音在性质、响度发生改变。皮肤黏膜瘀斑是最常见的外周表现。有些皮肤征象与免疫反应有关,小儿较少见,如指(趾)甲下暗红色线状出血,Osler 结节(指、趾掌面红色皮下结节),Janeway 斑(手掌和足底红斑或无痛的出血性瘀点病变),Roth 斑(眼底椭圆形出血斑,中央苍白)。

(3)一般检查:血常规检查可出现白细胞计数增多、中性粒细胞比例升高,正细胞性贫血,血小板减少。血沉增快、CRP 阳性。血清球蛋白常增多,类风湿因子可出现阳性。尿常规可见血尿和蛋白尿。

(4)血培养:2 次血培养有 IE 的典型细菌(如草绿色链球菌、金黄色葡萄球菌、肠球菌等)。凡原因未明的发热、病程在 1 周以上,且原有心脏病者,均应积极反复多次进行血培养,以提高阳性率。

(5)心电图:可出现各种心律失常、传导阻滞,严重的可出现致命的室性心律失常。

(6)超声心动图:可观察赘生物的部位、大小、形态和活动情况,了解瓣膜损害程度,对决定是否做换瓣手术具有参考价值。还可发现原有的心脏病。

【治疗要点】

(1)支持疗法:卧床休息。保持水电解质平衡及足够的热量供应。必要时给予输血、血浆或静脉注射免疫球蛋白等。

(2)抗生素治疗:根据血培养选用敏感、有效的抗生素,血培养阴性时选用广谱抗生素。坚持足量及较长期疗程。疗程 4~8 周,需体温正常、急相蛋白试验正常,血培养连续 2 次培养阴性后方可逐渐停用。

(3)手术疗法:先天性心脏病缺损修补及切除赘生物、脓肿或更换病变的瓣膜等,手术适应证:①瓣膜破坏所致的进行性或不能控制的心力衰竭;②经最佳抗生素治疗无效;③脱落的赘生物阻塞瓣口或栓塞动脉必须取出时;④反复发生栓塞;⑤真菌感染;

⑥新发生的心脏传导阻滞。

【处方】

1. 西医处方

处方1:草绿色链球菌感染时选用。

生理盐水	100～250ml	静脉滴注,每4小时1次(青霉素皮试阴性),疗程4～6周
青霉素	20万～30万U/(kg·d)	

或头孢曲松100mg/(kg·d),每日1次,疗程4周。

处方2:肠球菌(牛链球菌或粪链球菌)感染时选用。

氨苄西林	300mg/(kg·d)	静脉滴注,每4～6小时1次(青霉素皮试阴性),疗程2周
生理盐水	250ml	

处方3:链球菌感染时(青霉素过敏)选用。

5％葡萄糖注射液	100～250ml	静脉滴注,每8～12小时1次,疗程4～6周
万古霉素	30～40mg/(kg·d)	

处方4:金黄色葡萄球菌感染时选用。

生理盐水	100～250ml	静脉滴注,每4～6小时1次(青霉素皮试阴性),疗程4～6周
苯唑西林(新青霉素Ⅱ)	200mg/(kg·d)	

处方5:金黄色葡萄球菌感染时(青霉素过敏)选用。

5％葡萄糖注射液	100～250ml	静脉滴注,每8～12小时1次,疗程6～8周
万古霉素	30～40mg/(kg·d)	

处方6:金黄色葡萄球菌感染(有人工装置、新青霉素Ⅰ敏感)时选用。

5％葡萄糖注射液	100～250ml	静脉滴注,每8～12小时1次,疗程6～8周
万古霉素	30～40mg/(kg·d)	

或

5%葡萄糖注射液	100～250ml	静脉滴注,每日
利福平	10～15mg/(kg·d)	1 次疗程 4～6 周

处方 7

(1)5%葡萄糖		静脉滴注,每 8～12
注射液	100～250ml	小时 1 次,疗程 6～
万古霉素	30～40mg/(kg·d)	8 周
(2)5%葡萄糖		静脉滴注,每日 1 次。
注射液	100～250ml	疗程 4～6 周
利福平	10～15mg/(kg·d)	

处方 8:嗜血杆菌感染时选用。

生理盐水	100～250ml	静脉滴注,每 4～6 小时 1 次
氨苄西林	300mg/(kg·d)	(青霉素皮试阴性),疗程 4～6 周

处方 9:病原菌为革兰阴性杆菌(包括大肠埃希菌感染)者。

生理盐水	100～250ml	静脉滴注,
头孢曲松	80～100mg/(kg·d)	每 12 小时 1 次

或氨苄西林 300mg/(kg·d)。

处方 10:真菌性心内膜炎时选用。

(1)5%葡萄糖		缓慢静脉滴注,持续 6～8h,
注射液	500ml	渐增至 0.5～1mg/(kg·d),
两性霉素 B	0.05～0.11 mg/(kg·d)	每日 1 次或隔日 1 次

氟胞嘧啶 50～150mg/(kg·d),分 3～4 次口服,疗程 6～8 周。

(2)5%葡萄糖		静脉滴注,分 2 次
注射液	100～250ml	(每次滴入时间为
氟康唑	5～8mg/(kg·d)	30～60min)

(3)氟康唑(大扶康)3～6mg/(kg·d),每日 1 次。

处方 11：病原菌不明时选用，(1)～(3)选一即可。

(1)5％葡萄糖		静脉滴注，每 8～12
注射液　100～250ml		小时 1 次，疗程 6～
万古霉素　30～40mg/(kg·d)		8 周

| (2)生理盐水 | 100～250ml | 静脉滴注， |
| 头孢曲松 | 100mg/(kg·d) | 每 12 小时 1 次 |

5％葡萄糖注射液　100～250ml		静脉滴注，每
万古霉素　　　30～40mg/(kg·d)		8～12 小时 1 次，
		疗程 6～8 周

| (3)生理盐水　100～250ml | | 静脉滴注，每 12 小时 |
| 头孢呋辛　200mg/(kg·d) | | 1 次 |

2. 中医处方

处方 1：归脾汤加减，党参、黄芪、当归、龙眼肉、熟地黄、制首乌、鸡血藤各 10g，白术 8g，茯苓 12g，枣仁 3 枚。

此方益气养血，补益心脾。主治气血两虚。适用于患儿面色苍白，神疲乏力，气短懒言，心悸，心慌，口唇淡白，消瘦纳呆，肢体瘫痪，舌淡红，苔薄，脉细弱。胸痛咯血者加桃仁、仙鹤草各 10g；尿血者加益母草、白茅根各 10g；食欲缺乏者加鸡内金、神曲各 10g。

处方 2：黄连解毒汤合清营汤加减，水牛角(先煎)15g，黄芩、金银花、连翘、山栀子、生地黄、玄参、丹参、赤芍、淡竹叶、黄连各 10g，甘草 3g。

此方清热解毒，凉血散瘀。主治毒瘀阻滞。适用于患儿发热，周身酸痛，烦躁不安，心悸，气促，皮肤黏膜瘀点或紫癜，或伴咳嗽，咯血，胸痛，面色苍白，气促，不能平卧，唇绀，水肿，脉细数。大便秘结加生大黄 3g。皮肤瘀点，胁下痞块加川楝子、延胡索各 10g；心悸不宁加磁石(先煎)、远志各 10g；小便短赤加滑石、车前草各 10g；口干加玉竹、麦冬各 10g。

处方 3：秦艽鳖甲散，地骨皮、鳖甲(先煎)、秦艽各 10g，柴胡

9g,知母、当归各5g。

此方滋阴养血,清热除蒸。适用于患儿长期低热,心烦不宁,心悸心慌,消瘦,神疲乏力,盗汗口干,皮肤见瘀点瘀斑,右胁下痞块,大便秘结,食欲缺乏,恶心呕吐,或便血尿血,舌红少苔,脉细数。

3. 康复处方

(1)有先天性心脏病或风湿性心脏病的患儿应注意口腔卫生,防止齿龈炎、龋齿。预防皮肤感染和其他感染。

(2)如发生感染时应该早期彻底治疗。行心脏导管检查,拔牙,扁桃体摘除术等治疗时应该在术前及术后静脉滴注抗生素。

(3)本病的治疗核心是选用敏感抗生素,应联用两种或两种以上的抗生素,疗程为4～8周。停药的指征:体温脉搏正常,自觉无异常,栓塞的症状体征消失,血沉及血象正常,C反应蛋白正常,血培养多次阴性。出院后随访2年以上。

(4)注意休息,提供营养丰富的食物,铁剂,必要时输血。

(5)并发心力衰竭时抗心衰。

(6)如出现下列征象考虑手术治疗:①瓣膜功能不全引起中、重度心衰。②抗生素治疗无效。③赘生物阻塞瓣膜口。④反复栓塞。⑤真菌感染。⑥新发的传导阻滞。

【注意事项】

(1)抗生素治疗原则是早期治疗,不可等待血培养结果而延缓治疗。

(2)真菌药对各种致病性真菌几乎均有治疗效果。为避免复发,治疗应持续至真菌培养为阴性。氟康唑不宜与其他全身性抗真菌药同用。静脉给药可能发生短暂的寒战、瘙痒、皮疹、腹泻及静脉炎、血小板减少等。如输注速度过快,其不良反应明显,并可引起心律失常。长期用药宜随访肝功能。

(3)监测治疗效果需做下列检查:①每日查体,重点观察有无新体征,要注意心律、心率的改变。在治疗进程中仍可出现新的栓塞。②每6小时测体温1次。③每日查尿常规。④每周复查红细胞沉降率及肾功能,必要时重复血培养。⑤测抗菌药物血浓度。⑥每1~2周复查超声心动图1次。⑦用药后2~3周做免疫复合物滴度测定。⑧每2周复查肝功能1次。

(4)红细胞沉降率常在治疗后1个月或疗程结束时恢复正常。如停药后红细胞沉降率再增快、免疫复合物滴度升高,或伴发热,则要考虑未彻底治愈或复发,需再用抗生素治疗。

(5)终止治疗的依据为体温、脉搏正常,自觉情况良好,体重增加,栓塞现象消失,血象、红细胞沉降率恢复正常,血培养阴性。停止治疗随访2年,以便对复发者及时治疗。

(6)有心脏瓣膜病或心血管畸形的患儿,应经常注意口腔卫生,防止齿龈炎、龋齿。预防皮肤感染及其他感染。患肺炎及上呼吸道感染,及时治疗感染灶。

(七)急性心包炎

心包膜的脏层和壁层炎症称为心包炎,常为某些全身性疾病的局部表现或并发症,也可单独发生。病因分为感染性和非感染性两类。小儿以化脓性、结核性、病毒性或风湿性心包炎多见。

【诊断要点】

(1)症状:①心前区疼痛,可因咳嗽或呼吸而加剧。坐位或前俯位减轻。婴儿可表现为烦躁不安。②乏力、不安、上腹胀痛、恶心、咳嗽。③呼吸困难,心包渗出多时症状明显,烦躁不安。心脏压塞时,可呈端坐呼吸,面色苍白伴有发绀。婴儿可表现为烦躁不安。

(2)体征:①心包摩擦音,在整个心前区均可听到,以胸骨左缘下端最清楚。可持续数小时、数日。②心包积液征,心尖搏动微弱或不能触及,心浊音界向两侧扩大,心音低而遥远。③心脏压塞征,心包积液骤增或过多时出现。表现为呼吸急促,心动过速,静脉压上升,动脉压下降,脉压小,奇脉,颈静脉怒张,肝颈回流征阳性,腹水及下肢水肿。心排血量显著下降时,可发生休克。

(3)X线检查:心包积液量超过150ml时,可显示心影增大呈梨形或烧瓶状,心腰平直或消失,卧位与立位心影显著差异,卧位时心底部增宽,立位时心底部变窄。透视下心脏搏动减弱或消失。

(4)心电图:窦性心动过速,急性期除aVR导联外,余皆呈ST段弓背向下的抬高。持续数日即恢复呈ST段及T波改变。QRS波群呈低电压。

(5)超声心动图:诊断心包积液最有效的手段,表现为心包壁层和脏层分离,中间充以无回声液性暗区,化脓性积液有时可见絮状物回声。中度以上的心包积液可出现心脏摆动。右心房、右心室前壁及游离壁舒张期塌陷是心包填塞的敏感征象。

【治疗要点】

(1)一般治疗:急性期卧床休息,呼吸困难时采取半卧位。吸氧、镇静、支持疗法,如输血、丙种球蛋白等。胸痛应予对症治疗,采用阿司匹林、可待因,必要时可肌内注射哌替啶(杜冷丁)或吗啡。

(2)病因治疗:①化脓性心包炎,根据不同病原菌选用抗生素,宜采用杀菌剂,选两种抗生素联合使用静脉给药,疗程8～12周为宜,并每隔1～2天行1次心包穿刺排脓。如效果不好,及早采用心包切开引流术。②结核性心包炎,抗结核治疗。③风湿性心包炎,抗风湿治疗。④病毒性心包炎,轻症应用阿司匹林治疗,重症选用泼尼松加干扰素。

(3)其他:出现急性心包压塞症状时,需及时穿刺放液。化脓性心包炎除应用抗生素外,常需心包引流术。

【处方】

处方1:用于化脓性心包炎。

| 生理盐水 | 100～250ml | 静脉滴注,每12 |
| 青霉素 | 20万～30万U/(kg·d) | 小时1次(青霉素皮试阴性) |

| 生理盐水 | 100～250ml | 静脉滴注,每12小时 |
| 头孢噻肟 | 100～150mg/(kg·d) | 1次 |

| 生理盐水 | 100～250ml | 静脉滴注,每12小时 |
| 头孢曲松钠 | 20～80mg/(kg·d) | 1次 |

处方2:用于风湿性心包炎。

泼尼松1～2mg/(kg·d),分次口服,疗程4～8周。

处方3:用于病毒性心包炎。

阿司匹林40～70mg/(kg·d),分3次口服,2～3周后开始减量,总疗程为6～8周。

或泼尼松1～2mg/(kg·d),分3次口服,2～3周后,开始减量,每周每日减5mg,总疗程为6～8周。

α干扰素5万U/(kg·d),肌内注射,每日1次,疗程4周。

处方4:用于急性非特异性心包炎。

布洛芬30～50mg/(kg·d),分3次口服,最大剂量<2.4g/d。疗程几周至几个月不等,CRP应该用来作为指导治疗时间长度的一个指标,应逐渐减少剂量至患儿无症状且CRP正常。

处方5:吲哚美辛1～2mg/(kg·d)[<4mg/(kg·d),分2～4次],口服,最大剂量<150～200mg/d。用于≥2岁儿童。

处方6:萘普生10mg/(kg·d)[<15mg/(kg·d),分2次],口服,用于≥2岁儿童。

【注意事项】

(1)细心护理的重要性不亚于药物治疗。应尽量使患儿舒适,保证完全休息,供应充足的蛋白质及维生素,维持体液平衡。

(2)结核性心包炎不伴有心肌炎,一般听不到杂音。床上活动的限制可较化脓性及风湿性病例稍放宽。

(3)风湿性心包炎必伴有心肌炎症状,可听到器质性心脏杂音,渗液较少,一般不需心包穿刺。

(4)重症化脓性心包炎需用大剂量青霉素加头孢噻肟(凯福隆)或头孢曲松治疗。

(5)高热持续的出血性化脓性心包炎、大量血性心包液为其特征,属危重症,宜联合应用万古霉素、利福平、第三代或第四代头孢菌素加丙种球蛋白,均静脉途径给药,积极抢救,可降低病死率。中毒症状重者可加用甲泼尼龙静脉注射。

(6)心脏压塞应按急症处理,需要紧急抢救,进行心包穿刺或心包切开引流术,以解除心包积液。心包穿刺有一定的危险性,可误穿心脏引起心包积血,发生心脏压塞。为避免损伤心肌,心包穿刺可在心电图监护下进行,穿刺针与心电图机的胸导联相连接,如针头刺伤右心室壁,则出现急性 ST 段抬高及室性期前收缩,应将穿刺针退出少许。

(八)心律失常

心律失常是因心脏激动频率、起源和(或)传导异常,致使心脏活动变为过慢、过快、不规则或各部分活动顺序改变,或在传导过程中时间延长或缩短。包括期前收缩、阵发性室上性心动过速、阵发性室性心动过速、房室传导阻滞、心房颤动。

期前收缩又称过早搏动(早搏),是小儿最常见的心律失常。按激动起源部位不同,分为房性早搏、交界性早搏与室性早搏三种,其中以室性早搏最为常见。

阵发性室上性心动过速(PSVT)是指起源于心房或房室交界区的心动过速。常见于无器质性心脏病患儿,也可见于心肌炎、心肌病及先天性心脏病(如 Ebstein 畸形)等。

室性心动过速(VT),简称室速,是指发生在希氏束分叉以下的束支、心肌传导纤维、心室肌的快速性心律失常,可发展为室颤,引起心源性猝死。

房室传导阻滞(AVB)是指心房激动在房室结、希氏束以及束支等不同的部位发生阻滞,不能正常传到心室。

心房颤动(Af)见于严重的风湿性二尖瓣病变或先天性心脏病伴有心房扩大,预激综合征、甲状腺功能亢进、洋地黄中毒等非器质性心脏病也可发生。

【诊断要点】

1. 期前收缩的诊断要点

(1)症状:多数无明显症状,亦可有心悸、心前区不适,或感到胸前撞击、心跳暂停感。部分频发的患儿可出现乏力、头晕等症状,原有心脏病者可因此诱发加重症状。

(2)体征:心律不规则,两次距离很近的心搏之后有较长的间歇,与脉搏间歇一致。第一心音多增强,第二心音多减弱。

(3)心电图:房性期前收缩为期前出现房性异形 P 波,与窦性 P 波形态不同,其后有一不完全代偿期,QRS 波形多正常。房室交接性期前收缩提早出现的 QRS 波形正常,其前无 P 波或出现逆行 P 波,代偿期完全。室性期前收缩提早出现的 QRS 波宽大畸形,其前无 P 波,代偿期完全。

(4)24h 动态心电图:记录期前收缩发生的多少、形态及发生的规律等。

(5)心脏超声:排查二尖瓣脱垂、左心室假腱索、心肌病等心脏器质性病变。

(6)心肌酶:排查心肌炎引起的期前收缩。

(7)电解质:排查电解质紊乱引起的期前收缩。

(8)分型:按起源部位可分为房性、房室交接性和室性 3 种,其中以室性早搏最常见,房室交接性较少见。

2. 阵发性室上性心动过速的诊断要点

(1)症状:突发突止,发作时有心悸、胸闷、气短、乏力等。小婴儿表现可不典型,可表现为拒食、呕吐、不安等。持续发作较久者可有心力衰竭、休克表现。

(2)体征:发作时儿童心率常在 160～250 次/分,婴儿可达

250～325 次/分,心律规则。并发心力衰竭者可出现心脏扩大、肝大、肺部出现喘鸣音等。

(3)心电图:连续 3 个以上迅速出现 QRS 波,频率 160～250 次/分,婴儿可达 250～325 次/分。R-R 间期相等。部分可见直立或倒置的异位 P 波。部分病例 ST 段下移,T 波低平或倒置。当伴有预激发生逆传型室上速、心室内差异传导或束支阻滞时,则 QRS 波宽大畸形。

(4)食管心房调搏检查:可明确室上速的产生机制及类型。

3. 室性心动过速的诊断要点

(1)症状:发作突然,患儿面色苍白,烦躁不安,呼吸急促,年长儿可诉心悸、胸闷、心前区痛。严重病例可晕厥、抽搐(阿-斯综合征)、心源性休克、心力衰竭,甚至猝死。

(2)体征:心率增快,心室率可不匀齐,心音强弱不等。

(3)室性心动过速心电图特征:①心室率常在 150～250 次/分之间;②连续 3 次或 3 次以上的快速室性早搏,QRS 波群畸形,时限≥0.12s;③房室分离;④可有心室夺获或室性融合波。

(4)特发性室性心动过速(IVT):发生于无明显器质性心脏病,占室性心动过速的 10%～15%,一般预后较好,通常不引起严重血流动力学改变。可分为左室型、右室型、儿茶酚胺敏感型。

4. 房室传导阻滞的诊断要点

(1)症状:轻者无症状,偶有心悸或心搏暂停感。重者疲乏无力、眩晕、阿-斯综合征或心力衰竭。

(2)体征:脉缓,心律不齐,第一心音减弱,低钝。

(3)辅助检查:①心电图,提示房室传导阻滞。②24h 动态心电图观察心室率缓慢的程度及是否并发其他心律失常。③心脏超声可发现心脏器质性病变。④血电解质、心肌酶排查电解质紊乱、心肌炎。

(4)分度:1)一度房室传导阻滞,P-R 间期超过正常范围,但每个心房激动都能下传到心室。2)二度房室传导阻滞,通常分为

Ⅰ型和Ⅱ型两型。①Ⅰ型：又称为文氏现象，表现：a. P-R 间期进行性延长，直至 1 个 P 波不能下传心室，P 波后不出现 QRS 波；b. 在 P-R 间期延长的同时，R-R 间期进行性缩短，直至 1 个 P 波不能下传心室；c. 脱落前后 2 个 R 波的距离小于最短的 R-R 间期的 2 倍。②Ⅱ型：P-R 间期固定不变，心房搏动部分不能下传到心室。房室间可呈固定或不固定的 2∶1 或 3∶2 等下传。3)三度房室传导阻滞：心电图表现：a. P-P 间期与 R-R 间期各自相等，P 波与 QRS 波群无关；b. 心室率慢于心房率；c. QRS 波群形态和心室率视阻滞部位的不同而有所差异。阻滞部位较高，逸搏点在希氏束分叉部位以上，则心室率较快且 QRS 波群形态和时限正常；阻滞部位较低，则心室率较慢，而且 QRS 波群形态宽大畸形。

5. 心房颤动的诊断要点

(1)症状：可有心悸、头晕、胸闷、气短、烦躁、乏力等症状。若出现心力衰竭和动脉栓塞，可出现相应的症状。

(2)体征：心律完全不规则，心室率为 100～150 次/分，心音、脉搏强弱不一，有脉搏短绌现象。

(3)心电图：窦性 P 波消失，代之以形态各异、大小不同、间隔不等的心房颤动波(f 波)，频率为 350～600 次/分；QRS 波群形态多正常，若存在室内差异传导或束支传导阻滞时，QRS 波群宽大畸形；R-R 间期绝对不匀齐。

【治疗要点】

1. 期前收缩的治疗要点

(1)控制与消除引起早搏的原因和诱因：由病毒或细菌感染引起的早搏首先用药物控制感染。器质性心脏病合并心功能不全应选用洋地黄类等改善心功能，由药物中毒所致者应及时停药，电解质紊乱者应予纠正。如由于情绪激动诱发者可予镇静药。

(2)偶发早搏(每分钟发作＜6 次)、功能性早搏、无症状者不须治疗，定期随访。

（3）发作频繁（每分钟发作＞8次）、病理性早搏、症状显著或伴有器质性心脏病者须给予抗心律失常药。

2. 阵发性室上性心动过速的治疗要点

（1）祛除诱因：包括缺血、电解质紊乱、药物中毒（如洋地黄类）等。

（2）刺激迷走神经末梢的方法：如压迫一侧颈动脉窦，机械性地引起呕吐或屏息。

（3）抗心律失常药物治疗：可使用普罗帕酮、洋地黄、胺碘酮等抗心律失常药物。

（4）直流电复律：血流动力学不稳定，出现意识不清、血压不稳定者，立即给予直流电复律，终止室上速。

3. 室性心动过速的治疗要点

（1）抗心律失常：选用抗心律失常药物终止发作。若出现血流动力学障碍，首选直流电复律。

（2）消除诱因：包括缺氧、电解质紊乱、酸中毒、药物中毒等。治疗原发病，如纠正心力衰竭，治疗心肌炎等。

（3）预防复发：在室速终止后，应使用药物或非药物措施（如射频消融术、植入式心律转复除颤仪等）预防复发，并注意避免诱因，如剧烈运动、精神刺激等。

4. 房室传导阻滞的治疗要点

（1）病因治疗：洋地黄中毒者，应立即停药并做相应处理；心肌炎者应用糖皮质激素；电解质紊乱者予以纠正。

（2）药物治疗：用于二度Ⅱ型以上房室传导阻滞的治疗，选用"处方"中的药物提高心室率。

（3）人工心脏起搏器应用适应证：①发生阿-斯综合征；②心力衰竭；③频发或多源性室性早搏；④传导阻滞在房室束以下，QRS增宽、畸形；⑤中度以上活动受限；⑥婴儿心室率持续＜55次/分，儿童＜50次/分，若由急性心肌炎或心内手术后发生的CAVB，采用临时起搏治疗。

5. 心房颤动的治疗要点

(1)祛除病因:如洋地黄中毒、甲状腺功能亢进等。

(2)药物治疗:选用洋地黄、奎尼丁等药物复律。因房颤易并发动脉栓塞,需抗凝治疗。

(3)同步直流电击复律:若药物治疗无效,可采用同步直流电击转复治疗。

(4)导管射频消融术:可用于难治病例。

【处方】

1. 期前收缩的西医处方

处方 1:房性早搏首选,也用于交界性早搏。

普罗帕酮(心律平)5~7mg/kg,口服,每 6~8 小时 1 次。

或普萘洛尔 0.5~2.0mg/(kg·d),分 2~3 次口服。

或美托洛尔(倍他洛克)0.5~2.0mg/(kg·d),分 2 次口服。

或维拉帕米(异搏定)2~3mg/(kg·d),分 3 次口服。

处方 2:顽固性早搏,当其他药物效果不明显选用。

胺碘酮 7.5~15mg/(kg·d),分 3 次口服。

处方 3:室性早搏首选。

普罗帕酮 5~7mg/kg,口服,每 6~8 小时 1 次。

或美西律(慢心律)3~5mg/kg,口服,每 6~8 小时 1 次。

或胺碘酮 7.5~15mg/(kg·d),分 3 次口服。

或美托洛尔 0.5~2.0mg/(kg·d),分 2 次口服。

或普萘洛尔 0.5~2.0mg/(kg·d),分 2 次口服。

处方 4:洋地黄中毒及心脏手术后的室性早搏选用。

苯妥英钠 5~10mg/(kg·d),分 3 次口服。

或苯妥英钠 2~4mg/kg,缓慢静脉注射,可在 5~10min 后重复 1 次。

处方 5:QT 间期延长综合征、二尖瓣脱垂综合征发生的室性早搏者选用。

普萘洛尔 1mg/(kg·d),分 2~3 次口服。

处方 6：用于扩张型或肥厚型心肌病和致心律失常右室心肌病引起的室性期前收缩。

阿替洛尔 1～2mg/(kg·d)，分 2 次口服。

2. 阵发性室上性心动过速的西医处方

处方 1：无心力衰竭和病态窦房结综合征者可首选。

5%葡萄糖 　注射液　　10ml 普罗帕酮　1.0～1.5mg/kg	缓慢静脉注射 10～15min， 无效者可于 20min 后重复 1～2 次，总量≤6mg/kg

或

生理盐水　　10ml 维拉帕米　0.1～0.2 　　　　　mg/kg	缓慢静脉注射 10～15min，心电监 护心律若已转为窦性，且心率减慢 接近正常高值时，即可停注。1 次 量不超过 3mg，每分钟不超过 1mg， 15～20min 未转复，可再给 1 剂

或

5%葡萄糖注射液　　10ml 普萘洛尔　　　　0.05～0.15mg/kg	静脉注射 10～ 15min

或 ATP 每次 0.04～0.05mg/kg，5s 内静脉注射，首剂无效，3～5min 后加倍剂量重复应用。

处方 2：PSVT 并发心力衰竭而无心源性休克者首选。

毛花苷 C 或地高辛，首剂量用饱和量的 1/2，余量分 2 次，每 4～6 小时重复 1 次。

处方 3：逆传型房室旁道折返室上性心动过速。

5%葡萄糖 　注射液　　10ml 普罗帕酮　1.0～1.5mg/kg	静脉注射 10～15min，无效 者可于 20min 后重复 1～2 次，总量≤6mg/kg

或胺碘酮 2.5～5mg/kg，稀释后静脉注射（若并发心功能不全，应立即采用直流电击复律或心房调搏治疗）。

3. 阵发性室性心动过速的西医处方

处方1:适用于多数阵发性室性心动过速的紧急处理。

5％葡萄糖 　注射液　　2ml 利多卡因　1～2mg/kg	缓慢静脉注射,≥2min,无效时 10min后可重复1次,总量≤ 5mg/kg;转复后以20～50μg/ (kg·min)静脉滴注维持

处方2:适用于顽固的室性心动过速。

5％葡萄糖 　注射液　　10ml 普罗帕酮　1～2mg/kg	缓慢静脉注射10～15min,无效 者20min后重复,不超过3次; 复律后以5～10μg/(kg·min) 静脉滴注维持

处方3:适用于顽固的室性心动过速。

5％葡萄糖 　注射液　　10ml 胺碘酮　　1～2mg/kg	缓慢静脉注射10～15min,可重 复2～3次;复律后以1～2mg/ (kg·h)静脉滴注维持

或溴苄胺2～3mg/kg,缓慢静脉注射,5～10min。

处方4:适用于洋地黄中毒及先天性心脏病术后的室性心动过速。

生理盐水　　20ml 苯妥英钠　2～4mg/kg	缓慢静脉注射10～15min, 10min后可重复1次

处方5:适用于左室型、右室型特发性室性心动过速。

生理盐水　　10ml 维拉帕米　0.1～0.2mg/kg	缓慢静脉注射10～15min, 每次量≤3mg,15min后可 重复1次

处方6:适用于QT间期延长综合征及二尖瓣脱垂引起的儿茶酚胺敏感型室性心动过速。

5％葡萄糖 　注射液　　20ml 普萘洛尔　0.05～0.15mg/kg	缓慢静脉注射10min, 每次剂量不大于3mg

处方7:病态窦房结综合征(SSS)、三度房室传导阻滞、低钾、

心率缓慢者选用。

| 生理盐水 | 10ml | 缓慢静脉注射 |
| 异丙肾上腺素 | 0.1mg | |

继以 $0.05\sim2\mu g/(kg \cdot min)$，静脉滴注（婴儿窦性心率维持在 150 次/分，儿童 120 次/分）。

处方 8：儿茶酚胺敏感性室性心动过速可选用 β 受体阻滞药。

美托洛尔或普萘洛尔 $0.5\sim2.0mg/(kg \cdot d)$，分 $2\sim3$ 次口服。

处方 9：美西律 $1\sim3mg/kg+5\%$ 葡萄糖注射液，缓慢静脉注射，有效后 $20\sim40\mu g/(kg \cdot min)$ 静脉滴注维持。

处方 10：用于 Brugada 综合征、短 QT 综合征，具有延长 QT 间期的作用。

奎尼丁试验量 2mg/kg 口服，无不良反应 2h 后开始治疗剂量 $30mg/(kg \cdot d)$，分 $4\sim5$ 次，至恢复正常心律。维持量 $10mg/(kg \cdot d)$，分 3 次。

处方 11：用于长 QT 综合征并发尖端扭转型室速，同时补充氯化钾，监测血镁及血钾水平。

硫酸镁 $15\sim30mg/kg+5\%$ 葡萄糖注射液（稀释成 2.5% 的溶液），缓慢静脉注射。继减量静脉滴注。

处方 12：用于儿茶酚胺敏感性多形性室速。

美托洛尔起始剂量 $0.2\sim0.5mg/(kg \cdot d)$，分 2 次口服。

4. 房室传导阻滞的西医处方

异丙肾上腺素 $5\sim10mg$，舌下含化，每 4 小时 1 次。

或

| 5% 葡萄糖注射液 | 50ml | 静脉滴注，以 $0.02\sim0.05\mu g/$ |
| 异丙肾上腺素 | 0.1mg | $(kg \cdot min)$ 滴速维持 |

或阿托品 0.01mg/kg，口服或皮下注射，每 $4\sim6$ 小时 1 次。

11.2% 乳酸钠 3ml/kg，静脉滴注（重症者应用）。

5. 心房颤动的西医处方

处方 1:毛花苷 C 首剂量用饱和量的 1/2＋5％葡萄糖注射液,缓慢静脉注射,余量分 2 次,每 4 小时 1 次。

新生儿　　　　　0.02～0.03mg/kg

1 个月—2 岁　　0.03～0.04mg/kg

2 岁以上　　　　0.02～0.04mg/kg

处方 2:地高辛首次量为总量的 1/2,口服,余量分 2 次,每 6 小时 1 次,维持量为总量的 1/5～1/4,分 2 次口服。

早产儿　　　　　0.025mg/kg

新生儿　　　　　0.03mg/kg

1 个月—2 岁　　0.04～0.06mg/kg

2 岁以上　　　　0.02～0.04mg/kg

静脉用药为口服量的 75％～80％,首次量为总量的 1/3～1/2,余量分 2 次,6h 1 次。预激综合征并发 AFL、严重心动过缓者禁用。

处方 3:奎尼丁试验量 2mg/kg,口服。若无不良反应,2h 后开始治疗剂量,30mg/(kg·d),分 4～5 次,至恢复正常心律。维持量 10mg/(kg·d),分 3 次。有增强洋地黄的作用。

处方 4:普罗帕酮 1～2mg/kg＋5％葡萄糖注射液,缓慢静脉注射。无效者可于 20min 后重复 1～2 次。累计剂量≤5mg/kg。有心肌炎等基础心脏病和心功能不全及传导阻滞者慎用;新生儿及小婴儿慎用。

处方 5:胺碘酮负荷量 5mg/kg＋5％葡萄糖注射液,缓慢静脉注射(30～60min)。

继 5～15μg/(kg·min),静脉滴注(泵入)。

处方 6:索他洛尔 2～8mg/(kg·d),分 2 次口服,每 12 小时 1 次。从小剂量开始,如无效逐渐加量。

6. 心律失常中医处方

处方 1:炙甘草汤,炙甘草、生姜、生地黄、麦冬、麻仁各 10g,桂枝、人参、阿胶(烊化)各 6g,大枣 10 枚。

此方滋阴养血,益气温阳,复脉宁心。主治气阴两虚。适用于患儿心悸不宁,少气懒言,出汗较多,头晕目眩,烦热口渴,舌红少苔,脉细数或结代。

处方2:归脾汤加减,党参、黄芪、当归各10g,枣仁3枚,龙眼肉、熟地黄、制首乌、鸡血藤各10g,白术8g,茯苓12g。

此方益气养血,补益心脾。主治气血两虚。适用于患儿面色苍白,神疲乏力,气短懒言,心悸,心慌,口唇淡白,消瘦纳呆,肢体困倦,舌淡红,苔薄,脉细弱。胸痛咯血者加桃仁10g,仙鹤草10g;尿血者加益母草10g,白茅根10g;食欲缺乏者加鸡内金10g,神曲10g。

处方3:参附汤,人参9g,制附子(先煎)5g。

此方益气回阳。主治元气大亏,阳气暴脱。适用于患儿面色苍白,唇甲青紫,神疲乏力,哭声无力,汗多黏冷,四肢不温,呼吸急促,鼻翼翕动,虚烦不宁,肢体水肿,腹胀,甚至晕厥,舌淡苔薄白,脉细沉无力。

处方4:血府逐瘀汤,当归、生地黄、牛膝各10g,桃仁12g,红花9g,枳壳、赤芍、甘草各6g,柴胡3g,桔梗4g,川芎5g。

此方活血祛瘀,行气止痛。主治气滞血瘀。适用于患儿心悸心痛,痛如针刺,胸闷不适,面唇青紫,舌紫有瘀斑,苔薄白,脉迟滞或结代。

处方5:清宫汤,玄参9g,莲子心1.5g,竹叶卷心5g,连翘心5g,犀角尖(代)1.5g,莲心、麦冬9g。

此方清心热,养阴液。主治邪热侵心。适用于患儿心悸胸痛,心烦不安,咽痛龈肿,乳蛾红肿,大便秘结,小便短黄,口苦唇燥,口干欲饮,夜寐多汗,舌红苔黄,脉数或促,结代。

7. 心律失常康复处方

(1)对心律失常的患者,首先我们要明确心律失常的类型,有些轻微的心律失常的患者无须治疗,如窦性心动过速,偶然出现的早搏等,但是严重的心律失常则需即刻治疗。

（2）查明引起心律失常的病因并及时纠正：明确患儿有无感染，药物中毒，有无低钾血症，代谢性酸中毒，低氧血症或低血压等。如果有这些情况应该予以纠正。

（3）注意卧床休息，注意营养。

（4）了解心律失常对患儿血流动力学的影响，患儿有无头晕、面色苍白、气促发绀、心慌心悸，有无水肿，肝有无增大及大小便的情况。

（5）对心律失常的患者应该予以 24h 心电监护，测定患儿的血压及脉搏和血氧饱和度的情况。如患儿有低血压应予升压，有心衰者应纠正心衰。

（6）根据心电图表现及临床表现选用合适的抗心律失常药物进行治疗。

（7）患儿出院后也应避免剧烈运动。

（8）找到引起心律失常的诱因，避免接触这些导致心律失常的因素。

【注意事项】

（1）患儿无症状，无器质性心脏病，早搏为单源，QT 间期正常，运动试验后早搏消失或减少者多为单纯性早搏，不需要抗心律失常药治疗。应向患儿及其家长做好解释，消除他们的顾虑，并要定期门诊长期随访（3～6 个月）。随访中要了解症状、体征，配合必要的辅助检查，以便及时发现及治疗心肌病者。

（2）病因治疗非常重要。应及时消除早搏发生的病因，药物过量所引起者应立即停药。

（3）如合并完全性房室传导阻滞，则禁用氯化钾。

（4）在药物选择上，一般主张应用 1 种，必须联用时，一般不超过 2 种。普萘洛尔与维拉帕米联用可减弱心肌收缩力，静脉注射时可引起心搏骤停，应禁忌联用。普罗帕酮与维拉帕米、胺碘酮或 β 受体阻滞药联用可引起较严重的心脏传导阻滞，应注意。

（5）病毒性心肌炎发生期前收缩时，一般不须用抗心律失常药,仅对下列情况适当用一段时间:①室性早搏成对出现;②并行性期前收缩或期前收缩发生在心室舒张早期,因而联律间期过短,以防发生 R 波落在 T 波上;③频发期前收缩而影响心排血量者。

(6)阵发性室上性心动过速发作频繁者,应首选经导管射频消融术以根除治疗。

(7)胺碘酮为长效抗心律失常药物,起效缓慢。

(九)心力衰竭

心力衰竭简称心衰,是指心脏工作能力(心肌收缩或舒张功能)下降使心排血量绝对或相对不足,不能满足全身组织代谢需要,出现肺循环和(或)体循环淤血的病理生理状态。心力衰竭是儿童时期的危重症之一,特别是急性心衰,起病急,进展快,如不早期诊断及处理,则严重威胁小儿的生命。

【诊断要点】

(1)症状:左心功能衰竭表现为呼吸困难、端坐呼吸、咳嗽、咳泡沫痰、咯血、心源性哮喘、急性肺水肿等肺循环淤血表现。右心功能衰竭表现为腹胀、食欲缺乏、恶心、呕吐、水肿等体循环淤血表现。心排量不足的表现为乏力、头昏、心慌、少尿等。

(2)体征:心浊音界扩大,心率增快,心音低钝,严重者出现舒张期奔马律。左心功能衰竭可出现呼吸急促,肺部可及湿啰音、喘鸣音;右心功能衰竭可出现水肿、肝大、颈静脉怒张;心排量不足可出现末梢灌注不足的表现,如血压低、脉压窄,可有交替脉,四肢末梢发凉及皮肤发花等。

(3)X 线检查:心影扩大,肺淤血,肺水肿,有时可见胸腔积液。

(4)心电图检查:对心律失常及心肌缺血引起的心力衰竭有诊断价值。

【治疗要点】

（1）病因治疗：如手术纠治先天性心脏病、控制感染、纠正贫血、抗心律失常、抗风湿等。

（2）一般治疗：保证休息，必要时镇静，半卧体位，必要时给氧，避免便秘或排便用力。营养支持，婴儿宜少量多次喂奶，限制盐摄入。

（3）药物治疗：正性肌力药物、利尿药、血管紧转换酶抑制药、β受体阻滞药、改善心肌代谢药物等。

（4）非药物治疗：心室辅助装置、主动脉内球囊反搏、体外膜肺、心脏移植等。

【处方】

1. 西医处方

处方 1：地高辛，口服。

（1）负荷量：早产儿 0.02mg/kg，足月儿 0.02～0.03mg/kg，婴儿及儿童 0.025～0.04mg/kg；首次剂量为上述剂量的 1/2，余量分 2 次口服，每次间隔 6h；末次给药后 12h 开始用维持量。维持剂量：1/5～1/4 负荷剂量。

（2）慢性心力衰竭稳定期常规应用地高辛维持量，注意监测血药浓度。

处方 2：呋塞米 1～4mg/(kg·d)，分 2～3 次口服。

处方 3：氢氯噻嗪 1～2mg/(kg·d)，分 2～3 次口服。

处方 4：保钾利尿药。螺内酯 1～2mg/(kg·d)，分 2～3 次口服。

处方 5：卡托普利 1～2mg/(kg·d)，分 2～3 次口服。ACEI具有保钾作用，因此与螺内酯同时使用时注意血钾情况。

处方 6：贝那普利起始量 0.1mg/(kg·d)，1 周内逐渐增加至 0.3mg/(kg·d)，分 1～2 次口服。

处方 7：卡维地洛起始量 0.05mg/kg（最大 3.125mg），口服，每日 2 次。每隔 2 周增加剂量至原来的 2 倍，直至 0.35mg/kg

（最大 25mg），每日 2 次。

处方 8：美托洛尔起始量 0.2～0.5mg/(kg·d)，分 2 次，逐渐增量，最大剂量 1～2mg/(kg·d)，口服。慢性心力衰竭者病情稳定时可加用。用药期间应监测血压、心电图、心力衰竭征象，出现严重反应宜减量或停药。哮喘、慢性支气管炎、血压过低、心动过缓、二度以上房室阻滞者禁忌。

处方 9：辅酶 Q_{10} 1mg/(kg·d)，分 2 次口服。增强心肌细胞线粒体功能，改善心肌代谢，稳定细胞膜和抗氧自由基作用，保护心肌。

处方 10：果糖二磷酸钠 1～2g，口服，每日 2～3 次。

2. 中医处方

处方 1：四逆汤加减，当归、桂枝、茯苓、白术、白芍、生姜、通草各 10g，制附子 5g，炙甘草 6g，细辛 2g，大枣 8 枚。

此方益气温阳，救逆固脱。适用于心阳虚衰：患儿心悸怔忡，神疲乏力，肢体冷，面色苍白，头晕多汗，肢体水肿，口唇指甲发绀，呼吸微弱，舌淡或淡紫，脉缓无力或结代。

处方 2：黄连解毒汤合清营汤加减，水牛角（先煎）15g，黄芩、金银花、连翘、山栀子、生地黄、玄参、丹参、赤芍、淡竹叶、黄连各 10g，甘草 3g。

此方清热解毒，凉血散瘀。适用于毒瘀阻滞：患儿发热，周身酸痛，烦躁不安，心悸，气促，皮肤黏膜瘀点或紫癜，或伴咳嗽，咯血，胸痛，面色苍白，气促，不能平卧，唇绀，水肿，脉细数。大便秘结加生大黄 3g；皮肤瘀点，胁下痞块加川楝子、延胡索各 10g；心悸不宁加磁石（先煎）、远志各 10g；小便短赤加滑石、车前草各 10g；口干加玉竹、麦冬各 10g。

处方 3：参附汤，人参 9g，制附子（先煎）5g。

此方益气回阳。适用于元气大亏，阳气暴脱：患儿面色苍白，唇甲青紫，神疲乏力，哭声无力，汗多黏冷，四肢不温，呼吸急促，鼻翼翕动，虚烦不宁，肢体水肿，腹胀，甚至晕厥，舌淡苔薄白，脉细沉无力。

3. 康复处方

(1)保证患儿休息,患儿取半卧位,头高足低以减少回心血量。防止躁动,可以使用镇静药。

(2)保持大便通畅,避免用力大便而增加回心血量加重心脏负担。

(3)给予营养丰富且易于消化的食物,限制食物中液体及盐分的摄入。

(4)限制补液量,急性心衰或严重水肿的患者每天的入液量不超过 60ml/kg。

(5)平时要注意锻炼身体,预防感冒,对有感染者要用药进行治疗。

(6)注意监护患儿的生命体征、体温、呼吸、脉搏,血压,记录患儿每天的尿量及入量。

(7)对 Ⅱ 级以上心力衰竭要长期服药治疗,定期去医院检查。

【注意事项】

(1)呋塞米容易引起电解质紊乱。

(2)氢氯噻嗪利尿作用不及呋塞米。

(十)高血压

小儿高血压是指小儿收缩压和(或)舒张压超过其所在年龄、性别的第 95 百分位。在第 90～95 百分位者为正常血压偏高。如仅有收缩压升高,称为收缩期高血压;若仅有舒张压升高,则称舒张期高血压。在儿童期高血压急症主要表现:高血压脑病、颅内出血、高血压合并急性左心衰竭等。

【诊断要点】

(1)大部分患儿无自觉症状,少数有间歇性头痛、恶心或食欲缺乏。

(2)随着病情的加剧可出现脑、眼底、肾及心脏血管的病变,发生眩晕、视力障碍、惊厥、偏瘫、失语等症状。

（3）晚期高血压可发生心力衰竭、肾衰竭、高血压脑病。

（4）血压在未成熟儿＞80/45mmHg；新生儿＞90/60mmHg；婴幼儿＞100/65mmHg；学龄前儿童＞110/70mmHg；学龄儿童＞120/80mmHg，为小儿高血压；任何年龄血压＞150/100mmHg为重症高血压。

（5）眼底检查可估计高血压的严重程度。Ⅰ度：正常眼底；Ⅱ度：有局灶性小动脉收缩；Ⅲ度：有渗出或伴有出血；Ⅳ度：有视盘水肿。Ⅲ度或Ⅳ度眼底改变提示恶性高血压，并可迅速进展为高血压脑病的可能。

【治疗要点】

（1）低盐饮食，避免精神过度紧张，保证足够的睡眠。

（2）继发性高血压应积极寻找病因，并根据不同病因分别予以治疗。

（3）降血压治疗。

（4）有惊厥、颅内压增高表现者，加用甘露醇。

（5）烦躁不安者予以镇静，有惊厥者予以止惊。

（6）注意心、脑、肾功能紊乱，予以必要处理。

（7）单侧性肾动脉狭窄所致的肾性高血压可分别选用血管内膜剥脱术、血管再造或血管移植、球囊导管血管成形术、肿瘤切除、肾切除术等。

【处方】

1. 西医处方

处方1：轻度高血压选用。

（1）低肾素型高血压可选用利尿药。

氢氯噻嗪1～2mg/（kg·d），分3次口服。

或螺内酯1.5～3mg/（kg·d），分3次口服。

（2）高肾素性高血压可选用β受体阻滞药或血管紧张素转换酶抑制药。

普萘洛尔 0.5～2mg/(kg·d)，分 2～3 次口服（自小剂量开始）。

或卡托普利起始量 0.3mg/kg，口服，每 8～12 小时逐渐加量至显效，最大剂量为每次 2mg/kg。

(3)硝苯地平 0.2～0.5mg/kg，口服，每日 3 次。

处方 2：中度高血压选用利尿药加 β 受体阻滞药或甲基多巴。亦可加用血管扩张药。

氢氯噻嗪 1～2mg/(kg·d)，分 3 次口服。

普萘洛尔 0.5～2mg/(kg·d)，分 2～3 次口服。

或甲基多巴 10mg/(kg·d)，分 3 次口服。

或卡托普利开始 1mg/(kg·d)，口服，每 8 小时 1 次。

处方 3：重度高血压选用利尿药加 β 受体阻滞药及强作用的血管扩张药。可选用下列 2 个处方之一。

(1)氢氯噻嗪 1～2mg/(kg·d)，分 3 次口服。

普萘洛尔 0.5～2.0mg/(kg·d)，分 2～3 次口服。

肼屈嗪 0.75～1mg/(kg·d)，分 3～4 次口服。

(2)呋塞米 2～4mg/(kg·d)，分 3～4 次口服。

胍乙啶 0.2～1mg/(kg·d)，分 2～4 次口服。

处方 4：高血压危象迅速降压，防止严重并发症。

(1)二氮嗪(氯苯甲噻二嗪)5mg/kg，静脉注射，无效者 30min后重复。

或

5％葡萄糖	静脉滴注，开始 0.2μg/(kg·min)，
注射液　500ml	以后每 5 分钟增加 0.1～0.2μg/kg，
硝普钠　50mg	直至产生疗效或出现不良反应

或肼屈嗪 0.1～0.2mg/kg，静脉注射，每 4～6 小时 1 次。

或利血平 0.07mg/kg，肌内注射，每日 1 次（每次最大量 2.5mg）。

(2)有惊厥、颅内压增高表现者，加用甘露醇。

20％甘露醇 5ml/kg,静脉滴注。

（3）如有烦躁不安加用苯巴比妥钠。

苯巴比妥钠 2～4mg/kg,肌内注射。

（4）有惊厥者,加用苯巴比妥钠或地西泮或水合氯醛。

苯巴比妥钠 5～8mg/kg(最大量:每次 200mg),肌内注射。

或地西泮 0.5mg/kg,肌内注射。

或 10％水合氯醛 每岁每次 1～2ml,灌肠。

2. 中医处方

处方 1:泽泻降压汤,泽泻、益母草、车前子、夏枯草、草决明、钩藤、牡丹皮各 10g。

此方平肝息风,利水降压。适用于肝阳上亢:患儿头晕头痛,口苦咽干,心烦易怒,目赤尿黄,舌质红,苔薄黄,脉弦数或弦滑。阴虚阳亢加生地黄、玄参、葛根各 10g。气阴两虚加杜仲、仙茅、淫羊藿、生地黄各 10g。血瘀阻络型加牛膝 3g,地龙、赤芍各 5g,红花、丹参各 10g。

处方 2:天麻钩藤饮合杞菊地黄汤加减,珍珠母 8g,刺蒺藜6g,枸杞子、菊花、夏枯草、桑寄生、何首乌、白芍、大玄参、钩藤、广地龙各 10g,牛膝 3g。

此方柔肝息风,清热降压解痉。适用于肝肾阴虚,水不涵木。

3. 康复处方

（1）要稳定情绪,因为情绪激动容易使血压升高,要调整自己的心态,保持轻松愉快的心情,平时多听听轻音乐,不要过劳,调整自己的作息时间。

（2）饮食要定量,要低盐(每天 2～3g),低脂肪,注意锻炼,防止体重超重。

（3）根据病情选择适合自己的锻炼方式,如慢步跑、打太极拳等,锻炼要持之以恒,循序渐进,不要过度,以免加重心脏的负担。

（4）需戒烟戒酒,吸烟可以引起血压升高,喝酒可以加重心脏、肾的病变。

(5)养成每天大便的习惯,保持大便通畅,用力大便会使血压升高,甚至中风。

(6)每天定时测血压,如血压有明显波动时应该去医院就诊检查,如出现头晕头痛,心悸气促时应该立即去医院。

(7)服用降压药将血压降低到一定程度时不要立即停药,可以减少到维持量继续服用。

【注意事项】

(1)应积极寻找病因,分别予以治疗。

(2)对原发性轻度高血压应首先试用非药物治疗,注意培养规律的生活习惯,消除各种精神紧张因素,加强饮食指导,少食精面、精米,多食蔬菜。鼓励低盐饮食。肥胖儿应降低体重,加强体育锻炼。

(3)降压药的选择,原则上开始用1种药。从小剂量开始,逐渐加量达到降压效果。1种药产生效果不满意时,再用第2种药。

(4)β受体阻滞药禁用于心功能不全及支气管哮喘。

(5)婴儿慎用硝苯地平。

(6)肼屈嗪心动过缓者禁用。

六、泌尿系统疾病

(一)急性肾小球肾炎

急性肾小球肾炎(AGN)简称急性肾炎,是以急性肾炎综合征为主要临床表现的一组疾病。临床特征为起病急,起病前多有前驱感染,主要表现以血尿为主,可有蛋白尿、水肿、高血压,急性期并发症有急性循环充血、高血压脑病、急性肾衰竭。本病为小儿时期最常见的肾疾病,居我国儿童泌尿系统疾病住院患儿的首位。多见于5岁以上儿童,2岁以下小儿罕见。男女比例约为2∶1,绝大多数预后良好。

【诊断要点】

典型病例往往起病1~3周前有链球菌感染史,出现血尿、水肿、血压高,尿液检查有肾小球源性血尿,不同程度的蛋白尿,血清有链球菌感染的免疫学改变及动态的血补体变化(早期下降,6~8周恢复)即可诊断为急性链球菌感染后肾炎。

【治疗要点】

主要为对症治疗,治疗原则为纠正病理生理变化及生化异常,防治急性期并发症,保护肾功能,以利其恢复。

(1)一般治疗:病程前两周卧床休息,水肿消退、血压正常和肉眼血尿消失后可下床活动。红细胞沉降率接近正常时可上学。尿液 Addis 计数正常时方可参加体育活动。对有水肿高血压者应限盐及水,有氮质血症者应限蛋白。

(2)抗感染治疗:有感染灶时用青霉素10~14d。对青霉素过敏者可改用大环内酯类抗生素。

(3)对症治疗:①利尿,经控制水盐入量仍水肿、高血压、少尿者可予利尿药。一般口服氢氯噻嗪,无效时需用呋塞米口服或注射,呋塞米静脉注射剂量过大时可有一过性聋。②降压,凡经休息,控制水盐摄入、利尿而血压仍高者均应给予降压药。常选硝苯地平,在成年人此药有增加心肌梗死发生率和死亡率的危险,一般不单独使用。还可选用血管紧张素转化酶抑制药(如卡托普利),与硝苯地平交替使用降压效果更佳,但肾功能下降者慎用。

(4)严重循环充血的治疗:严格限制水钠摄入,尽快利尿降压,应以使用利尿药和血管扩张药为主,慎用或小量使用强心药。对难治病例可采用腹膜透析或血液滤过治疗。

(5)高血压脑病的治疗:原则为选用降压效力强而迅速的药物。首选硝普钠,有惊厥者应及时止痉,对有脑水肿者需脱水、供氧。

【处方】

1. 西医处方

处方1:抗感染治疗。

(1)青霉素$(2.5\sim5)\times10^4$ U/(kg·d),分2~3次,肌内注射。

(2)青霉素$(5\sim20)\times10^4$ U/(kg·d),分3~4次+5%葡萄糖注射液,静脉滴注,疗程7~10d。

(3)适用于青霉素过敏者。

红霉素10~15mg/kg+5%葡萄糖注射液,静脉滴注,每12小时1次,疗程7~10d。

(4)适用于青霉素过敏者或红霉素不能耐受者。

阿奇霉素10mg/(kg·d),静脉滴注,每日1次,疗程3~5d。

处方2:利尿。

(1)氢氯噻嗪1~2mg/(kg·d),2~3次,口服。

(2)呋塞米(速尿)2~5mg/(kg·d),2~3次,口服。

(3)呋塞米1~2mg/(kg·d),肌内注射或静脉注射[注射速度＜1mg/(kg·min),最大量 4mg/kg],每 6～8 小时 1 次。

(4)布美他尼 0.01～0.02mg/kg(最大剂量 5mg/d),肌内注射或静脉注射,每 4～6 小时 1 次(必要时)。

(5)多巴胺　　　　　10mg

　　酚妥拉明　　　　10mg

　　10%葡萄糖

　　　注射液　　　100ml

静脉滴注,每日 1～2 次。系利尿合剂,可通过改善肾小球血流灌注而促进排尿

(6)硝苯地平 0.25mg/(kg·d)[最大剂量 1mg/(kg·d)],口服或舌下含服,每日 3 次。

(7)卡托普利 0.3～0.5mg/(kg·d)[最大剂量 5～6mg/(kg·d),分次],口服。

处方 3:高血压脑病者选用。

5%葡萄糖

　注射液　　100ml

硝普钠　　　5mg

静脉滴注,每分钟 1μg/kg 或每分钟 0.02ml/kg,视血压调整滴速,最大不得超过 0.16ml/kg,注意避光

处方 4:循环充血者选用。

5%葡萄糖注射液　　100ml

酚妥拉明　　　　　10mg

静脉滴注,每分钟 0.07～0.1mg/kg,每日 2 次

处方 5:急性肾衰竭者选用。

呋塞米 2mg/kg,肌内注射或静脉注射,3～4h 重复使用,无效可剂量加大为每次 5mg/kg,或静脉持续滴注。

2. 中医处方

处方 1:麻黄、生姜各 6g,连翘、杏仁、生桑白皮各 10g,赤小豆 20g,大枣 3 枚,炙甘草 3g。

此方为麻黄连翘赤小豆汤(《伤寒论》),功效解表散邪,清热除湿。主治风水相搏。用于风水相搏证,多用于急性肾炎早期,对病程中期、后期之湿热内侵证及体虚者不宜使用。

处方 2:野菊花、蒲公英各 15g,金银花、紫花地丁、天葵子各 10g。

此方为五味消毒饮(《医宗金鉴》),功效清热解毒,消散疔疮。主治疮毒热盛。适用于疮毒热盛者。脾胃虚弱、气血不足者慎用,以免伤正。

处方3:薏苡仁20g,砂仁(后下)2g,桔梗5g,莲子肉、白扁豆、茯苓、党参、白术、山药各10g,甘草3g。

此方为参苓白术散(《太平惠民和剂局方》)。功效益气健脾渗湿。主治脾虚湿盛。适用于恢复期气虚邪恋证,急性期湿热内侵证不宜用。

处方4:知母、山茱萸、牡丹皮、熟地黄、山药、茯苓、泽泻各10g,黄柏3g。

此方为知柏地黄丸(《医宗金鉴》)。功效滋阴降火。主治阴虚内热邪恋。适用于恢复期阴虚邪恋证,对急性期湿热内侵证不宜使用。

处方5:龙胆草、甘草各3g,木通4g,柴胡、黄芩各6g,泽泻、当归、栀子、车前子各10g,生地黄12g。

此方为龙胆泻肝汤(《兰宝秘藏》)。功效泻肝火,清湿热。主治肝经热盛,热极动风。适用于肝经热盛,热极动风证。方中药多苦寒,易败脾胃,对脾胃虚寒和阴虚阳亢患儿,不宜使用。

处方6:防己、葶苈各10g,椒目、大黄各5g。

此方为己椒苈黄丸(《金匮要略》)。功效攻坚逐饮,化气行水。主治饮邪内结实证。适用于饮邪内结之实证,若饮邪停滞而脾胃虚弱者,当禁用;本方为攻下逐饮之法,当谨慎使用,不可久用,以免攻逐太过,损伤正气。

处方7:清半夏、竹茹、枳实各6g,橘皮9g,生姜5片,甘草3g。

此方为温胆汤(《备急千金要方》)。功效理气化痰,清胆和胃。主治水浊秽毒弥漫。适用于水浊秽毒弥漫者,本证属危急重证,应中西医结合治疗。

3. 康复处方

(1)休息指导:急性期卧床1～2周,婴幼儿避免哭闹;血压恢复正常、肉眼血尿消失后,轻度活动,可户外散步;1~2个月可适当活动,限制运动量;病后2~3个月若离心尿每高倍视野红细胞在10个以下,血沉正常,可上学,但避免体育活动。

(2)饮食指导:急性期低盐、低蛋白、高糖、高热量清淡饮食。水肿、尿少、高血压时给无盐饮食并限制水的摄入。症状消失后逐渐恢复到正常饮食。

(3)预防感染,避免病情反复。

(4)出院后按时复诊。

【注意事项】

(1)急性肾炎为自限性疾病,故休息极为重要。

(2)少数患儿以大量蛋白尿为首发表现,其肉眼血尿常不明显,应予重视,该类患儿易误诊为肾炎性肾病,而误予大剂量糖皮质激素治疗。

(3)急性期应严密观察病情,防止并发症发生。

(4)急性肾炎一般不主张使用糖皮质激素,但在病情危重时可适当使用糖皮质激素。

(二)急进性肾小球肾炎

急进性肾小球肾炎(RPGN)简称急进性肾炎,系指一组病情发展急骤、凶险,由蛋白尿、血尿迅速发展为进行性急性肾衰竭,预后恶劣的肾小球肾炎。

【诊断要点】

(1)病前2~3周可有疲乏、发热,30%~50%病例有上呼吸道感染。既往无肾病史。

(2)隐匿起病或急骤起病,初期与急性肾炎相似。2~3周后水肿、血尿、蛋白尿和高血压加剧,持续性少尿或无尿,肾功能急剧减退,出现尿毒症症状,如厌食、恶心、呕吐、面色苍白,可有鼻出血和紫癜等出血表现,呈中度或重度贫血貌,呼吸深大,表情淡漠,精神萎靡,病情危重。

（3）尿液检查：持续性血尿，可有肉眼血尿和红细胞管型，大量蛋白尿，白细胞也常增多，大量管型尿，尿比重和尿渗透压降低且固定。

（4）血常规：常呈严重贫血，进行性加重，白细胞和血小板可增高。

（5）血 C3 多正常，免疫复合物型可降低。

（6）与分型有关的血液检查：①抗基底膜抗体，在Ⅰ型可阳性。②抗中性粒细胞胞浆抗体（ANCA），3 型均可阳性，以Ⅲ型最敏感。③冷球蛋白试验，在Ⅱ型可阳性。

（7）肾超声：可发现肾大或正常大小，皮髓质分界不清。

（8）分型：①Ⅰ型，抗肾小球基底膜抗体型；②Ⅱ型，免疫复合物型；③Ⅲ型，微量免疫球蛋白沉积型。

【治疗要点】
（1）肾上腺皮质激素冲击疗法。

（2）血浆置换疗法：主要用于本病Ⅰ型和Ⅱ型的治疗，可有效地清除血中抗肾抗体和抗原抗体复合物，减少和阻止免疫反应。

（3）联合治疗。

（4）透析疗法和肾移植：主张早期进行透析治疗。疾病慢性化至终末期病例可行肾移植。

【处方】

1. 西医处方

处方 1：冲击治疗。糖皮质激素或环磷酰胺冲击治疗，任选其一。

（1）5％葡萄糖 　　注射液　100～250ml 　　甲泼尼龙　15～30mg/kg	静脉滴注（1～2h 滴完），每日 1 次或隔日 1 次，连续 3～6 次为 1 个疗程（最大量 1g/d）

继后泼尼松 2mg/（kg·d），口服，隔日 1 次。

(2)生理盐水或

  5%葡萄糖注射液 100~250ml   静脉滴注，

  环磷酰胺   500~750mg/m² 每3~4周1次，共8~12次

泼尼松1mg/(kg·d)(不超过80mg/d)，分次口服，并逐步减量。

处方2：四联疗法。

(1)泼尼松2mg/(kg·d)(不超过80mg/d)，分次口服1个月后逐渐减量。

(2)环磷酰胺1.5~2.5mg/(kg·d)，分3~4次口服，疗程8~12周。

或硫唑嘌呤2mg/(kg·d)分次口服，疗程8周。

(3)肝素100~150U/(kg·d)，静脉滴注。

根据凝血酶原时间(PT)及部分凝血活酶时间(APTT)调整剂量，使凝血时间维持在正常的2~3倍，部分凝血活酶时间为正常的1.5~2倍之间，疗程10~14d。

继后华法林1~2mg/d，分2次口服，总疗程3~6个月。

(4)双嘧达莫(潘生丁)4~6mg/(kg·d)(不超过150mg/d)，分次口服。

2.康复处方

(1)保持环境安静，使患儿情绪稳定。绝对卧床休息。

(2)进无盐或低盐、低蛋白饮食。保护残留肾功能。

(3)耐心解释饮食控制的目的，并控制食谱，以提高食欲。

(4)严密观察呼吸、心率、血压，注意尿量、尿质、尿色的变化，严格记录24h出入量。

【注意事项】

(1)及早明确诊断至关重要。该病虽然发病率较低，但病情发展迅速且凶险，及早诊断及治疗能明显改善预后，故如何及早诊断应引起广大临床工作者重视。

(2)冲击治疗应早期用于急性期。

(3)尽早及时进行肾组织活检术。因本病主要病理改变为新月体形成,而且病理损伤程度直接影响病情及预后,故一旦临床上明确病理类型,可指导治疗及判断预后。

(4)在使用肝素治疗时应严格监测血 APTT、PT 及临床观察是否有出血倾向,一旦发现有肝素过量应立即予鱼精蛋白拮抗。

(5)过早进行肾移植效果不好,一般须经透析治疗半年或血中抗肾抗体转阴后才能进行肾移植。

(三)慢性肾小球肾炎

慢性肾小球肾炎又称慢性肾炎,是指病程超过 1 年,有不同程度的肾功能不全和(或)持续高血压的肾炎。慢性肾炎在儿科较少见,是慢性肾衰竭的最常见原因,其病理类型复杂,常见有膜增殖性肾小球肾炎、局灶性节段性肾小球硬化、膜性肾病等。多伴有程度不等的肾小球硬化和肾小血管硬化,有时还可以见到病变部位有肾小管萎缩和间质纤维化。

【诊断要点】

(1)以急性肾炎或肾病综合征起病:发病急,病情发展迅速,水肿、高血压、少尿、肾衰竭症状逐渐加重,可在此基础上 1~2 年内死亡。另有一些浮肿虽然可以消退,但尿异常持续存在,且在较长的时间内由于感染、劳累或无明显诱因,多次出现急性发作的临床症状,且逐渐加重,肾功能逐步恶化,经过数年或数十年进入慢性肾衰竭期。

(2)隐匿起病:无明显临床症状,常在尿筛查或常规体检时发现尿异常或高血压,经进一步检查而明确诊断。病情迁延、反复,可持续多年,以后可以转变为肾病综合征或伴肾衰竭。

(3)非特异表现:患儿以苍白、乏力、生长发育迟缓就诊,多为病程晚期,诊断时已有不同程度的肾衰竭。

【治疗要点】

主要治疗原则为去除引起肾功能恶化的一切因素,如感染灶及其他诱发因素,维持内环境稳定,延缓肾功能慢性化进程。

(1)一般治疗:注意饮食调整,给予优质低蛋白饮食,蛋白入量为每天 1g/kg,根据水肿和高血压情况调整水和钠的摄入,禁用肾毒性药物,避免过度劳累。

(2)激素及免疫抑制药:目前尚无肯定疗效,如肾病综合征可试用,若病理有弥漫肾小球硬化或有明显氮质血症者不宜使用。

(3)对症治疗:控制高血压及心功能不全,改善贫血,利尿,纠正血生化异常,并可适度用一些抗凝药物,如肝素及双嘧达莫。积极防治感染,去除感染灶及其他诱发因素。

(4)其他治疗:如氮质血症明显、严重高血压、高血钾者可进行透析治疗以缓解症状。肾衰竭患者有条件可考虑移植治疗。

【处方】

处方 1:尼莫地平或尼群地平 1～3mg/(kg·d),分 3～4 次口服,并逐步调整剂量至血压正常为止。

或氨氯地平 2.5～5.0mg,口服,每日 1 次。

处方 2:血管紧张素转换酶抑制药(ACEI)及血管紧张素受体阻滞药(ARB),肾功能明显下降者慎用。

| 卡托普利 | 3—7 岁 | 6.25mg,口服,每日 3 次或每日 2 次 |
| | >7 岁 | 12.5mg 口服,每日 2 次 |

或

贝那普利(洛汀新)	3—7 岁	5mg,口服,每日 1 次
	7—12 岁	7.5mg,口服,每日 1 次
	>12 岁	10mg,口服,每日 1 次

或

缬沙坦(代文)	3—7 岁	30mg,口服,每日 1 次
	7—12 岁	50mg,口服,每日 1 次
	>12 岁	80mg,口服,每日 1 次

处方 3:抗凝和抗血小板聚集药物。

双嘧达莫 4～6mg/(kg·d)(不超过 150mg/d),分次口服。

或

| 肝素 | 1mg/kg | 静脉滴注,每日 1 次 |
| 5%葡萄糖注射液 | 100～250ml | |

处方 4:糖皮质激素和细胞毒药物治疗。

泼尼松 1mg/(kg·d),每日 1 次,1 个月后改为 1mg/(kg·d),隔日 1 次,以后逐步减量,疗程 3～6 个月。

处方 5:用于治疗高脂血症。

藻酸双酯钠　＜7 岁,50mg,口服,每日 3 次。

或

| 辛伐他汀 | 3－7 岁 | 5mg,口服,每日 1 次 |
| | ＞7 岁 | 10mg,口服,每日 1 次 |

【注意事项】

(1)慢性肾炎多数发病较隐匿而找不到原发病,故对于那些经常表现乏力、食欲减退、水肿的患儿,应尽早行尿液分析检查。

(2)一旦临床诊断为慢性肾炎应尽早做肾活组织病理检查,以寻找病因,了解病情,指导治疗及判断预后。

(3)对儿童慢性肾炎的治疗尤应权衡药物疗效与药物不良反应间的关系。泼尼松和细胞毒药物的应用尚无一致意见。

(四)肾病综合征

肾病综合征(NS)是由多种原因引起的肾小球滤过膜通透性增高,致使大量血浆蛋白质从尿中丢失,从而引起一系列病理生理改变的一种临床综合征。其临床特征为大量蛋白尿、低清蛋白血症、高脂血症和不同程度的水肿。本病是小儿泌尿系统疾病中最常见的疾病之一,发病率仅次于急性肾炎。多见于学龄前儿童,3－5 岁为发病高峰。

【诊断要点】

(1)高度水肿:常为首发症状或体征,水肿为凹陷性,开始多见于眼睑及面部,晨起明显,以后渐遍及下肢和全身而出现胸腔积液、腹水。肾炎型肾病患儿水肿可不明显。

(2)少尿:水肿的同时出现明显少尿,尿色深、泡沫多,但真正无尿者少见。

(3)大量蛋白尿:尿蛋白定性在卌~卌,24h 尿蛋白定量>50mg/(kg·d),随机尿蛋白/尿肌酐(mg/mg)>2。

(4)低蛋白血症:由于大量蛋白尿自尿中排出而引起。但主要为低白蛋白血症(血清白蛋白<25g/L)。

(5)高胆固醇血症:血胆固醇明显升高,儿童>5.7mmol/L,婴儿>5.1mmol/L。

(6)血清蛋白电泳:α_2 球蛋白明显增高。

(7)红细胞沉降率(血沉):增快,常超过 50mm/h。

(8)免疫学检查:血清补体多数正常,血 IgG 明显降低,IgM 及 IgA 通常正常(部分 IgA 肾病患儿血 IgA 可升高)。

(9)分型:①单纯型肾病,具有典型的"三高一低"临床表现,常对皮质激素治疗有完全效应。②肾炎型肾病,除典型的"三高一低"临床表现外,尚具有血尿、高血压、氮质血症和血 C3 降低中的一项或多项,常对皮质激素治疗无效应或呈部分效应。

【治疗要点】

(1)一般治疗:凡有严重水肿、低蛋白血症者需卧床休息。水肿消失、一般情况好转后,可起床活动。供给热量充足的低蛋白、低脂肪饮食。给予 0.8~1.0g/d 优质蛋白饮食。热量不应少于 30~35kcal/(kg·d)。水肿时应低盐(<3g/d)饮食。

(2)糖皮质激素治疗:目前仍为治疗本病的首选药物,可分诱导缓解阶段及巩固维持阶段。

(3)免疫抑制药:对激素耐药的患儿,必要时予以免疫抑制药治疗。

(4)防治感染:合并感染者选用对肾损害较小的抗生素。

(5)对症治疗水肿较重伴尿少者可使用利尿药;纠正水电解质紊乱;有高凝状态宜予抗凝和纤溶药物治疗。

【处方】

1. 西医处方

处方1:糖皮质激素治疗,短程疗法。

泼尼松 2.0mg/(kg·d)(不超过 80mg/d),分 3～4 次口服,4 周后改为隔日顿服(每日剂量不变),再用 4 周,总疗程 8 周。

处方2:糖皮质激素治疗,中-长程疗法。

泼尼松 2.0mg/(kg·d)(不超过 80mg/d),分 3～4 次口服。尿蛋白转阴后巩固至少 2 周(最短不少于 4 周),最长不超过 10 周,改为 2.0mg/(kg·d)隔日清晨顿服 6 周;以后酌情每隔 2 周减 5～10mg,总疗程 6～9 个月为中程疗法,9～12 个月为长程疗法。

处方3:激素冲击疗法,用于肾病频复发或激素依赖者。

甲泼尼龙 15～30mg/(kg·d) 5％葡萄糖注射液 250ml	最大量＜1g/d,1～2h 内静脉滴注连用 3d 为 1 个疗程,每月用 1～2 个疗程,共 3～6 个疗程,两疗程间用泼尼松隔日顿服,逐渐减量

处方 4:免疫抑制药治疗,应用于"处方 1 或处方 2"无效或疗效不理想者选用。

(1)雷公藤多苷治疗

雷公藤多苷 1～1.5mg/(kg·d)(不超过 60mg/d),分 3 次口服,用 12 周后根据病情每周用 3d 停 4d 或用 4d 停 3d 用 12 周,总疗程 24 周。

泼尼松 1mg/(kg·d),一般 3 个月左右停用。

(2)环磷酰胺冲击治疗

生理盐水或5%		静脉滴注(1h 左右),每
葡萄糖注射液	100～150ml	3～4 周 1 次,共 12 次,并
环磷酰胺	500～750	控制总量 150～200mg/kg。
	mg/m^2	同时予以"水化及碱化"

静脉滴注(1h 左右),每 3～4 周 1 次,共 12 次,并控制总量 150～200mg/kg。同时予以"水化及碱化"治疗,以 1/2 张液体 2L/m^2,2d 内静脉持续滴入,并鼓励患儿多饮水勤排尿

(3)环孢素治疗

环孢素 3～7mg/(kg·d),分 2 次口服,1 周后监测血药浓度,使其维持在正常范围(血药谷浓度维持在 80～120ng/ml),有效者 6～9 个月可减量,疗程为 1～2 年。

处方 5:对于"处方 1"或"处方 2、处方 3、处方 4"无效或不能耐受者选用。

环磷酰胺 2～3mg/(kg·d),分 2～3 次口服,8～12 周为 1 个疗程,总量＜200～250mg/kg。

或苯丁酸氮芥 0.2mg/(kg·d),分 3～4 次口服,6 周为 1 个疗程,总量＜10mg/kg。

或硫鸟嘌呤 1～1.5mg/(kg·d),分次口服,疗程 1 年。

或吗替麦考酚酯 20～30mg/(kg·d),分 2～3 次口服,疗程 12～24 个月。

或他克莫司(FK506)起始剂量为 0.1mg/(kg·d),分 2 次口服,每周监测血药浓度,调整剂量使其维持血药浓度为 5～12ng/ml。最大剂量为 0.15mg/(kg·d),使用 3～6 个月可逐渐减量,疗程 12～24 个月。

或利妥昔单抗(美罗华)375mg/m^2,使用生理盐水或者 5%葡萄糖注射液稀释至浓度 1mg/ml 静脉滴注,每周 1 次,用 1～4 次可与其他免疫抑制药合用。

处方 6:抗凝、抗纤溶药物治疗。

(1)双嘧达莫 5～10mg/(kg·d),分次口服。

（2）5％葡萄糖注射液　　100ml　　｜　静脉滴注，每日 1 次，
　　肝素钠　　　　　　　　1mg/(kg·d)｜　2～4 周为 1 个疗程
（3）5％葡萄糖注射液　　100ml　　｜　静脉滴注，每日 1 次，
　　尿激酶　　　　　　　　3 万～6 万 U/d｜　1～2 周为 1 个疗程

处方 7：维生素 D 及钙剂的使用。

法能（阿法骨化醇）0.25μg，口服，每日 1 次。

迪巧（儿童维生素 D 钙咀嚼片），1 片（含维生素 D₃ 100U，钙 300mg）咀嚼后咽下，每日 1 次。

2. 中医处方

处方 1：防己 12g，黄芪 15g，炙甘草 6g，白术 9g，生姜 4 片，大枣 1 枚。上述为成人剂量。6－12 岁儿童减半，6 岁以下儿童遵医嘱。汉防己使用过量会导致血红蛋白尿、恶心呕吐、头晕寒战、呼吸窘迫，甚至急性肾小球坏死，临床使用时应注意。

此方为防己黄芪汤（《金匮要略》）。功效益气祛风，健脾利水。主治肺脾两虚，水湿停留。适用于肺脾两虚，水湿停留者。若水湿壅盛较甚，不宜使用本方。

处方 2：制附子（先煎）4g，生姜 4g，茯苓、白术、白芍各 10g。

此方为真武汤（《伤寒论》）。功效补益脾肾，温阳利水。主治脾病及肾，肾阳失展，气不化水。适用于水肿明显、腰以下为甚、小便清长、四肢欠温者，为脾病及肾，肾阳失展，气不化水所致。阴虚火旺者禁用。

处方 3：熟地黄、山茱萸、山药、泽泻、牡丹皮、茯苓各 10g。

此方为六味地黄丸（《小儿药证直诀》）。功效滋阴补肾。主治肾阴亏损。治疗肾阴虚证的基本方，使用时需加补脾益气与渗利水湿之品。

处方 4：地黄 12g，当归、桃仁各 9g，白芍药、川芎、红花各 6g。

此方为桃红四物汤（《医宗金鉴》）。功效养血活血。主治血瘀血虚证（长期足量使用激素患儿）。适用于血瘀血虚证，不可久用，以免耗伤正气，可加用党参、黄芪益气。

处方5:清半夏、竹茹、枳实各6g,橘皮9g,生姜5片,甘草3g。

此方为温胆汤(《备急千金要方》)。功效理气化痰,清胆和胃。主治水毒潴留,湿浊上逆。适用于脾肾衰竭,水毒潴留,湿浊上逆者。本证属重症,应中西医结合治疗。

处方6:知母、山茱萸、牡丹皮、熟地黄、山药、茯苓、泽泻各10g,黄柏3g。

此方为知柏地黄丸(《医宗金鉴》)。功效滋阴降火。主治阴虚内热邪恋。适用于恢复期阴虚邪恋证,对急性期湿热内侵证不宜使用。

3.康复处方

(1)休息:重症卧床休息,症状减轻可下床活动。

(2)饮食:高蛋白、低盐饮食。水肿消退后进普食,糖皮质激素治疗期间适当控制饮食量。

(3)预防感染:防止呼吸道感染,避免受凉,勤洗澡、勤换衣。

(4)应用免疫抑制药患儿,应观察有无头昏、呕吐及尿色、尿量的改变。

(5)应用糖皮质激素治疗应观察有无过度兴奋,避免剧烈活动,防止骨折,观察有无感染症状。

(6)一定按时按量服药,坚持定期测量体重。

(7)主动疏导和鼓励患儿,树立战胜疾病的信心。

【注意事项】

(1)一般不主张使用利尿药,因为肾病综合征少尿主要为大量蛋白尿致低蛋白血症所致,如盲目利尿不但达不到治疗目的反而加重病情及水、电解质紊乱。

(2)肾病综合征时机体抵抗力差且长期使用糖皮质激素或免疫抑制药,易致各种感染;而且感染是诱发肾病综合征反复及死亡的主要原因。

(3)对难治性肾病应尽早行肾组织活检以明确病理类型,从而指导治疗、判断预后。

（4）在治疗肾病综合征尤其是难治性肾病时，应权衡药物的疗效与不良反应，在治疗肾病综合征同时提高儿童生活质量。

（5）尽可能寻找肾病综合征病因，争取病因治疗。

（6）治疗过程中需要密切关注患儿心理发育问题，尤其是大龄儿童。力争患儿心理健康快乐地成长。

（7）肾病综合征易复发，病程长，患儿服药种类多，因此服药依从性尤其重要，鼓励家长、患儿密切配合，确保准确用药是关键。

（五）IgA 肾病

IgA 肾病（IgAN）又称 Berger 病。其特点是在肾小球系膜区有以 IgA 为主的免疫沉积，也可伴有 IgG、IgM 及 C3 的沉积。

【诊断要点】

（1）症状及体征：①起病前多有呼吸道或消化道、泌尿道感染病史；②可有不同程度的水肿和高血压；③以持续镜下血尿或反复发作的肉眼血尿和（或）蛋白尿为特征，少数表现为肾病综合征和肾功能损害。

（2）检验和检查：①尿液检查，镜下血尿，可见红细胞管型，红细胞形态非均一性；尿蛋白＋～＋＋；24h 尿蛋白定量＜1g，偶有大量蛋白尿。②特异性检查，血清 IgA 增高。③血生化检查，视临床表现而有所不同。血浆白蛋白浓度降低；胆固醇升高，血清 BUN 和 SCr 升高；水、电解质紊乱、酸碱平衡失调等。④肾组织病理学检查，光镜下常见局灶节段性增生或弥漫性系膜增生性肾小球肾炎，免疫荧光可见系膜区 IgA 或以 IgA 为主的免疫球蛋白沉积。

（3）分型：可分为"血尿和蛋白尿型""肾病综合征型"和"镜下血尿型"IgA 肾病。

【治疗要点】

（1）一般处理：①清除病灶，治疗呼吸道慢性感染灶，包括切除肿大的扁桃体。②预防呼吸道感染。③避免剧烈的体力活动。

（2）药物治疗：应用免疫抑制药。

【处方】

1. 西医处方

处方 1：可用于伴有少量蛋白尿的患儿。

贝那普利片	＜5 岁	10mg×1/3 片，口服，每日 1 次
	5－10 岁	10mg×1/2 片，口服，每日 1 次
	＞10 岁	10mg×1 片，口服，每日 1 次

处方 2：用于中度蛋白尿。ACEI 联合 ARB 以增加降低蛋白尿的疗效。

处方 3：用于表现为肾病综合征的患儿。在应用 ACEI 和 ARB 基础上，采用长程激素联合免疫抑制药治疗。

泼尼松 1.5～2.0mg/(kg·d)，分 3 次口服。

免疫抑制药首选环磷酰胺（CTX），此外吗替麦考酚酯（MMF）、来氟米特、雷公藤多苷片等的应用需结合临床经验。

处方 4：用于伴新月体形成或血管炎型。

首选大剂量甲泼尼龙冲击治疗 7.5～15mg/(kg·d)，最大剂量≤500mg，连续 3d，并 CTX 冲击治疗。或用 MMF 口服。

处方 5：卡托普利 0.3mg/kg，口服，每日 3 次。必要时每 8～24 小时增加 0.3mg/kg，至最大耐受量：1 个月－12 岁，6mg/(kg·d)；12－18 岁，150mg/d。对近期大量服过利尿药，处于低钠/低血容量，而血压属正常或偏低的患者，初剂量宜用 6.25～12.5mg，1 日 3 次。

处方 6：氯沙坦 6－16 岁，25mg，口服，每日 1 次。对反应不足的患者，剂量可增加最大 50mg，每日 1 次。

2. 康复处方

（1）出现肉眼血尿时，应卧床休息，直至肉眼血尿消失。

（2）出现水肿、高血压时，应予低盐、低脂、优质低蛋白饮食。

（3）适当参加体育运动，增强体质。预防感冒，避免使用损害肾的药物。

【注意事项】

(1)对以持续性镜下血尿为主要表现的原发性 IgA 肾病、肾病理为Ⅰ级或Ⅱ级无须特殊治疗,但须定期随访,随访中出现蛋白尿或高血压等应重新评估。反复肉眼血尿者,可予甲强龙冲击治疗 1～2 个疗程。

(2)IgA 肾病出现以下表现,提示预后不佳:①高血压;②大量蛋白尿;③起病时就伴有肾功能减退。

(六)乙型肝炎病毒相关性肾炎

乙型肝炎病毒相关性肾炎(HBV-GN),简称 HBV 相关性肾炎,是继发于乙型肝炎病毒感染的肾小球肾炎,是我国儿童继发性肾小球肾炎的常见病因之一。

【诊断要点】

(1)临床表现为持续性蛋白尿、血尿或肾病综合征。

(2)主要病理类型为膜性肾病,其次为膜增殖性肾炎。

(3)乙型肝炎病毒相关性肾炎的诊断依据:①血清 HBV 抗原阳性;②患肾小球肾炎并可排除狼疮性肾炎等继发性肾小球肾炎;③肾组织免疫组化检测中找到 HBV 抗原;④肾病理改变,大多为膜性肾病,少数为膜增生性肾炎和系膜增生性肾炎。

(4)确诊标准:①同时具备 1、2、3;②同时具备 1、2,病理为膜性肾病;③个别具有 2、3,血清乙肝标志物阴性,也可确诊。

【治疗要点】

(1)一般处理:注意休息,适当增加蛋白质(肾病综合征患儿不宜高蛋白饮食)和补充维生素。

(2)药物治疗:无黄疸患儿无须特殊药物治疗。黄疸重患儿可短期使用泼尼松、免疫抑制药,结合抗病毒药物、免疫调节药(干扰素等)予以综合性治疗。

【处方】

1. 西医处方

处方 1:重组干扰素（IFN）（200～500）×10^4U/（m^2·d）或（10～20）×10^4U/（kg·d），皮下注射或肌内注射，一周 3 次×（4～6）个月。用药初期常有流感样发热、寒战、全身不适、关节酸痛等。降低流感样症状方法包括联合使用布洛芬、逐渐递增剂量、口服小剂量类固醇激素等方法。

处方 2:胸腺素 20mg,口服,每日 1～3 次,疗程 1～3 个月。

或 2～5mg,皮下注射或肌内注射,疗程 1～3 个月,每周 2～3 次。与干扰素合用,对于改善免疫功能有协同作用。

处方 3:阿糖腺苷磷酸盐。

5%葡萄糖注射液 1000ml	缓慢静脉滴注 10h,
阿糖腺苷磷酸盐 15mg/kg	每日 1 次,连用 2 周

处方 4:抗病毒治疗。

拉米夫定＞7 岁,1 片(100mg),口服,每日 1 次,疗程 6 个月至 1 年。

2. 康复处方

(1)急性期 1～2 周内卧床休息,水肿消失、血压正常、肉眼血尿消失后,可在室内轻度活动或户外散步,病后 2～3 个月尿内红细胞少于 10/HP、血沉正常后可参加学习,但不宜参加体育活动,阿迪计数正常后可恢复正常生活。

(2)饮食指导:急性期低盐、低蛋白、高糖、高热量清淡饮食。水肿、尿少、高血压时给予无盐饮食并限制水的摄入。症状消失后逐渐恢复到正常饮食。

(3)预防感染,避免病情反复。

(4)定期复查肝肾功能(每月 1 次)及乙肝病毒感染标志物(3～6 个月 1 次)的变化,调整用药。

【注意事项】

(1)糖皮质激素和免疫抑制药目前不主张单独使用。

（2）由于儿童乙型肝炎病毒相关性肾炎有一定的自发缓解倾向，轻症推荐采用利尿、消肿、抗凝等一般对症治疗有可能得到缓解。

（七）泌尿系感染

泌尿系感染是指病原体通过血行或沿泌尿道上行，在尿液中生长繁殖，并侵犯泌尿道组织的感染性疾病。按病原体入侵的部位可分为肾盂肾炎、膀胱炎和尿道炎，但临床上新生儿及幼婴常难以定位，故统称为泌尿系感染。按临床表现又可分为无症状性菌尿和症状性泌尿道感染。如果感染迁延不愈，病程超过半年则称为慢性感染。

【诊断要点】

（1）症状：婴幼儿缺乏特异性症状。①≤3月龄小儿表现为发热、呕吐、腹泻、哭吵、嗜睡、喂养困难、黄疸、血尿或脓尿、发育停滞等；②＞3月龄儿童表现为发热、食欲缺乏、腹痛、呕吐、反复腹泻、尿频、排尿困难、血尿、脓血尿、尿液混浊等；③反复发作患儿可表现为间歇性发热、腰痛、乏力、消瘦及肾功能受损表现；局部排尿刺激症状可无或间歇出现，脓尿及菌尿可有或不明显。

（2）体征：可有腰部、腹部或耻骨上疼痛，肾区叩击痛，面色苍白等。

（3）检验和检查：①尿常规，清洁中段尿离心沉渣中白细胞≥5/HPF。血尿也很常见，肾盂肾炎患儿还可出现中等蛋白尿、白细胞管型尿及晨尿的比重和渗透压减低。②尿培养，清洁中段尿培养菌落数＞10^5/ml可确诊，$10^4 \sim 10^5$/ml为可疑，＜10^4/ml系污染。凡具有真性菌尿者，或耻骨上膀胱穿刺尿定性培养有细菌生长，即可确立诊断。③超声，可发现和诊断泌尿系发育畸形。④核素肾静态扫描，是诊断急性肾盂肾炎的金标准。核素扫描显示肾单个或多个局灶放射性减低或缺损，但无容量丢失，也可呈弥漫的放射性稀疏伴外形肿大。同时也可发现肾瘢痕。⑤排泄性膀胱尿路造影,可确诊膀胱输尿管反流。

(4)分型:据感染部位分为上尿路感染和下尿路感染。前者指肾盂肾炎,后者指膀胱炎和尿道炎。下尿路感染时多仅表现为尿频、尿急、尿痛等,偶有终末血尿及遗尿;上尿路感染时全身症状多较明显,表现为发热、寒战、全身不适及呕吐、腹泻,可同时伴有排尿刺激症状。

【治疗要点】

(1)一般处理:①注意休息;②多饮水;③高锰酸钾溶液局部洗浴。

(2)药物治疗:尿路感染抗菌疗法宜选用广谱、强效杀菌剂。争取在治疗前做清洁中段尿培养及菌落计数,阳性菌的药物敏感实验可做临床用药的参考。

【处方】

1.西医处方

处方1:用于轻症患儿。任选其一。

复方磺胺甲噁唑(SMZco) SMZ 50mg/(kg·d),口服,每日2次,用1～2周。

诺氟沙星(氟哌酸) 10～15mg/(kg·d),口服,每日3次或每日4次,用1～2周。

阿莫西林50mg/(kg·d),口服,每日3次或每日4次,用1～2周。

第二代或第三代头孢菌素,口服,1～2周。

处方2:用于重症尿路感染患儿(疗程1～2周)。

头孢噻肟 50～100mg/(kg·d),肌内注射,每日2次。

或

| 生理盐水 100ml | 静脉滴注,每日2次 |
| 头孢噻肟 50～100mg/(kg·d) | |

或头孢哌酮 50～100mg/(kg·d),肌内注射,每日2次。

或

生理盐水 100ml	静脉滴注,每日 2 次
头孢哌酮 50～100mg/(kg·d)	

或 0.2％氧氟沙星 10～15mg/(kg·d),静脉滴注,每日 1 次。

处方 3:用于小婴儿。

5％葡萄糖注射液 100ml	静脉滴注,
头孢曲松 40～80mg/(kg·d)	每日 1 次

处方 4:外用药物。

0.01％高锰酸钾水溶液坐浴。

处方 5:口服抗生素。

以下为常规治疗量。如为长程低剂量抑菌疗法,以每晚睡前 1 次顿服为宜,剂量为常规治疗量的 1/4～1/3。

(1)呋喃妥因(呋喃坦丁)5～7mg/(kg·d),分 4 次口服。

(2)头孢氨苄 20～40mg/(kg·d)(最大剂量 4g/d),口服,每 6 小时 1 次。

(3)阿莫西林 50～100mg/(kg·d),分 3～4 次口服。新生儿 50mg/kg,口服,每 12 小时 1 次。

(4)阿莫西林 100mg/(kg·d),分 4 次口服。

(5)头孢克肟≤12 岁 8mg/(kg·d)[＞12 岁或＞50kg 者, 400mg/d],分 2 次口服。

(6)头孢泊肟酯 5mg/kg(最大剂量 400mg/d),口服,每 12 小时 1 次,疗程 5～10d。

处方 6:静脉用抗生素。

常规疗程为 2 周。对治疗恢复不顺利者应根据尿培养及药敏试验及时更换抗生素,疗程需 4～6 周。

(1)头孢唑肟≥6 个月儿童 10～20mg/kg[严重感染者用 150mg/(kg·d),最大剂量 12g/d]＋5％葡萄糖注射液,静脉滴注,每 6～8 小时 1 次。

(2)氯霉素＞2 周龄 25～50mg/(kg·d)(分 2 次,最大量≤

1.5g/d)＋5％葡萄糖注射液,静脉滴注。

(3)红霉素 20～30mg/(kg·d)(分 2 次)＋5％葡萄糖注射液,静脉滴注(浓度≤1mg/ml,速度宜缓)。

(4)头孢哌酮/舒巴坦钠 40～140mg/(kg·d)[分 2～4 次,≤7d 的新生儿应每 12 小时给药 1 次,舒巴坦的最高剂量 80mg/(kg·d)]＋5％葡萄糖注射液,静脉滴注。

2.中医处方

处方1:生地黄、竹叶各 10g,木通、生甘草各 3g。

此方为导赤散(《小儿药证直诀》)。功效清心利水养阴。主治心经热盛,下移小肠。适用于心经热盛证,阴虚火旺者不宜。方中木通苦寒,生地黄阴柔寒凉,故脾胃虚弱者慎用。

处方2:大黄 6g,甘草 3g,芒硝 5g。

此方为调胃承气汤(《伤寒论》)。功效缓下热结。主治脾胃积热。适用于脾胃积热证,不可久用,应中病即止,避免耗伤正气。

处方3:龙胆草、甘草各 3g,木通 4g,泽泻、车前子、当归、栀子各 10g,生地黄 12g,黄芩、柴胡各 6g。

此方为龙胆泻肝汤(《兰宝秘藏》)。功效泻肝火,清湿热。主治肝胆湿热下移。适用于肝经热盛者,方中药多苦寒,易败脾胃,故对脾胃虚寒和阴虚阳亢患儿,皆不宜用。

处方4:桂枝、炮附子(先煎)各 3g,熟地黄、山茱萸、山药、泽泻、牡丹皮、茯苓、川牛膝、车前子各 10g。

此方为济生肾气丸(《济生方》)。功效温补肾阳,利水消肿。主治肾阳虚而膀胱气化不利。适用于肾阳虚者,对湿热下注者禁用。

处方5:知母、山茱萸、牡丹皮、熟地黄、山药、茯苓、泽泻各 10g,黄柏 3g。

此方为知柏地黄丸(《医宗金鉴》)。功效滋阴降火。主治阴虚火旺。适用于阴虚内热者,对脾胃积热者不宜。

3. 康复处方

(1)休息,急性期卧床休息。

(2)多饮水、勤排尿,促进细菌、脓液由尿道排出。

(3)鼓励进食,多吃蔬菜、水果,增强机体抗感染能力。

(4)保持患儿皮肤黏膜清洁。婴幼儿勤换尿布,大小便后用温水由前向后清洗外阴部,并保持内裤清洁干燥。

(5)排尿的护理,尿频患儿疲惫不堪时,夜间可协助在床边便盆排尿;对尿痛患儿告知憋尿对本病的影响以促其忍痛排尿;下腹疼痛、尿频者可试用下腹部热敷法缓解疼痛。

(6)抗泌尿道感染药宜饭后服用,以减轻消化道反应。

(7)严格按医嘱用药,疗程要足够,不能自行中断,防止复发。

(8)定期复查。

【注意事项】

(1)临床拟诊为急性上尿路感染者,药物治疗至少 2 周,急性下尿路感染者治疗 7～10d。

(2)慢性尿路感染患儿常由于肾局部有瘢痕形成,导致病灶内血流量低、局部抗菌药物浓度不足。可试增加杀菌药物剂量或选用敏感药物分 2～4 组,轮流应用,每组使用 1 个疗程,疗程结束停药 3～5d,共 2～4 个月。

(3)如长程、足量、联合用药仍无效,加用小剂量长程抑菌疗法。

(4)对 1 岁以内起病的婴儿及反复发作的儿童,应做超声、静脉肾盂造影、排尿性膀胱输尿管造影等检查,以确定有无泌尿系统畸形和尿液反流,对病情严重者应及时做外科矫正治疗。

(5)小婴儿一般不用头孢哌酮,可改用头孢曲松。

(八)肾小管酸中毒

肾小管酸中毒(RTA)是由于近端肾小管对 HCO_3^- 重吸收障碍和(或)远端肾小管泌 H^+ 或产 NH_3 功能缺陷导致肾净酸排出

量减少、尿液酸化功能下降而引起的以阴离子间隙正常的高氯性代谢性酸中毒为基本病理生理特征的一组临床综合征。可有或无肾小管器质性病变。早期肾小球功能多正常，但随着疾病的进展或原发病的影响，后期可出现肾小球功能损害。为儿童常见的肾小管疾病之一。

【诊断要点】

(1)临床特征：持续性高氯性代谢性酸中毒，血碳酸氢盐浓度下降，尿 pH 相对增高。患儿伴有生长发育迟缓，多饮、多尿，病程长可有佝偻病表现，部分患儿伴有肾钙化或肾结石。低钾血症可致肌无力、周期性麻痹、心律失常等。

(2)分型：① Ⅰ 型，远端肾小管性酸中毒(DRTA)，由于远端肾小管泌氢(H^+)障碍所致，此型最常见；② Ⅱ 型，近端肾小管性酸中毒(PRTA)，由于近端肾小管重吸收 HCO_3^- 功能障碍所致；③Ⅲ型，混合性肾小管性酸中毒，兼有 Ⅰ 型和 Ⅱ 型的特征；④Ⅳ型，高钾性肾小管性酸中毒，因为醛固酮不足或拮抗所致。

【治疗要点】

根据临床类型，补充适量的碱性合剂及电解质合剂，目的在于纠正酸中毒，促进生长，预防肾钙化。

【处方】

1. 西医处方

处方 1：合并有佝偻病、骨软化的患儿需加用活性维生素 D 制剂和钙。

阿法骨化醇或 1,25-$(OH)_2D_3$ 片(罗盖全)每次 $0.25\mu g$，口服，每日 1 次或隔日 1 次。

处方 2：合并酸中毒的患儿可加用以下药物。

碳酸氢钠片 1～3mmol/kg，口服，每日 4 次。

氯化钾 2mmol/kg，口服，每日 3 次。

处方 3：肾小管酸中毒、Ⅳ型需醛固酮类激素替代治疗。

处方 4：5%碳酸氢钠 5ml/kg＋注射用水或 5%葡萄糖注射液

（稀释为 1.4% 等渗碳酸氢钠），静脉滴注。可提高 HCO_3^- 约 10mmol/L。如严重酸中毒可静脉滴注碳酸氢钠，快速纠正酸中毒，以后逐渐过渡为口服用药。

处方 5：各型患儿均需坚持长期甚至终身服用枸橼酸合剂。

纯化水	1000ml	
枸橼酸钠	100g	2.5～5ml/(kg·d)，口服，每日 3 次
枸橼酸钾	100g	

处方 6：苏氏溶液

枸橼酸钠	100g	
枸橼酸	140g	含钠 1mmol/ml，1mmol/(kg·d)，
纯化水	1000ml	分 4～5 次口服

为不含钾的碱性液。若有高钙尿者，可在上述混合液中加枸橼酸 70g，以促进在肠道内结合钙，防止肾钙化和肾结石形成，使 24h 尿钙＜2mg/kg 为宜。Ⅰ 型 1～5mmol/(kg·d)（根据血 CO_2CP 测定或血气分析、尿钙测定调整剂量）；Ⅱ 型常需大剂量，即开始时 5～10mmol/(kg·d)，甚至达 10～15mmol/(kg·d)；Ⅲ、Ⅳ 型亦按上述原则调整剂量，但Ⅳ型应不含钾盐。

处方 7：适用于重症或单用碱剂治疗效果不佳者，可与碱剂联合使用。

氢氯噻嗪 1～3mg/(kg·d)，分 2～3 次口服。

处方 8：适用于 Ⅰ 型 RTA 有骨病者。

维生素 D 5000～10 000U/d，分 2～3 次口服。根据骨病恢复情况考虑停用。

处方 9：盐皮质激素替代疗法用于醛固酮分泌不足者。

9α-氟皮质醇 0.05～0.2mg/d，分 1～2 次口服。

2. 康复处方

(1)肾小管酸中毒的治疗是一个长期甚至终身的过程，必须坚持严格按照医嘱服药，不可随意自行增减。

(2)坚持每 2～3 个月复查血生化指标，以便指导对药物剂量的调整,定期进行骨骼 X 线片检查及体格发育评价。

（3）严格按照配方配制溶液,在夏季应注意防腐,妥善保存。

(九)溶血尿毒综合征

溶血尿毒综合征（HUS）是指以微血管病性溶血性贫血、急性肾衰竭和血小板减少为临床特征的综合征。本病为儿童急性少尿型肾衰竭的较常见病因之一。

【诊断要点】

（1）前期感染一般为非特异性（乏力、精神萎靡、食欲减退等）,70%～80%有胃肠道症状（腹痛、腹泻、呕吐）或上呼吸道感染症状。一般持续 1 周左右。

（2）突然起病,并急剧加重。

（3）进行性贫血,主要为溶血性贫血。血红蛋白急剧下降（血红蛋白常低于 50g/L）,外周血红细胞呈多形性（不规则、三角形、菱形、贝壳形及红细胞碎片）,网织红细胞增多。

（4）血小板减少。

（5）急性肾衰竭,突发性血尿,少尿或尿闭,高血压。

（6）分型:可分为典型和非典型两型。腹泻后 HUS 约占全部病例的 90%,又称典型 HUS,一般发病前 2～14d 常有先兆性腹泻,且多为出血性腹泻,因腹痛、呕吐症状突出,易误诊为急腹症。非典型 HUS 部分可有呼吸道症状,或有家族史,另外与肿瘤等有关。

【治疗要点】

采取综合性治疗,积极对症处理,寻找病因,保护肾与重要脏器功能,积极进行支持疗法和早期透析。

（1）典型 HUS:以支持疗法为主,早期诊断,及时纠正水、电解质平衡紊乱,控制高血压,加强营养,避免负氮平衡,补充碳水化合物及必需氨基酸制剂。

（2）非典型 HUS:以血浆置换为一线方案,糖皮质激素与免疫抑制药可使用。C5 单克隆抗体作为新的生物制剂也已投入使用。

【处方】

1. 西医处方

处方 1：贫血的纠正。

当血红蛋白低于 60g/L 时，输新鲜洗涤红细胞 2.5～5ml/kg，2～4h 内缓慢输入。必要时间隔 6～12h 重复输入。当血钾＞6mmol/L 时，应先纠正高钾血症后方可输血。

处方 2：高血压的治疗。

顽固性高血压可使用硝普钠、血管紧张素转换酶抑制药（ACEI）或血管紧张素 Ⅱ 受体阻滞药等。

处方 3：抗凝治疗。

肝素 1mg/(kg·d)，静脉滴注，每日 1 次。

双嘧达莫 5～10mg/(kg·d)，分 3 次口服。

阿司匹林 1～3mg/(kg·d)，分 3 次口服。

处方 4：糖皮质激素冲击治疗。

| 5%葡萄糖注射液 | 100～250ml | 静脉滴注(1～2h 滴完)， |
| 甲泼尼龙 | 15～30mg/kg | 每日 1 次或隔日 1 次，连续 3～6 次 |

处方 5：血浆输注。

首日输新鲜冰冻血浆 30～40ml/kg，以后 15～20ml/(kg·d)，使用 14d。

处方 6：血浆置换。

开始时每日置换 1 次，3～4 次后改为隔日 1 次或每周 2 次，最初 3 次使用 1.5 个血浆量，随后进行 1 个血浆量的置换。儿童血浆量 50～100ml/kg。

2. 康复处方

(1)注意休息，预防感染，避免劳累，避免高蛋白饮食。

(2)定期门诊复诊，检查尿常规及肾功能恢复情况。

（3）对有神经系统后遗症者应请专科治疗,促进康复。

（4）该病近期预后取决于急性期肾受损的严重程度。年龄小、以胃肠炎为前驱症状、临床表现轻者预后好,可完全恢复。年长儿,无尿期超过3d,伴有出血、重度高血压及神经系统症状者,预后险恶。发病有家族倾向而无明显前驱症状,预后也差。远期预后也与肾损害程度有关。一般如随访1年,患儿血压、尿常规及肾功能均正常,则无预后不良之虞,约15%的病例晚期发展为慢性肾衰竭、持续高血压或留有神经系统后遗症。

（5）部分患儿,尤其是已进入慢性肾衰竭者,肾移植可以考虑,但移植肾可再患本病。

【注意事项】

（1）溶血尿毒综合征为儿童最常见的引起急性肾衰竭的疾病,病死率高。因此,一旦明确诊断,应积极治疗。

（2）凡突然出现的急性肾衰竭,伴严重贫血及血小板下降均应考虑该病。外周血涂片红细胞多形性为诊断的重要依据之一。

（3）及早治疗是关键,目前主张早期行透析疗法,透析指征:①无尿24h;②血尿素氮、肌酐迅速升高;③严重水负荷过重、心力衰竭及容量性高血压对呋塞米无反应者;④电解质及酸碱平衡紊乱对非透析疗法无反应者。

（4）避免输血小板。

（5）抗凝治疗仅适用于早期有高凝状态的严重患儿,并注意出血倾向。

（十）急性肾衰竭

急性肾衰竭（ARF）是由多种原因引起的肾生理功能在短期内急剧下降或丧失的临床综合征,患儿体内代谢产物堆积,出现氮质血症、水及电解质紊乱和代谢性酸中毒等症状。近年来,为了早期诊断、早期治疗、降低病死率,已渐采用急性肾损伤（AKI）的概念取代急性肾衰竭。

【诊断要点】

(1)起病急剧：突然起病，伴或不伴有明显诱因。

(2)尿量显著减少：少尿[每日尿量＜250ml/m^2 或＜1.0ml/(kg·h)]超过24h，或无尿[每日尿量＜50ml/m^2 或＜0.5ml/(kg·h)]超过12h。

(3)氮质血症：血清肌酐≥176μmol/L，血尿素氮≥15mmol/L，或每日血肌酐增加≥44μmol/L，或血尿素氮增加≥3.57mmol/L，有条件者测肾小球滤过率(如内生肌酐清除率)，常每分钟≤30ml/1.73m^2。

(4)有酸中毒、水电解质紊乱等表现。

(5)全身症状明显：如精神萎靡甚至昏迷，抽搐，恶心、呕吐等。

【治疗要点】

(1)少尿期的治疗：①去除病因和治疗原发病，肾前性急性肾衰竭应注意及时纠正全身循环血流动力学障碍，包括补液、输注血浆和白蛋白、控制感染等。避免接触肾毒性物质，严格掌握肾毒性抗生素的用药指征，并根据肾功能调节用药剂量，密切监测尿量和肾功能变化。②饮食和营养，应选择高糖、低蛋白、富含维生素的食物，尽可能供给足够的能量。③控制水和钠的摄入，坚持"量出为入"的原则，严格限制水、钠摄入，有透析支持则可适当放宽液体入量。④纠正代谢性酸中毒，轻中度代谢性酸中毒一般无须处理。当血浆 HCO$_3^-$＜12mmol/L 或动脉血 pH＜7.2，可补充5%碳酸氢钠5ml/kg，提高CO$_2$CP 5mmol/L。纠正酸中毒时应注意防治低钙性抽搐。⑤纠正电解质紊乱，包括高钾血症、低钠血症、低钙血症和高磷血症的处理。⑥透析治疗，凡上述保守治疗无效者，均应尽早进行透析。

(2)利尿期的治疗：多尿期早期，肾小管功能和肾小球滤过率尚未恢复，血肌酐、尿素氮、血钾和酸中毒仍继续升高，伴随着多尿，还可出现低钾和低钠血症等电解质紊乱，故应注意监测尿量、电解质和血压变化,及时纠正水、电解质紊乱,当血浆肌酐接近正常水平时,应增加饮食中蛋白质的摄入量。

(3)恢复期的治疗:此期肾功能日趋恢复正常,但可遗留营养不良、贫血和免疫力低下,少数患者遗留不可逆性肾功能损害,应注意休息和加强营养,防治感染。

【处方】

1.西医处方

处方1:纠正高钾血症,下列处方可单独选用,也可联合应用。

50%葡萄糖注射液　　　1ml/kg

胰岛素　　　　　　　　1U/4g 葡萄糖　　静脉滴注

和(或)5%碳酸氢钠　　2～5ml/kg

10%葡萄糖酸钙 0.5ml/kg,缓慢静脉滴注。

20%～25%山梨醇　　50～100ml　混合后保留灌肠,

聚磺苯乙烯钠　　　　1g/kg　　　每4小时1次

处方2:纠正酸中毒。

5% 碳酸氢钠 5ml/kg,静脉注射(纠正血 HCO_3^- 至 17mmol/L)。

处方3:利尿。

(1)呋塞米 1～2mg/kg,肌内注射或静脉注射,2～3h 重复 1 次,如仍无尿则可逐步加倍用量,但一般每次不超过 300mg。

多巴胺 2～5μg/(kg·min),持续静脉滴注(改善肾微循环)。

(2)疾病早期也可用甘露醇,甘露醇 0.5～1g/kg,静脉滴注 5～15min 并观察 2～3h,如尿量不增可重复 1 次,如仍无效则停用。

2.康复处方

(1)保持舒适环境和体位,急性期绝对卧床休息,恢复期进行有计划有规律的活动。

(2)根据病情变化及时修正食谱进行饮食疗法。①少尿期:低蛋白饮食,限制钠盐。②多尿期:高热量、高蛋白饮食。③恢复期:促进食欲。

(3)鼓励患儿表达心理、生理需求,积极疏导,尽可能满足患儿需求。

(4)预防感染,控制探视人员,注意保暖,口腔护理每日 2 次,餐后漱口,协助翻身,勤沐(擦)浴、勤换内衣等。

【注意事项】

(1)一旦确诊为急性肾衰竭则应尽早使用利尿药。

(2)积极防治继发感染。急性肾衰竭时易继发各种感染,且严重感染是急性肾衰竭死亡的主要原因之一。

(3)多尿期警惕病情加剧。急性肾衰竭一旦进入多尿期则提示病情好转。多尿期早期肾功能尚未恢复,仍主要排出低张力尿并且尿量较多,故更应注意水、电解质紊乱及酸碱平衡失调,决不能因为进入多尿期而忽视了治疗。此期如处理不当常使急性肾衰竭加剧或并发严重低钠、低钙、低钾等电解质紊乱、感染等而加剧病情,导致死亡。

(4)避免一切对肾有害的食物、药物等,尤其应避免使用氨基糖苷类抗生素。

七、神经肌肉系统疾病

（一）癫痫

癫痫是一种脑部疾病状态，以反复癫痫发作的持久倾向性和由此引起的神经生物、认知、心理及社会等方面的后果为特征。

【诊断要点】

1. 癫痫及癫痫综合征

（1）病史：癫痫发作的详细情况、治疗情况、围生期及既往情况、家族史等。

（2）脑电图：因临床类型不同可有棘波或尖波、棘慢或尖慢复合波、高幅阵发性慢波等癫痫波形。24h录像脑电图诊断意义更大。

（3）病因检查：血糖、钙、电解质、肝、肾功能等检查。必要时做脑脊液、头颅CT或MRI等检查。

2. 癫痫持续状态

癫痫持续状态是指癫痫发作连续30min以上，或反复发作持续30min以上、发作间隙意识不恢复者。发作类型多呈全身性强直阵挛发作。

【治疗要点】

1. 癫痫及癫痫综合征

（1）一般处理：患儿应有良好的生活规律和饮食习惯；不宜参加有危险的活动。发作时应扶持患儿卧倒，避免跌伤；保持呼吸道通畅及防止舌部咬伤；惊厥时不可按压患儿肢体，以免骨折、脱臼；对症状性癫痫应及时处理原发病。

（2）药物治疗：根据癫痫临床发作类型合理、足量疗程使用抗癫痫药。

2. 癫痫持续状态

（1）确保生命功能及病因治疗：①保持气道通畅，及时吸痰，纯氧吸入。②心血管支持，维持血压及心排血量。③防治脑水肿。④针对病因及诱因及时处理。

（2）药物治疗：迅速控制癫痫发作。

【处方】

1. 癫痫及癫痫综合征西医处方

处方1：适用于失神发作。

首选，丙戊酸钠20～40mg/（kg·d），分2～3次口服，疗效不明显时可加用：氯硝西泮0.02～0.2mg/（kg·d），分2～3次口服。

处方2：适用于肌阵挛发作及失张力发作。

首选，丙戊酸钠20～40mg/（kg·d），分2～3次口服。

次选，氯硝西泮0.02～0.2mg/（kg·d），分2～3次口服。

处方3：适用于强直阵挛发作。

首选，丙戊酸钠20～40mg/（kg·d），分2～3次口服。

次选，奥卡西平10～30mg/（kg·d），分2～3次口服。

处方4：适用于部分性发作。

奥卡西平10～30mg/（kg·d），分2～3次口服。

丙戊酸钠20～40mg/（kg·d），分2次口服。

处方5：适用于继发泛化。

首选，奥卡西平10～30mg/（kg·d），分3次口服。

次选，丙戊酸钠20～40mg/（kg·d），分3次口服。

或氯硝西泮0.02～0.2mg/（kg·d），分3次口服。

处方6：适用于婴儿痉挛（West综合征）。

（1）促肾上腺皮质激素 ACTH 15～25U/d，静脉滴注，每日 1 次，用 2～4 周（为经典处方）。

以后改用泼尼松 1mg/(kg·d)，分 3 次口服，1～2 个月后逐渐减量，总疗程 3～4 个月。

或单用泼尼松 1mg/(kg·d)，分 3 次口服，1～2 个月后逐渐减量，总疗程 3～4 个月。

（2）氯硝西泮 0.02～0.2mg/(kg·d)，分 3 次口服。

或丙戊酸钠 20～40mg/(kg·d)，分 3 次口服。

（3）氨己烯酸 50～100mg/(kg·d)，分 2 次口服。易致视野缺损，开始治疗前及治疗期间每 6 个月需行视野评估。

处方 7：用于难治性癫痫多数发作类型。

拉莫三嗪开始剂量为 2mg/(kg·d)，分 2 次口服，2 周后增加到 5mg/(kg·d)，又 2 周后可给维持量 5～15mg/(kg·d)，分 2 次口服。

处方 8：适用于部分性发作及全身性强直阵挛发作的难治性癫痫。

托吡酯（妥泰）开始剂量 0.5～1mg/(kg·d)，分 2 次口服，每周增加 0.5～1mg/(kg·d)，直至 4～8mg/(kg·d)，分 2 次口服

或氨己烯酸 60～100mg/(kg·d)，分 4 次口服。

处方 9：适用于婴儿痉挛症的难治性癫痫。

丙戊酸钠 20～40mg/(kg·d)，分 2 次口服。

托吡酯用量用法同"处方 8"。

2. 癫痫持续状态西医处方

处方 1：首选方案。

生理盐水	5ml	静脉注射（1～1.5mg/min），必要时于 15～20min 后重复 1～2 次
劳拉西泮（氯羟安定）	0.05～0.1mg/kg	

或

| 生理盐水 | 5ml | 静脉注射(1mg/min)， |
| 氯硝西泮 | 0.03～0.1mg/kg | 必要时于 15～20min 后重复 1～2 次 |

或

| 生理盐水 | 5ml | 静脉注射 |
| 地西泮 | 0.3～0.5mg/kg | (＜0.1mg/min) |

处方 2:适用于新生儿癫痫持续状态。

苯巴比妥钠 10～20mg/kg,静脉注射(0.5mg/min),12h 后予维持量 4～6mg/(kg·d),静脉注射,每日 1 次。

处方 3:适用于地西泮奏效后维持、地西泮乏效及部分性癫痫持续状态。

苯妥英钠首剂 10～20mg/kg,静脉注射(0.5～1.0mg/min),6h 后用半量维持 2～3d。

处方 4:适用于难治性癫痫持续状态。

咪达唑仑(咪唑安定)0.05～0.2mg/kg,静脉注射。

或 0.2mg/kg,肌内注射。

或 0.15mg/kg,静脉注射。

继以 1～5μg/(kg·min),静脉滴注至惊止。

3. 中医处方

处方 1:镇惊丸,茯神、麦冬、胆南星、钩藤、天竺黄各 15g,辰砂、远志、石菖蒲、酸枣仁、黄连、水牛角各 9g,牛黄 4.5g,珍珠、甘草各 6g。每日 1 煎。

此方清心镇惊,祛痰开窍。主治惊癫证。适用于患儿发作性惊叫,吐舌,急啼,神志不清,面色时红时白,躁动不安,四肢抽搐,大便黏稠,舌淡红,苔白,脉滑,指纹色清。

处方 2:定痫丹,党参、当归、炒白芍、远志、琥珀、橘红、清半夏、天麻各 9g,茯神、炒酸枣仁、炒白术各 15g,天竺黄、钩藤各 12g,炙甘草 6g。每日 1 煎。

此方益气宁心,化痰定痫。主治痰痫。适用于患儿发作时痰多,瞪目直视,神志不清,失神或扑倒在地,手足抽搐不明显,或局部抽动,智力低下,或头痛,腹痛,呕吐,肢体疼痛,骤发骤止,舌苔白腻,脉滑。

处方3:羚角钩藤汤,水牛角4.5g,桑叶6g,川贝母12g,鲜生地黄、淡竹茹各15g,钩藤、菊花、茯神木、白芍各9g,生甘草24g。每日1煎。

此方凉肝息风,增液舒筋。主治风痫。适用于患儿癫痫发作由发热引起,发作时突然扑倒,神志不清,颈项及全身强直,四肢抽搐,两眼上翻,牙关紧闭,口吐白沫,口唇及面发绀,舌苔白,脉滑。

4.康复处方

(1)尽量保证患儿的正常生活规律,合理安排饮食、起居、学习及其他活动,关心患儿的生理活动,当发作完全控制或明显减少的情况下,安排患儿参加集体活动,但是要注意安全,不可攀高。

(2)心理治疗:医生应鼓励癫痫患儿及家属正视现实,建立信心及勇气,保持乐观开朗的心态,配合治疗。

(3)如果已经查明病因的癫痫,为了避免发作,应尽量避免接触引起发作的因素,如发热时尽早降温等。

【注意事项】

(1)癫痫诊断确立后,应及早根据临床发作类型选药,尽量单一用药。用药剂量应个体化,宜从较小剂量开始,无效加量,逐渐调整。

(2)判断药物的疗效应待其达到稳定血浓度(即5个半衰期),当一种药物用到已出现中毒表现或血药浓度已达到有效的较高值,但仍无效,应换药。换药时,应在加新药5~10d,待其血浓度稳定后,于5~17d内逐渐减去原用药物,以免发生癫痫持续状态。

（3）需要合并用药时应注意药物的相互作用，如苯巴比妥和丙戊酸钠合用可引起意识不清。

（4）治疗难治性癫痫持续状态，应加强监护，应有麻醉师在场，因该药可引起呼吸停止。

（5）抗癫痫药应长期规律服用，在发作控制后仍需坚持治疗2～4年。失神发作在停止发作后1～2年，原发性大发作3年后可停药，简单部分性发作、症状性大发作和复杂部分性发作则需3～4年或更长疗程。满疗程后要逐渐减量，减量过程需半年至1年，如为合并用药，应先减毒性较大者。

（二）化脓性脑膜炎

化脓性脑膜炎是小儿，尤其是婴幼儿常见的中枢神经系统感染性疾病，由各种化脓性细菌引起。其临床特点为发热、头痛、呕吐、惊厥、昏迷、颈项强直和化脓性脑脊液变化。

【诊断要点】

（1）临床表现：①病前可有上呼吸道或胃肠道等前驱症状，随即出现高热、头痛、呕吐、烦躁、精神萎靡、嗜睡等症状。重者出现谵妄、昏迷、惊厥，甚至休克、呼吸困难。也可急骤起病、迅速出现上述症状。查体有颈项强直、克氏征和布氏征阳性等脑膜刺激征。婴儿前囟饱满、隆起、张力高。脑实质受累明显时，可有中枢性脑神经麻痹和肢体瘫痪、巴氏征阳性。脑疝发生时，则心率减慢，血压升高，瞳孔大小不等，对光反射迟钝，呼吸不规则，甚至呼吸停止。②新生儿和幼婴由于颅骨骨缝未闭易分离，因而颅内高压症状可不明显，又因机体反应性较差，可表现为体温不升、精神萎靡、食欲减退、面色灰白。合并败血症时，常有黄疸。

（2）辅助检查：①血常规，白细胞计数明显增高，以中性粒细胞为主。感染极严重者，白细胞计数反可减少。C反应蛋白增高。②脑脊液检查，脑脊液压力增高，外观浑浊。白细胞计数增高，以中性粒细胞为主。糖含量降低，蛋白质含量增高。氯化物降低。脑脊液涂片可找到病原菌。③头颅 CT 检查,可发现脑水肿、脑膜炎、脑室扩大、脑室管膜炎、硬脑膜下积液等病变。

【治疗要点】

(1)使用脱水药降颅内压,控制惊厥和呼吸衰竭。

(2)疾病早期适当应用糖皮质激素数日,过长使用并无益处。

(3)病因治疗主要是用抗菌药物杀灭病原菌,一般用两种可透过血脑屏障药物,静脉滴注,做到用药早、剂量足和疗程够。

(4)对婴幼儿重症化脓性脑膜炎,第三代头孢菌素如头孢曲松、头孢他啶或头孢噻肟为首选,辅以青霉素或氯霉素。

【处方】

1. 西医处方

处方 1:适用于病原菌未明的脑膜炎。

| 生理盐水 | 50～100ml | 静脉滴注,每日 1 次 |
| 头孢曲松钠 | 100mg/(kg·d) | |

| 生理盐水 | 50～100ml | 静脉滴注,每 12 小时 1 次 |
| 头孢噻肟钠 | 200mg/(kg·d) | |

处方 2:已知病原菌者,可参照药敏试验给药。

(1)肺炎球菌脑膜炎。

| 生理盐水 | 50～100ml | 静脉滴注,每 6 小时 |
| 青霉素 | 40 万～80 万 U/(kg·d) | 1 次(青霉素皮试阴性) |

(2)流感杆菌脑膜炎。

| 生理盐水 | 100ml | 静脉滴注,每 6 小时 |
| 氨苄西林 | 100～300mg/(kg·d) | 1 次(青霉素皮试阴性) |

(3)大肠埃希菌脑膜炎。

| 生理盐水 | 50～100ml | 静脉滴注, |
| 头孢噻肟 | 50～100mg/(kg·d) | 每 12 小时 1 次 |

| 生理盐水 | 50ml | 静脉滴注,每 6 小时 |
| 氨苄西林 | 100～300mg/(kg·d) | 1 次(青霉素皮试阴性) |

(4)金黄色葡萄球菌脑膜炎。

生理盐水	50～100ml	静脉滴注,每12小时1次
苯唑西林(新	50～100mg/	(青霉素皮试阴性)
青霉素Ⅱ)	(kg·d)	

或

| 5%葡萄糖注射液 | 100ml | 静脉滴注,每 |
| 万古霉素 | 20～40mg/(kg·d) | 12小时1次 |

2. 中医处方

处方1:清瘟败毒饮加减,生石膏(先煎)15g,水牛角8g,生地黄、牡丹皮、赤芍、连翘各10g,玄参6g,栀子、竹叶、黄连各5g。

此方清营泄热,凉血解毒。适用于患儿高热不退,头痛剧烈,颈项强直,神志昏迷,谵妄不宁,恶心呕吐,舌质红,少苔或无苔,脉细数。热甚动风见抽搐者加钩藤6g,羚羊角粉(代)5g;便秘加大黄5g,枳实6g;呕吐严重者加赭石6g,旋覆花8g。

处方2:仙方活命饮合白虎汤加减,生石膏(先煎)15g,金银花、连翘、天花粉各8g,知母、浙贝母、皂刺、穿山甲(代)、生大黄(后下)各5g,白芷4g。

此方清热解毒,消肿散结。适用于急性暴发型:患儿高热烦渴,头痛如裂,呕吐,抽搐,甚至谵妄或昏迷,大便秘结,舌质红,苔黄,脉洪大而数。毒火热甚加牛黄解毒丸1颗,或加大青叶、紫花地丁、败酱草各8g,蒲公英15g;头痛剧烈者加法半夏、天竺黄各6g,竹茹8g。热极生风而见抽搐者加钩藤7g,僵蚕、羚羊角粉各6g。热陷心包而见神昏谵妄者加紫雪丹1粒。

3. 康复处方

(1)密切观察患儿神志的变化,患儿如果神志由昏迷转为浅昏迷或嗜睡然后神志清醒则表示病情好转,反之则是病情严重的表现。

(2)注意纠正水、电解质酸碱失衡,特别要注意患儿血气的变化,注意防治酸碱失衡。

（3）注意维持体温在正常范围内，体温过高易引起抽搐而加重患儿的病情及引起颅内压的进一步升高，降低患儿体温可以用物理的方法，也可以用化学的方法。

（4）化脓性脑膜炎的患儿，要卧床休息，由于有颅内高压的出现，一定要定时观察瞳孔的大小，形状的政变，对光反射是否灵敏，要24h监护生命体征的变化：体温、血压、呼吸、脉搏及血氧饱和度等。

（5）患儿病情痊愈后，要加强患儿语言、肢体等的功能锻炼。

【注意事项】

特大量青霉素可能引起青霉素脑病。

（三）病毒性脑炎

病毒性脑炎是由病毒感染引起的脑实质性炎症。急性感染时，由于缺氧和毒素作用使毛细血管扩张，通透性增高，致颅内压增高；同时因无氧代谢增加，脑细胞水肿，临床上表现为抽搐、昏迷，病理反射阳性，脑脊液压力增高，但其他指标多正常。病情较重者可有不同程度后遗症，如肢体运动障碍、颅神经瘫、癫痫发作及智力障碍等。严重者可因颅内高压、中枢性呼吸衰竭、脑疝而死亡。

【诊断要点】

（1）症状：①前驱期症状，上呼吸道或消化道的症状，如发热、头痛、咽痛、呕吐、腹泻等。②神经精神症状，意识障碍、颅内压增高症状、惊厥、记忆力减退、幻觉、性格改变、精神障碍、肢体瘫痪、共济失调等。

（2）体征：脑膜受累时脑膜刺激征阳性；皮质受累出现不同程度意识障碍、病理征阳性；脑水肿严重合并脑疝可见视盘水肿、瞳孔直径、呼吸、心率变化。流行性腮腺炎可伴腮腺肿大；单纯疱疹病毒感染时，口唇、皮肤等出现疱疹。

（3）脑脊液检查：常规生化提示压力增高，外观清亮，细胞数在$(0\sim500)\times10^6/L$,早期以单核细胞为主,后期以淋巴细胞为主,蛋白质正常或轻度升高,糖及氯化物正常。部分患者检查结果正常。

(4)血象:白细胞计数正常或增高,分类正常或淋巴细胞比例增高。C反应蛋白正常或稍增高。

(5)脑电图:多显示多灶性、弥漫性的高幅或低幅波。

(6)CT检查:脑组织表现为炎症、水肿等低密度影。

(7)病原学诊断:①脑脊液送病毒分离或特异的病毒核酸检验阳性。②脑脊液做病原学免疫荧光抗体检查。③血清学检查,其抗体滴度在恢复期较急性期高出4倍以上方可诊断。也可测定脑脊液中的抗体。

【治疗要点】

(1)综合治疗:加强护理,维持水、电解质平衡,控制高热和惊厥,应用脱水药,防治呼吸衰竭和循环衰竭。

(2)药物治疗:抗病毒药物有碘苷(疱疹净)、阿糖腺苷、干扰素、阿昔洛韦和更昔洛韦等。更昔洛韦对单纯疱疹病毒、水痘-带状疱疹病毒、腺病毒、EB病毒和巨细胞病毒疗效较好,近年使用较多。

【处方】

1.西医处方

处方1:干扰素5万~10万U/(kg·d),肌内注射,每日1次,连用7~14d。

5%葡萄糖注射液	50~100ml	静脉滴注,
阿昔洛韦	15mg/(kg·d)	每8小时1次

或

5%葡萄糖注射液	100~250ml	静脉滴注,每日
更昔洛韦	5mg/(kg·d)	2次,连用7~14d

处方2:利巴韦林10mg/kg+5%葡萄糖注射液50~100ml,静脉滴注,连用7~10d。

处方 3:丙种球蛋白 400mg/(kg·d),静脉滴注,每日 1 次,连用 5d;或 1g/(kg·d),静脉滴注,每日 1 次,连用 2d。

2. 中医处方

处方 1:清瘟败毒饮加减,生石膏(先煎)15g,水牛角 8g,生地黄、牡丹皮、赤芍、连翘各 10g,玄参 6g,栀子、竹叶、黄连各 5g。

此方清营泄热,凉血解毒。适用于患儿高热不退,头痛剧烈,颈项强直,神志昏迷,谵妄不宁,恶心呕吐,舌质红,少苔或无苔,脉细数。热甚动风见抽搐者加钩藤 6g,羚羊角粉(代)5g;便秘加大黄 5g,枳实 6g;呕吐严重者加赭石 6g,旋覆花 8g。

处方 2:仙方活命饮合白虎汤加减,生石膏(先煎)15g,金银花、连翘、天花粉各 8g,知母、浙贝母、皂角刺、穿山甲(代)、生大黄(后下)各 5g,白芷 4g。

此方清热解毒,消肿散结。适用于急性暴发型:患儿高热烦渴,头痛如裂,呕吐,抽搐,甚至谵妄或昏迷,大便秘结,舌质红,苔黄,脉洪大而数。毒火热甚加牛黄解毒丸 1 颗,或加大青叶、紫花地丁、败酱草各 8g,蒲公英 15g;头痛剧烈者加法半夏 6g,竹茹 8g,天竺黄 6g。热极生风而见抽搐者加钩藤 7g,僵蚕、羚羊角粉(代)各 6g。热陷心包而见神昏谵妄者加紫雪丹 1 粒。

3. 康复处方

(1)病毒性脑炎的患儿,要卧床休息,由于有颅内高压的出现,一定要定时观察瞳孔的大小,形状的改变,对光反射是否灵敏,要 24h 监护生命体征的变化:体温,血压,呼吸,脉搏及血氧饱和度等。

(2)密切观察患儿神志的变化,患儿如果神志由昏迷转为浅昏迷或嗜睡然后神志清醒则表示病情好转,反之则是病情严重的表现。

(3)注意纠正水、电解质酸碱失衡,特别要注意患儿血气的变化,注意防治酸碱失衡。

(4)注意维持体温在正常范围内,体温过高易引起抽搐而加重患儿的病情及引起颅内压的进一步升高,降低患儿体温可以用物理方法,也可以用化学方法。

(5)患儿病情痊愈后,要加强患儿语言、肢体等的功能锻炼。

【注意事项】

(1)干扰素的不良反应有发热及疲劳、食欲减退、恶心、头痛等,停药 72h 消失。若过敏应停药。

(2)阿昔洛韦可引起血尿、血清肌酐增高和丙氨酸氨基转移酶增高,肾病变者慎用。

(3)更昔洛韦静脉用药若漏出血管外可引起局部炎症或溃疡。学龄儿童可口服更昔洛韦胶囊。更昔洛韦可引起血象降低和轻度肝、肾功能损害,但停药后很快恢复正常。

(四)脑性瘫痪

脑性瘫痪(CP)简称脑瘫,是指自受孕开始至婴儿时期非进行性脑损伤和发育缺陷所导致的综合征,主要表现为运动障碍和姿势异常。

【诊断要点】

(1)必备条件:①中枢性运动障碍持续存在;②运动和姿势发育异常;③反射发育异常;④肌力和肌张力的改变。

(2)参考条件:①引起脑瘫的病因学依据;②头颅影像学佐证。

(3)分型:根据脑性瘫痪运动障碍的类型和瘫痪部位,可分为痉挛型四肢瘫、痉挛型双瘫、痉挛型偏瘫、不随意运动型、共济失调型、混合型等六型。

【治疗要点】

脑瘫的康复是个长期的过程,需要家长和医生密切配合。

(1)早期发现、早期治疗:早期发现,早期加以纠正,容易取得较好的疗效。

(2)促进正常运动发育,抑制异常运动和姿势:按小儿运动发育规律,进行功能训练,循序渐进地促使小儿产生正确运动。

(3)综合治疗:针对运动障碍及合并的语言障碍、智力低下、癫痫、行为异常进行干预。

(4)对症治疗:药物或外科治疗缓解痉挛、肌强直和运动障碍等。治疗共患疾病如智力障碍、癫痫等。

【处方】

处方 1:不随意运动型,控制不自主动作。

苯海索(安坦)大于 5 岁 1～2mg(小年龄组酌情减少),口服,每日 3 次。

处方 2:痉挛型脑性瘫痪,控制肌痉挛。

巴氯芬 5～10mg/d,分 1～2 次口服。

处方 3:脑细胞营养药的应用。

5%葡萄糖注射液 50ml 神经节苷酯 20mg	静脉滴注,每日 1 次
5%葡萄糖注射液 50ml 脑活素(脑蛋白水解物) 5～10ml	静脉滴注(>2h),每日 1 次,10～14d 为 1 个疗程

处方 4:A 型肉毒毒素 3～5U/kg+生理盐水(最常用的浓度为 50～100U/ml),肌内注射。

A 型肉毒毒素注射体积较大的肌群最大量为 3～6U/kg,体积较小的肌群最大量为 1～2U/kg,每组肌群注射的最大量为每次 50U,每点最大剂量为 10U,总量每次<200U,上肢<100U,治疗间隔时间为 3～6 个月。

【注意事项】

苯海索有中枢抗胆碱作用,能改善肌强直和运动障碍症状。手足徐动明显者可加用地西泮治疗。不良反应主要表现为口干、头晕、视物模糊,肝、肾功能异常者慎用,青光眼者忌用。

(五)急性感染性多发性神经根炎

急性感染性多发性神经根炎又称吉兰-巴雷综合征(GBS),是一种急性炎性脱髓鞘自身免疫性疾病。该病是进展迅速而又大多可恢复的以运动神经受累为主的周围神经病,多见于儿童,夏秋季好发,男略多于女。其主要临床特征是急性进行性对称性弛缓性麻痹,多为上行性进展,常有颅神经受累,重者可出现呼吸肌麻痹甚至危及生命。

【诊断要点】

(1)病史及临床表现:半数以上 GBS 患儿在发病前数日有呼吸道或胃肠道病毒感染症状,以后有四肢对称性上行性弛缓性瘫痪,主观感觉障碍明显多于客观感觉障碍,脑神经障碍以面神经瘫痪为多见。

(2)脑脊液检查:典型者有蛋白-细胞分离现象,脑脊液蛋白含量高而细胞数不高。电生理检查:大多患儿有神经传导速度减慢。肌电图显示周围神经受累。血抗空肠弯曲菌抗体 IgM 可阳性。

凡具有急性或亚急性起病的肢体弛缓性瘫痪,两侧基本对称,瘫痪进展不超过 4 周,起病时无发热,无传导束型感觉缺失和持续性尿潴留者,均应想到本病的可能性。若证实脑脊液蛋白-细胞分离和(或)神经传导功能异常,即可确立本病的诊断。

【治疗要点】

(1)无特效治疗,患儿应保持呼吸道通畅,防止继发感染,呼吸肌麻痹时应做气管切开或插管,上呼吸机。

(2)部分患儿用糖皮质激素有一定疗效。部分专家认为糖皮质激素对本病治疗无效。

(3)神经营养药应常规应用。

(4)大剂量丙种球蛋白静脉滴注和(或)血浆置换疗法近年应用较多,有一定疗效,但费用昂贵。

【处方】

1.西医处方

5%葡萄糖
  注射液　100～250ml　｜　静脉滴注,每日1次,
地塞米松　0.2～0.4mg/(kg·d)　｜　10d为1个疗程

或泼尼松1～2mg/(kg·d),分2～3次口服,可用2～3周。

5%葡萄糖注射液　50～100ml　｜　静脉滴注(慢),每日1次,
丙种球蛋白　　　　400mg/kg　｜　5d为1个疗程

2.中医处方

处方1:清燥润肺汤加减,沙参、麦冬、桑叶、黑芝麻各10g,生石膏(先煎)15g,阿胶(烊化)8g,甘草3g。

此方清热养阴,益气活络。主治热耗气阴,灼伤筋脉。适用于患儿发热,咽痛,鼻塞流涕,下肢无力,筋脉弛缓,肌肉软瘫,心烦口渴,尿黄便结,舌红苔黄,脉数。如表证未解加金银花、大青叶各10g;口渴汗出加知母8g,生地黄10g;体倦食欲缺乏加薏苡仁、麦芽各10g;下肢无力加伸筋草、络石藤各10g;汗多乏力,神倦者加西洋参10g。

处方2:补中益气汤合独活寄生汤加减,黄芪、党参、白术、升麻、柴胡、当归、杜仲、桑寄生、细辛、独活、桂枝、川芎、白芍、生地黄各10g,甘草、牛膝各3g。

此方健脾益气,强筋活络。主治脾气虚弱,不达四肢。适用于患儿肢体瘫痪,手足肿胀,肌肉疼痛,面黄无华,食少腹胀,大便稀,舌体胖,苔薄白,脉细无力。腰膝乏力者加狗脊、五加皮各10g;活动不灵者加鸡血藤、伸筋草各10g;食少便溏者加茯苓、莲子肉各10g。

处方3:虎潜丸加减,熟地黄、龟甲、首乌、枸杞子、桑寄生、鸡血藤、当归、白芍、黄柏各10g,牛膝6g。

此方补益肝肾,柔筋活络。主治肝肾两亏。适用于患儿肢体瘫痪,足趾痉挛,腰膝酸软,肢体麻木或如蚂蚁行走,面色苍白,两

目干涩,头晕耳鸣,舌体瘦,舌质红苔少,脉呈无力。

3. 康复处方

(1)由于感染性多发性神经根炎可以累及外周神经、中枢神经及交感神经和副交感神经,对这些患儿要密切观察肢体的活动,包括肌力、肌张力及肢体感觉的变化。有些患儿甚至出现大小便失禁,患儿应卧床休息,注意患儿的护理,应 24h 监护患儿的神志,生命体征如血压、呼吸、心率、体温等。

(2)如果累及肋间神经或膈神经引起呼吸障碍,要进行机械通气以维持正常呼吸及血气,对这些患者要定时吸出呼吸道分泌物以保持呼吸道通畅。

(3)患儿病情缓解后应鼓励患儿进行体育锻炼,加强肢体功能的锻炼。

【注意事项】

(1)本病急性期及病情危重时,可应用氢化可的松 4～8mg/(kg·d),分 2 次静脉滴注,约 10d,并续用泼尼松,待病情好转可减药,疗程 1 个月左右。轻者可单口服泼尼松。注意糖皮质激素不良反应。

(2)同时应用维生素 B_1、维生素 B_{12},严重患儿可使用辅酶A、ATP。

(六)重症肌无力

重症肌无力(MG)是指免疫介导的神经肌肉接头处传递障碍的慢性疾病。临床特征为受累横纹肌容易疲劳,活动后加重,休息或给予抗胆碱酯酶药物后减轻或消失,并具有晨轻暮重现象。

【诊断要点】

(1)起病都在 2 岁以后,女性比男性多。共同特点:①受累肌肉极易疲劳,经休息或服用抗胆碱酯酶药物后肌无力症状减轻或暂时好转。②常见症状为眼睑下垂、斜视、复视等眼外肌无力表现。可逐渐发展为全身型肌无力。③肌无力症状易波动,常有朝轻暮重现象。④受累肌肉的肌无力范围不能按神经分布解释,除肌无力外不伴神经系统受累症状和体征。

(2)可做血液学及肌电图检查。80%以上患儿血抗乙酰胆碱受体抗体阳性,T淋巴细胞功能减退,但 T、B 淋巴细胞计数和比例基本正常。

【治疗要点】

各种抗胆碱酯酶药物都可改善肌无力症状,可根据病情选用。严重的全身型重症肌无力可长期服用泼尼松(1~2 年)。亦有主张做胸腺切除术或用免疫抑制药(硫唑嘌呤或环磷酰胺等)。此外,大剂量静脉注射用丙种球蛋白和血浆置换疗法可使多数患儿症状缓解,在有条件的医疗单位可以选用。

【处方】

1. 西医处方

处方 1:用于眼肌型重症肌无力的治疗。

溴吡斯的明 7mg/(kg·d),分 2~3 次口服。

泼尼松 0.5~1.0mg/(kg·d),晨服,每日 1 次,4~16 周后逐渐减量。

氯化钾 0.05~0.1g/kg,口服,每日 2~3 次。

处方 2:用于全身型重症肌无力的治疗。

溴吡斯的明 7mg/(kg·d),分 2~3 次口服。

甲泼尼龙冲击治疗 15~20mg/(kg·d),3d 后减半量,2d 后改为泼尼松 0.5~1.0mg/(kg·d),晨服,每日 1 次,4~16 周后逐渐减量。

处方 3:用于病情进展的重症肌无力患儿,胸腺切除术前准备及辅助用药。

丙种球蛋白 400mg/(kg·d),静脉滴注,每日 1 次,共 5d。

处方 4:危象处理。

(1)新斯的明 0.03~0.04mg/kg,肌内注射,每日 3~5 次。

(2)依酚氯铵 0.2mg/kg,静脉注射或肌内注射,每小时 1 次

(可反复使用数次)。

(3)甲泼尼龙 10～30mg/(kg·d)+5%葡萄糖注射液,静脉滴注,每日 1 次,连用 3 天(之后减量)。

(4)阿托品 0.03～0.05mg/kg+生理盐水或 5%葡萄糖注射液 10～20ml,静脉注射。每 15～30 分钟 1 次,2～3 次后如情况不见好转可逐渐增加用量,极量不超过 2mg/次。

处方 5:硫唑嘌呤 1～2mg/(kg·d),口服,每日 2～3 次。

处方 6:环孢素 1～2mg/(kg·d),口服,每日 2～3 次。

处方 7:环磷酰胺 3～5mg/(kg·d)(≤100mg/d),口服,每日 2 次。好转后减量为 2mg/(kg·d)。

处方 8:他克莫司 0.05～0.3mg/(kg·d),分 2～3 次口服。

处方 9:利妥昔单抗(美罗华)375mg/m² + 生理盐水 1mg/ml,缓慢静脉滴注,每周 3 次。儿童推荐总量为 750mg/m²(最大量 1g)。

处方 10:霉酚酸酯 10～30mg/(kg·d),分 2 次口服。

2. 中医处方

处方 1:补气升提汤,党参、黄芪、茯苓、炒白术、当归、柴胡、葛根各 10g,陈皮、升麻各 5g,制马钱子 0.5g。每日 1 剂,分 2 次服用。此方适用于眼肌型患者。

处方 2:温肾益脾汤,党参 20g,黄芪、仙茅各 25g,芡实、金樱子、巴戟天各 10g,肉桂 5g。每日 1 剂,分 2 次服用。此方适用于脾肾两虚者。

3. 康复处方

(1)由于该病为自身免疫性疾病,很难根治,临床上以对症治疗为主,需长期服药治疗。

(2)如患儿出现呼吸肌无力导致呼吸衰竭时应该积极抢救,必要时予以呼吸机机械通气治疗,同时给予抗胆碱酯酶药物治疗。

(3)如患儿为全身性重症肌无力患者,病程在 1 年以上时或眼肌型患者药物治疗效果不佳者,可以考虑行脾切除术。

【注意事项】

(1)新生儿先天性肌无力患儿出生后即发病,表现为上睑下垂、眼外肌麻痹、全身肌无力、哭声低弱,呼吸困难不常见。

(2)对重症肌无力患儿,应避免使用某些作用于神经肌肉接头的药物,如链霉素、卡那霉素、阿米卡星和新霉素等,以避免加重病情。

(3)胸腺切除术对某些重症肌无力患儿可取得疗效。

(七)进行性肌营养不良

进行性肌营养不良(PMD)是一类由于基因缺陷所导致的肌肉变性病,以进行性加重的肌肉无力和萎缩为主要的临床表现。由于基因缺陷的不同,临床症状出现的早晚不同,可以早至胎儿期,也可以在成年后,是男性中最常见的 X 连锁致死性遗传病之一,1/3 的新生男婴患者是基因新生突变所引起的。

【诊断要点】

(1)临床上根据其起病年龄、遗传方式、受累肌群、有无假性肥大可分为假性肥大型、面-肩-肱型、肢带型及单纯性遗传性萎缩型。小儿时期以假性肥大型肌营养不良最为常见。

(2)可做血清酶学、肌电图及肌活检检查以协助诊断。早期和进展期血肌酸磷酸激酶可升高超过正常值的十倍或数十倍,有诊断价值。肌活检的特征性改变可以确诊。

【治疗要点】

目前,尚无根治方法,主要是对症和支持治疗。

(1)一般治疗及支持治疗:注意营养、预防感染。

(2)皮质类固醇类激素:泼尼松、地夫可特是应用最广泛的药物。

(3)对症治疗:心力衰竭或肺部感染等并发症。

(4)康复治疗:预防关节挛缩、脊柱变形。

（5）遗传咨询及产前诊断：病员家族应做详细家谱分析和血清 CK 测定及基因分析，及早发现携带者，做好婚姻、遗传和优生的宣传教育。对拟诊为携带者的妇女，可采取绒毛、羊膜腔穿刺、脐带穿刺，妊娠末梢血胎儿有核红细胞，进行胎儿的基因诊断。

【处方】

处方 1：加兰他敏 0.05～0.1mg/(kg·d)，肌内注射，每日 1 次，1 个月为 1 个疗程，休息 1 周后可再继续治疗。

维生素 E 10mg，口服，每日 2～3 次，长期应用。

三磷腺苷（ATP）20mg，肌内注射，每日 1 次。

处方 2：泼尼松 0.3～0.75mg/(kg·d)，分次口服。有稳定肌膜，延缓疾病进展的作用。

【注意事项】

（1）进行性肌营养不良的治疗尚无特效药，主要为综合处理，对患儿应进行适当运动，以维持肌肉功能和防止肌肉萎缩，推拿、针灸和理疗对其肌肉功能恢复有帮助。

（2）加兰他敏能改善神经肌肉间传导，但过量时可有流涎、心动过缓、眩晕、腹痛，轻者仅需暂停即可，重者可肌内注射阿托品对抗。

（3）高压氧治疗，可取得暂时缓解。

（八）抽动-秽语综合征

抽动-秽语综合征（GTS）又称多发性抽动，是发生在儿童期的一种慢性神经精神疾病，以多种形式的运动肌抽搐同时伴有行为异常为主要特征。

【诊断要点】

（1）临床表现：不自主的眨眼、皱眉、歪嘴、伸舌、摇头、耸肩及喉内作响，有时出现指手画脚、挺腹、蹬足等，紧张时增多，入睡时消失，常见于 4—16 岁，男性多于女性。

（2）辅助检查：智力测查基本在正常范围。脑电图异常或有非特异性改变,如伴睡眠障碍时,慢波睡眠的Ⅲ、Ⅳ期增多,快动眼睡眠减少。

【治疗要点】

(1)心理行为治疗:建立良好的家庭和社会生活环境,不歧视打骂患儿,鼓励患儿树立控制疾病的信心。

(2)药物治疗:常用药有氟哌啶醇、硫必利和匹莫齐特等,对控制症状有效,当出现不良反应时,可加用苯海索。一般到青春期,本病症状可自然缓解。

【处方】

1. 西医处方

处方1:氟哌啶醇学龄儿0.5mg/d渐加至1.5~2.5mg/d(最多不超过4mg/d),口服,持续用药1~2年,症状控制后逐渐减量停药。

处方2:硫必利儿童剂量50~100mg/d,分2次口服。

或匹莫齐特(哌咪清)开始剂量1mg/d,每晚睡前口服,每周加量1次,直至有效。

或可乐定(HCI)0.05~0.1mg/d(效果不如以上3种药,在上述药物无效时试用)。

2. 中医处方

处方1:宁肝息风汤加减,琥珀末5g,龙胆草、白僵蚕、白蒺藜、白芍、生栀子、蝉蜕、蚤休、槟榔、钩藤、白茯苓各10g。

此方平肝息风,清热化痰。主治肝风内扰。适用于患儿面色无华,形体消瘦,摇头耸肩,行路不稳,伸头歪嘴,皱眉眨眼,肢体震颤,舌红苔黄腻,脉弦数。

处方2:十味温胆汤加减,人参6g,枣仁3枚,五味子1g,熟地黄、远志、白茯苓、清半夏、陈皮、枳实各10g,甘草3g。

此方健脾祛痰,柔肝息风。主治脾虚痰聚,肝脉失调。适用于患儿面色无华,形体消瘦,摇头耸肩,行路不稳,伸头歪嘴,皱眉眨眼,肢体震颤,夜睡觉不安,多梦语,纳呆,舌淡红,脉沉滑或沉缓。

处方 3：大定风珠加减，生地黄、麦冬、白芍、龟甲（先煎）、鳖甲（先煎）、生牡蛎（先煎）、阿胶（烊化）、鸡子黄各 10g，麻仁、炙甘草各 5g。

此方滋阴养血，平肝息风。主治肾阴虚亏损肝风内动。患儿两颧潮红，形体消瘦，摇头耸肩，腰肌抽动，伸头歪嘴，皱眉眨眼，肢体震颤，喉中出声，性情急躁，夜睡觉不安，多梦语，纳呆，舌暗红，苔光滑，脉细无力。

3．康复处方

（1）心理治疗：应解除患儿的各种心理困扰，使患儿正确认识该病，正确处理所遇到的各种问题，积极配合治疗。

（2）帮助患儿家长正确认识该病，合理安排患儿的生活，避免各种加重该病的因素。

【注意事项】

（1）氟哌啶醇为多巴胺受体阻滞药，宜从小剂量开始，儿童一般用量为 1～2mg/d，80％以上患儿有效。不良反应有锥体外系症状，如急性肌张力低下或晚发性运动障碍等，合用等量苯海索可减少不良反应。

（2）匹莫齐特效果与氟哌啶醇相似，但不良反应较少。

（3）托吡酯亦可治疗本病，剂量为 2～4mg/(kg·d)，口服。

（九）注意力缺陷多动障碍

儿童注意力缺陷多动障碍（ADHD）又称儿童多动综合征，以下简称多动症，主要表现为与年龄不相符的注意力分散，注意广度缩小，不分场合活动，情绪冲动并伴有认知障碍和学习困难，智力正常或接近正常。是儿童期最为常见的精神卫生问题，其突出表现为注意力缺陷，以多动为主的行为障碍及冲动性。男孩比女孩发病率高。

【诊断要点】

(1)临床表现：多动症的症状多种多样，并常因年龄、环境和周围人对待态度的不同而有所不同。①活动过度始于幼儿时期，如从小摇篮或小车外爬。②注意力不集中，小儿易受环境影响，注意力集中时间短暂。③患儿还有情绪不稳，任性冲动，不能控制自己等。④学习困难，学龄儿童则表现上课不能遵守纪律，小动作多，容易激动，听觉辨别能力差，语言表达能力差，学习能力低，但智力正常。

(2)辅助检查：①头部核磁共振、脑电图检查，排除生理性疾病。②注意力缺陷多动障碍的评定量表：Conner 注意力缺陷多动障碍儿童行为量表、Vanderbilt 注意力缺陷多动障碍儿童行为量表等。

【治疗要点】

(1)认知行为治疗：对控制多动行为、冲动和侵略行为有效的，通过教患儿停下来，看一看，听一听，想一想，改善和矫正行为。

(2)社会化技能：根据患儿的冲动行为而进行的训练，能减少攻击行为，提高儿童的社交能力及解决问题的技能。可让多动症儿童与富有同情心儿童多接触，也可参加团队活动，提高社会化技能。

(3)躯体训练项目、父母管理班。

(4)药物(精神兴奋药，如哌甲酯、苯丙胺)治疗。

(5)联合治疗较单独治疗效果好。

【处方】

1. 西医处方

处方：哌甲酯(利他林)0.3～1.0mg/(kg·d)[开始宜小剂量(5～10mg/d)]，分 2 次晨起和中午口服，观察 3d 后无效则逐渐加量，最多不超过 30～40mg/d，疗程 0.5～1 年，症状控制后逐渐减量停药。

或苯丙胺剂量为哌甲酯的一半口服,每晨 1 次。

或丙米嗪起始剂量 10mg/d,分 1～2 次口服,每 3～4 天增加剂量 1 次,可达 2～3mg/(kg·d),最大量 50mg/d。此药适用于对兴奋药无效的患儿,与中枢兴奋药合用有协同作用。

2. 中医处方

处方 1:大补阴汤,熟地黄、龟甲各 9g,黄柏、知母各 6g。

此方滋阴降火,主治肝肾阴虚证。适用于患儿多动多语,急躁易怒,冲动任性,难于控制,注意力不集中,难于静坐,记忆力欠佳,学习成绩低下,或有遗尿,腰酸乏力,形体消瘦,盗汗,舌质红,苔薄白,脉细数。

处方 2:归脾汤,白术、当归、白茯苓、龙眼肉、炒酸枣仁、炙黄芪各 6g,木香、炙甘草各 2g,人参 3g,生姜 2 片,大枣 5 枚。

此方健脾养心,益气补血;主治心脾两虚。适用于患儿多动多语,神疲乏力,注意力不集中,难于静坐,记忆力欠佳,学习成绩低下,或有遗尿,腰酸乏力,形体消瘦,盗汗,食少纳呆,面色无华,舌质红,苔薄白,脉虚弱。

处方 3:黄连温胆汤,清半夏、竹茹、枳实各 6g,茯苓 5g,炙甘草、黄连各 3g,大枣 2 枚,陈皮 9g。

此方清热化痰,理气和胃;主治痰火内扰。适用于患儿多动多语,冲动任性,难于制约,注意力不集中,难于静坐,记忆力欠佳,学习成绩低下,纳呆,便秘尿赤,胸中烦热,舌质红,苔黄腻,脉滑数。

3. 康复处方

(1)认知行为治疗:教患儿停下来,看一看,想一想,通过语言的自我指导,角色排演等改善纠正患儿的行为问题。

(2)安排患儿进行 2 年的特殊教育,帮助患儿解决在学习上的学习动机问题。

(3)社会技能的训练:指导和培养患儿社会交往的能力,让患儿与不同的小朋友交往,使他们学会与人的交往。

(4)躯体的训练:让患儿参加不同的体育锻炼,使患儿在锻炼中能更好地控制自我,学会自律与自尊。

【注意事项】

6 岁以下患儿一般不用药物治疗。

(十)遗尿症

遗尿症又称功能性遗尿症或非器质性遗尿症,通常是指 5 岁后仍不能自主控制排尿而尿床或尿湿裤子,但没有明显的器质性病因。

【诊断要点】

根据 ICD-10 精神与行为障碍分类的标准。

(1)儿童年龄与智龄至少在 5 岁以上。

(2)不自主地或有意尿床或尿湿裤子,7 岁以下至少每个月 2次,7 岁以上至少每个月 1 次。

(3)病程至少 3 个月。

(4)不是癫痫发作或精神系统疾病所致的遗尿,也不是泌尿道结构异常或任何其他非精神科疾病的直接后果。

(5)不存在符合 ICD-10 类别标准的任何其他精神障碍的证据,如精神发育迟滞、焦虑症、抑郁症等。

【治疗要点】

遗尿症的治疗原则强调综合性治疗,包括心理支持和健康教育、排尿功能训练、行为疗法、药物治疗和中医治疗。

(1)行为疗法:①设置日程表,记录影响遗尿的可能因素,如睡眠时间、傍晚液体摄入量、情绪和疲劳程度等。②强化,患儿未出现遗尿,给予表扬,增强其自信心和能力;而发生遗尿后,则要求其与家长一起清洁衣物和床铺。③延长夜间唤醒时间,根据患儿夜间遗尿的时间,适当延长唤醒时间。④使用报警器,患儿睡在有报警器的床铺上,遗尿后报警器会自动唤醒患儿,反复应用和适当奖赏进行训练。

（2）膀胱功能训练：对膀胱容量小的患儿可进行膀胱扩张训练，即让患儿在白天多饮水，当欲排尿时，尽量延缓排尿，直至不能忍受为止。在排尿时突然停止一会儿，然后继续排尿。

（3）药物治疗：①氯丙咪嗪，适用于 6 岁以上的觉醒障碍型，可扩大膀胱容量，刺激大脑皮质使患儿容易惊醒而起床排尿。②奥昔布宁，别名尿多灵，适用于 5 岁以上儿童，能降低膀胱内压，增加容量，减少不自主性的膀胱收缩，适用于昼夜尿频型。③去氨加压素，又称弥凝，是一种人工合成的抗利尿激素，适用于 5 岁以上夜间多尿型的儿童。

【处方】

1. 西医处方

处方 1：去氨加压素推荐起始剂量为 0.2mg/d，睡前口服，建议每 2 周评价药物的治疗效果，根据患儿病情及疗效调整剂量，最大剂量为 0.6mg/d，治疗疗程一般为 3 个月。

处方 2：奥昔布宁起始推荐剂量为 2～5mg，年龄较大者可增加至 10mg，睡前服用。

处方 3：缩泉胶囊每日服用 3 次，5 岁以下，每次 0.3～0.6g；5 岁以上，每次 0.9g。

2. 中医处方

处方 1：补中益气汤，黄芪 15g，党参 9g（或人参 3g），当归、陈皮、炙甘草各 6g，升麻、柴胡各 3g，白术 9g。

此方益气升阳，调补脾胃；主治肺脾气虚证。适用于患儿夜间遗尿，日间尿频量多，体质差，面色少华，神疲乏力，食欲缺乏，大便溏薄，苔薄白，脉沉无力。

处方 2：导赤散，生地黄、竹叶、甘草梢、木通各 6g。

此方清热利水；主治小儿遗尿心经有热证。适用于患儿夜间遗尿，小便清长，体质差，面色少华，神疲乏力，智力较同龄儿稍差，肢冷畏寒，苔薄白，脉沉无力。

3. 康复处方

(1)查清患儿遗尿的病因,是原发性还是继发性遗尿症:先做尿粪常规检查,看患儿是否有寄生虫感染,尿常规检查患儿是否有泌尿道感染,如果是应该用药予以根治。

(2)如排除了上述原因则做泌尿道静脉造影,看泌尿道是否畸形。同时做脑电图及头颅 CT 检查或详细检查脊柱,是否有神经系统的病变。

(3)如排除了继发性遗尿,则诊断为原发性遗尿,此时患儿临睡觉前要少喝水,睡前排尿,每隔 3~4 小时叫醒患儿排尿 1 次,以后间隔时间可以长些,使患儿养成定时排尿的习惯。

【注意事项】

(1)去氨加压素治疗注意事项:①夜间睡前 1h 以少量水送服;②服药前 1h 和服药后 8h 限制饮水,以达到治疗效果并避免药物不良反应;③若患儿出现发热需要大量补充液体,应暂停使用去氨加压素,以免引起水中毒;④必要时监测血压及血钠。

(2)由于遗尿报警器多需连续使用 8 周或更长时间,因此在使用前应向患儿及其家长详细介绍遗尿报警器的基本原理和使用方法,取得患儿及其家长的配合,需建立完整的随访方案,直至治疗成功。注意事项包括:①遗尿报警器不适用于每晚遗尿频率>2 次的患儿;②内裤或床单浸湿时触发报警器,如患儿无反应,家长应积极帮助患儿起床排尿;③应每晚使用报警器,持续治疗 2~3 个月或至患儿连续 14 晚无尿床;④遗尿报警器还适用于去氨加压素药物减量阶段,以促进患儿自行觉醒及减少复发概率。

(3)奥昔布宁为抗胆碱药物,当患儿夜间排尿次数过多、疑似膀胱过度活动,且排除了神经源性膀胱等器质性疾病时可使用。主要不良反应包括口干、皮肤潮红、便秘、视物模糊、瞌睡等,需严格在专科医师指导下使用,并需监测残余尿量。

(4)由于 5 岁以下的儿童排尿中枢可能尚未发育完全,建议可首先对其进行生活方式和生活习惯的调整及排尿习惯的引导，有强烈治疗意愿的遗尿儿童，可使用中药、推拿或遗尿报警器等治疗。

八、内分泌疾病

（一）生长激素缺乏症

生长激素缺乏症（GHD）是指由于腺垂体合成和分泌生长激素（GH）部分或完全缺乏，或由于 GH 分子结构异常等所致的生长发育障碍性疾病。

【诊断要点】

（1）症状：身高明显低于同龄儿童，生长速率每年＜4cm，青春发育延迟，颅内肿瘤所致者可有视野改变、多饮多尿等。

（2）体征：匀称性矮小。面容幼稚，面部多脂，胸腹部皮下脂肪丰满，声音尖细，男孩可见阴茎短小、睾丸发育不良。

（3）生长激素激发试验：包括精氨酸激发试验、胰岛素激发试验、可乐定激发试验、左旋多巴激发试验，必选 2 项，其中前两项必选一项。试验需空腹进行。GH 峰值＜5μg/L 为生长激素完全缺乏，GH 峰值介于 5～10μg/L 为生长激素部分缺乏，GH 峰值＞10μg/L 为正常。

（4）左手及手腕骨龄片：骨龄延迟 1 年以上。

（5）垂体 MRI：排除垂体先天发育异常或肿瘤。

（6）其他检查：甲状腺功能、皮质醇、促肾上腺激素释放激素（ACTH）、黄体生成素（LH）、卵泡刺激素（FSH）、胰岛素样生长因子 1（IGF-1）和胰岛素样生长因子结合蛋白 3（IGFBP3）。

（7）遗传学检测：必要时可行 *GH1*、*GHRHR*、*PIT1*、*PROP1*、*HESX1*、*LHX3* 等基因突变检测。

【治疗要点】

(1)基因重组人生长激素替代治疗。疗程视需要而定,通常不宜短于1～2年。患儿最后的高度与治疗的年龄有关,开始治疗越早,效果越好。

(2)如为联合垂体激素缺乏症,可同时以相应缺乏激素替代治疗。

(3)获得性生长激素缺乏症进行相应的病因治疗。

【处方】

1. 西医处方

处方:首选基因重组人生长激素(rhGH) 0.1U/(kg·d),皮下注射,每晚1次(睡前30min)。

如伴有甲状腺功能减低者,可加服:左甲状腺素钠 3～6μg/d,口服,每日1次,其后根据定期复查甲状腺功能的检查结果及患儿的临床症状,调整剂量。

若伴促性腺激素不足,在青春期时可加用:男孩可注射长效庚酸睾酮每月1次,每3个月增加25mg,直至每月100mg。

如有肾上腺皮质激素缺乏,生长停止前可加用:可的松 10～20mg/(m²·d),分1～2次口服。

2. 中医处方

目前尚无有效的中医治疗方法,主要是使用生长激素替代疗法。

3. 康复处方

(1)及早诊断,及早进行生长激素替代治疗是关键。开始治疗的年龄越小,效果越好,甚至身高可达正常人水平。如果到骨骺已闭合才治疗,就很难见效果。

(2)治疗过程中每3个月测量身高、体重1次,并记录于生长曲线上。

(3)应用生长激素后患儿生长加速,食欲增强,肌肉容量增加,脂肪减少,体能和认知能力有所改善,应给予蛋白质营养丰富的饮食。

(4)明确告诉家长生长激素治疗为替代治疗,一旦停药,生长速度就会减慢,体型又恢复原状。

(5)要求患儿定期随访,检测身高和体重。

【注意事项】

(1)每3个月定期测量患儿的身高、体重,评价生长速率和性发育情况。治疗1年后可通过身高标准差积分(SDS)等评价疗效。

(2)生长激素治疗期间监测实验室检查指标,每3~6个月复查甲状腺功能、空腹血糖、胰岛素、IGF-1等。每年复查肝肾功能、糖化血红蛋白(HbA1c)、肾上腺皮质功能和骨龄等。对有头颅器质性病变和垂体微腺瘤的患儿,必要时需复查垂体MRI,若出现异常,及时调整治疗方案。

(3)rhGH常见的不良反应为注射部位局部可有皮肤反应,多不严重,大多在用药1周后消失。

(4)停止rhGH治疗的指征:患儿身高达正常成人身高;年生长速率每年低于2 cm;骨龄:男大于16岁,女大于14岁。

(二)中枢性尿崩症

尿崩症(DI)是由于患儿完全或部分丧失尿液浓缩功能,临床以多饮、多尿和排出稀释性尿为特征的疾病。根据病因可分为中枢性尿崩症(CDI)、肾性尿崩症(NDI)和精神性烦渴症(PP)三类,其中较多见的是由于抗利尿激素(ADH),即精氨酸加压素(AVP)分泌或释放不足所引起,称中枢性尿崩症。中枢性尿崩症可发生于任何年龄,男孩多于女孩。

【诊断要点】

(1)症状:烦渴、多饮、多尿,尿量可达4~10L/d。夜尿增多,可有遗尿,喜喝冷水,内热、少汗、皮肤干燥。婴幼儿烦渴时哭闹不安,不肯吃奶,饮水后安静。

（2）体征：充分饮水下无明显体征，饮水不足时可有脱水甚至休克表现。

（3）尿常规：尿比重低，常＜1.005。

（4）禁水试验：试验前先自由饮水，然后开始禁水 6～8h，试验前及试验中每小时收集尿 1 次，记录血压、体重、尿量，测尿比重、尿渗透压，试验前及试验结束时分别采血测血钠和血浆渗透压。试验过程中必须密切观察，当患儿体重下降达 3％～5％或血压明显下降时必须终止试验，并立即给予饮水。结果判定：试验中尿量无明显减少，尿比重不超过 1.010，尿渗透压＜280mmol/L，体重下降＞3％～5％，血钠＞145mmol/L，血渗透压＞300mmol/L，尿渗透压小于血渗透压，为完全性尿崩症；而部分性尿崩症血渗透压最高值＜300mmol/L。

（5）垂体加压素试验：当禁水试验阳性时可进行此试验。试验前 6h 起禁水或在禁水试验结束后继续进行，予皮下注射水溶性加压素 0.1U/kg，注射前及注射后每小时排尿 1 次，测尿量、尿比重及尿渗透压，试验中如果尿量明显减少，尿比重达 1.015 以上，尿渗透压达 300mmol/L 以上，可确诊中枢性尿崩症。

（6）垂体 MRI：当颅内病变，垂体后叶被破坏时可见垂体后叶的亮点消失。

（7）其他检查：血气分析，24h 尿钠、尿钙、尿磷、尿肌酐，肾超声等。

【治疗要点】

（1）一般处理：减少食盐摄入量，避免高蛋白食物。渴感正常的患儿应充分饮水。若有脱水、高钠血症时应缓慢给水，以免造成脑水肿。

（2）替代疗法：抗利尿激素替代疗法主要用于中枢性尿崩症。

（3）其他药物：氯磺丙脲、卡马西平能刺激抗利尿激素释放，使尿量减少。氢氯噻嗪可能通过抑制肾小管钠的重吸收，在同时限制钠盐摄入量的情况下，使机体呈现轻度缺钠，减少肾溶质，从而加强水分回吸收,使尿量减少。

(4)病因治疗:对有原发病的患儿必须针对病因治疗。

【处方】

1. 西医处方

处方 1:鞣酸加压素(长效尿崩停)0.1～0.2ml,肌内注射,每3～7 天重复 1 次。

处方 2:1-脱氨-8-右旋精氨酸加压素(DDAVP)的口服片剂。

醋酸去氨加压素(弥凝,Minirin) 100～1200μg/d,分 2～3 次口服。

处方 3:可与氯贝丁酯合用,可减少耐药。

1-脱氨-8-右旋精氨酸加压素的喷鼻剂。

婴儿:每次 0.5～1.0μg(开始剂量),鼻腔喷入,每日 2～3 次。

儿童:每次 2.5μg(开始剂量),鼻腔喷入,每日 1～2 次。

氯贝丁酯 50～100mg/(kg·d),分 2 次口服。

处方 4:用于部分性 ADH 缺乏者。

氯磺丙脲 10～20mg/(kg·d),分 2～3 次口服。

或氯贝丁酯 50～100mg/(kg·d),分 2 次口服。

处方 5:用于颅内手术后并发本症,或用于对加压素有耐药性者。

卡马西平(酰胺咪嗪)10～15mg/(kg·d),分 3 次口服。

处方 6:用于肾性尿崩症,可与氢氯噻嗪合用。

吲哚美辛 3mg/(kg·d),分 2～3 次口服。

可加用氢氯噻嗪 1～2mg/(kg·d),分 2 次口服。

处方 7:用于肾性尿崩症或中枢性尿崩症对加压素产生耐药或暂无药供应时。

氢氯噻嗪 1～2mg/(kg·d),分 2 次口服。

2. 中医处方

处方 1:消渴方和二冬汤,天花粉、生地黄、天冬、麦冬、黄芩、知母、荷叶各 10g,鲜藕 15g,人参 5g,黄连、甘草各 3g。

此方功效清热润肺,生津止渴。主治肺燥津伤。适用于患儿皮肤干燥,烦渴多饮,喜凉饮,尿频量多或伴遗尿,舌红苔黄少津,脉细数。

处方 2:知柏地黄丸和玉女煎,知母、黄柏、生地黄、山茱萸、淮山药、枸杞子、胡黄连、乌梅、麦冬、地骨皮各 10g。

此方清热滋阴,补肾固涩。适用于肾阴不足的患儿,患儿形体消瘦,潮热颧红,舌红少津,尿多如崩,腰膝酸软,大便干结,脉沉细数。五心烦热,盗汗加地骨皮、青蒿各 10g;少气乏力,唇红色淡加党参、黄芪、当归各 10g。

处方 3:金匮肾气丸,制附子、肉桂、熟地黄、怀山药、山茱萸、茯苓、牡丹皮、泽泻各 10g。

此方温肾助阳,暖脾益气。适用于脾肾阳虚的患儿。患儿面色苍白,舌淡少苔,少气懒言,尿清如水,夜尿多,口渴喜饮,指端不温,纳呆,脉沉无力。纳呆少食,大便溏稀加薏苡仁、苍术各 10g;唇甲色淡,毛发稀少加首乌、白芍、龙眼肉各 10g;形寒体冷,小便清长加仙茅、补骨脂、鹿角胶各 10g。

3. 康复处方

(1)注意体液平衡,根据尿量的多少适当饮水。

(2)根据医嘱正确用药,并注意不良反应。①鞣酸垂体加压素用前须充分混合、摇匀,需做深部肌内注射,每次更换注射部位,发现有硬结时给予热敷。注射加压素后需观察有无过量反应,过量时面色发白、腹痛、血压升高,并可发生水中毒,此外尚需观察有无过敏反应。②DDAVP 鼻腔滴入,逐渐加量直至疗效满意并作为维持量,继续服用。用药期间应注意防止水中毒,观察有无头痛、血压增高等不良反应。

(3)保证充足营养:①供给低盐、高热量、高维生素、易消化的饮食,饮水要充足。②饭前少饮水,代以有营养的饮料或汤。

(4)加强皮肤及口腔清洁护理,以防干裂。

【注意事项】

原发性中枢性尿崩症患儿,经以上治疗后症状多数能缓解,并随年龄增大症状可逐步减轻。继发于颅内肿瘤所致者需用手术及放射治疗,且预后不佳。

(三)性早熟

性早熟是指性发育启动年龄显著提前(较正常小儿平均年龄提前2个标准差以上)。一般认为女孩在8岁、男孩在9岁以前呈现第二性征,临床可判断为性早熟。本病女孩多见,男女之比约为1:4。

【诊断要点】

(1)中枢性性早熟:①其临床特征是提前出现的性征发育,与正常青春期发育程序相似,女孩首先表现为乳房发育,男孩首先表现为睾丸增大,但临床变异较大,症状发展快慢不一;②在性发育过程中,男孩和女孩皆有骨骼生长加速和骨龄提前,小儿早期身高虽较同龄儿高,但成年后反而较矮小。在青春期成熟后,患儿除身高矮于一般群体外,其余均正常。

(2)外周性性早熟:①性发育过程与上述规律迥异;②男孩性早熟应注意睾丸的大小,若睾丸容积>3ml,提示中枢性性早熟;如果睾丸未增大,但男性化进行性发展,则提示外周性性早熟,其雄性激素可能来自肾上腺;③颅内肿瘤所致者在病程早期常仅有性早熟表现,后期始见颅内压增高、视野缺损等定位征象。

(3)GnRH刺激试验:亦称黄体生成素释放激素(LHRH)刺激试验。静脉注射GnRH,$2.5\mu g/kg$(最大剂量$\leqslant 100\mu g/kg$),于注射前(基础值)和注射后30min,60min,90min及120min分别采血测定血清LH和FSH。当LH峰值>15U/L(女)或>25U/L(男),LH/F-SH峰值>0.7,LH峰值/基值>3时,可以认为其性腺轴功能已经启动。

(4)骨龄测定:根据手和腕部X线片评定骨龄,判断骨骼发育是否超前。性早熟患儿一般骨龄超过实际年龄。

(5)超声检查：根据需要，选择盆腔超声检查了解女孩卵巢、子宫的发育情况；男孩注意睾丸、肾上腺皮质等部位。

(6)CT或MRI检查：对疑有颅内肿瘤或肾上腺皮质病变患儿应选择进行脑部或腹部扫描。

【治疗要点】

性早熟的治疗依病因而定，中枢性性早熟的治疗目的是抑制或减慢第二性征发育，特别是阻止女孩月经来潮；抑制骨骼成熟，改善成人期最终身高；恢复相应年龄应有的心理行为。

(1)肿瘤引起者应手术切除或进行化疗、放疗；甲状腺功能低下者给予甲状腺素治疗；先天性肾上腺皮质增生症患儿可采用皮质醇类激素治疗。

(2)药物治疗：①促性腺激素释放激素类似物(GnRHa)，其作用是竞争性抑制自身分泌的GnRH，减少垂体促性腺激素的分泌。可按0.1mg/kg给药，每4周肌内注射1次。本药可延缓骨骺愈合，其作用为可逆性，若能尽早治疗可改善成人期最终身高；②性腺激素，采用大剂量性激素反馈抑制下丘脑-垂体促性腺激素分泌，但不能改善成人期最终身高。如甲羟孕酮(又称安宫黄体酮)、环丙孕酮。

【处方】

1.西医处方

用于中枢性性早熟的治疗，用药量可根据性腺轴功能抑制情况适当调整。

处方1：醋酸亮丙瑞林，首剂3.75mg，此后每次30～180μg/kg，皮下注射，4周1次。或3.75mg，皮下注射，4周1次。

处方2：醋酸曲普瑞林，首剂3.75mg，此后每次60～160μg/kg，肌内注射，4周1次。或3.75mg肌内注射，4周1次。

2.中医处方

处方1：知母、黄柏各60g，熟地黄24g，山茱萸、山药各12g，茯苓、牡丹皮、泽泻各 9g,上方炼蜜成丸。

此方为知柏地黄丸(《医宗金鉴》)。功效滋阴降火。主治肾阴不足,阴虚火旺证。本方功能滋阴降火,用于性早熟肾阴不足证。

处方 2:当归、白芍药、白术、柴胡、茯苓各 3g,甘草、牡丹皮、炒山栀各 1.5g。

此方为加味逍遥散(《内科摘要》)。功效疏肝解郁,养血健脾,清热凉血。主治肝郁化火证。本方功能疏肝解郁,清热凉血,用于性早熟肝郁化火证。

3. 康复处方

(1)女性患儿月经来潮期做好经期卫生护理,保持会阴部清洁;男性患儿如有痤疮,注意皮肤护理,每天用洁面乳清洗面部 1次,消除油渍,减少感染机会。

(2)禁止食用激素类食物和药物。

(3)坚持长期治疗到骨龄接近实际年龄,并监测性征和骨龄的状况。治疗真性性早熟时,可用曲普瑞林(达必佳)皮下注射,每月 1 次,或亮丙瑞林(抑那通)肌内注射,每月 1 次。

(4)做好患儿心理护理,正确对待疾病,积极配合治疗,青春期早期治疗效果最佳。

【注意事项】

(1)部分性(不完全性)性早熟,一般不需治疗,但需定期随访。

(2)对颅内、肾上腺或性腺肿瘤,需采取手术切除或放射治疗。甲状腺功能低下症引起的中枢性性早熟,除甲状腺功能低下表现外,尚有促性腺激素和催乳素(PRL)升高,可用甲状腺素替代治疗。

(四)先天性甲状腺功能减低症

先天性甲状腺功能减低症(CH)简称甲低,是由于甲状腺激素合成或分泌不足所引起的疾病,又称呆小病或克汀病,是小儿最常见的内分泌疾病。其临床表现为体格和智力发育障碍。

【诊断要点】

(1)症状:新生儿期表现为过期产、胎动减少,出生后嗜睡、少哭、哭声低、吃奶少、吸吮力差、便秘、腹胀、生理性黄疸延迟消退等,但此期常症状轻微,需新生儿筛查发现。婴幼儿及儿童期症状典型,表现为身材矮小、智力低下、运动发育落后、反应迟钝、食欲差、腹胀、便秘、怕冷等。

(2)体征:体温低、皮肤粗糙、特殊面容(眼距宽、鼻梁塌、唇厚、舌大、面色苍黄、表情呆滞)、不匀称性矮小、心率缓慢、心音低钝、腹胀、脐疝等。

(3)甲状腺激素:原发性甲低甲状腺素(TT$_4$)和游离甲状腺素(FT$_4$)降低,血促甲状腺激素(TSH)升高。中枢性甲低 TT$_4$ 和 FT$_4$ 降低,而 TSH 正常或者降低。

(4)甲状腺彩超或甲状腺放射性核素显像:甲状腺发育不良、缺如或异位。

(5)X 线片(新生儿期膝关节,儿童期手腕部):骨龄延迟。

(6)心电图:窦性心动过缓、低电压、T 波低平。

(7)其他检查:血常规可有不同程度贫血;血生化可有血糖降低,胆固醇及三酰甘油增高,LDH、肌酸激酶升高;超声心动图可见心包积液;垂体 MRI,可有垂体发育不良等。

(8)遗传学检测:必要时可行基因突变检测(*TTF-1*、*TTF-2*、*PAX8* 等)。

【治疗要点】

一旦确诊立即给予口服 L-甲状腺素钠治疗,开始治疗的时间越早越好。

【处方】

1. 西医处方

处方1:用于新生儿疾病筛查诊断的先天性甲低。

L-甲状腺素钠（L-T$_4$），10～15μg/(kg·d)，口服，每日 1 次。

处方 2：用于大年龄儿童的下丘脑-垂体性甲低。

L-甲状腺素钠（L-T$_4$）从小剂量开始，2～4 周内渐增至以下剂量。

新生儿：10～15μg/(kg·d)，口服，每日 1 次。

婴幼儿：5～8μg/(kg·d)，口服，每日 1 次。

儿童：4～6μg/(kg·d)，口服，每日 1 次。

15－20 岁青少年：3～4μg/(kg·d)，口服，每日 1 次。

处方 3：用于大年龄儿童的下丘脑-垂体性甲低。

甲状腺片 婴幼儿期 5～10mg/d，口服，每日 1 次

儿童 10～20mg/d，口服，每日 1 次

以后每 1～2 周增加 5～10mg，直到临床症状好转，血清 FT$_4$ 浓度正常，此时剂量为维持治疗量。

2. 中医处方

处方 1：河车八味丸和菖蒲丸加减，紫河车、麦冬、五味子、肉桂、熟附片、茯苓、泽泻、山药、石菖蒲、远志、海藻、昆布各 10g。

此方补心益肾，填精养髓，益气养血。主治心肾不足。适用于患儿智力不足，反应迟钝，身材矮小，生活尚能自理，头大、颈短，眼球突出，毛发稀少，鼻梁宽平，伸舌，皮肤粗糙。肥胖多痰者加法半夏、制南星、陈皮各 10g；伸舌流口水者加柴胡、吴茱萸、黄连、栀子各 10g。

处方 2：金匮肾气丸合十全大补汤，熟附子、肉桂、熟地黄、山茱萸、人参、黄芪、淮山药、茯苓、白术、当归、川芎、白芍、炙甘草各 10g。

此方补肾壮阳，健脾养心。主治脾肾两虚。适用于患儿神疲萎靡，面色苍白或萎黄，智力低下，生长迟缓，肢冷畏寒，水肿，毛发稀少而干，食欲缺乏，大便秘结，小便清，苔白，脉沉细。面色苍白，脉象沉迟加补骨脂、锁阳、淫羊藿各 10g；头晕目眩，面色苍黄，唇甲色淡，舌淡脉细小加何首乌、龙眼肉、阿胶各 10g，

大枣 5 枚。

3. 康复处方

（1）供给高热量、高蛋白、高维生素易消化的饮食，以适应在应用甲状腺药物治疗期间生长发育快的需要。注意喂养技术，以防发生窒息。

（2）依医嘱正确给药，常用药物有甲状腺片、左甲状腺素钠盐。注意药物疗效观察，如用药后体温正常、体重增加、食欲正常、精神饱满、便秘减轻，说明有效，可逐渐增加剂量后维持治疗。如出现消瘦、烦躁、多汗、呕吐、腹泻、发热，提示剂量过大，应酌情减量。

（3）治疗过程中应定期随访，测量身高、体重、身体比例、囟门及牙齿，观察测试运动及智力发育。

（4）加强口腔卫生，防止龋齿。

（5）注意安全。因患儿智力落后，缺乏生活自理能力，应加强生活护理和行为监督，防止意外事故。

（6）加强患儿智力及体力训练，以促进生长发育，逐步培养其掌握基本生活技能。

【注意事项】

（1）先天性甲低，无论是原发性或者继发性，一旦明确诊断应立即治疗。

（2）患儿一般治疗 2 周后，临床症状改善，2～3 个月后症状完全消失，智力生长发育明显进步，在 1～2 年内，骨龄、身高可达同龄正常儿童水平。

（3）若疑有暂时性甲低者，可在患儿 3 岁时停止治疗 1 个月复查甲状腺功能，若甲状腺功能正常，则可停药定期随访观察。

（五）甲状腺功能亢进症

甲状腺功能亢进症，简称甲亢，是指自身免疫、炎症、肿瘤等多种病因引起机体产生过量甲状腺素而导致的临床综合征。儿童甲亢主要为弥漫性甲状腺肿型甲亢(Graves 病),为自身免疫性甲状腺疾病。

【诊断要点】

(1)症状:怕热、多汗、多食、易饥、体重减轻、乏力、心悸、手抖、失眠、大便次数增加等。

(2)体征:甲状腺弥漫性对称性肿大、可触及震颤、闻及血管杂音;突眼;心动过速;手或舌震颤。

(3)甲状腺激素:TT_4 与 FT_4 升高,TT_3 与 FT_3 升高,TSH降低。

(4)甲状腺抗体:促甲状腺激素受体抗体(TRAb)阳性,甲状腺过氧化物酶抗体(TPOAb)与甲状腺球蛋白抗体(TGAb)滴度也可轻度升高。

(5)甲状腺超声:甲状腺弥漫性增大,血流丰富。

(6)心电图:可有窦性心动过速、期前收缩等心律失常。

(7)其他检查:如肝肾功能、血糖、甲状腺放射性核素显像、超声心动图等。

【治疗要点】

(1)一般处理:急性期应卧床休息,减少体力活动。加强营养,多食蛋白质、糖类食物及新鲜蔬菜和水果。

(2)药物治疗:①极期控制期,应用抗甲状腺药物加普萘洛尔控制症状。②减药期,一般在极期用药治疗数周至数月,当甲状腺功能恢复正常后减至原剂量的 1/3～1/2,定期复诊,复查甲状腺功能。③维持治疗,应用抗甲状腺药物维持治疗,总疗程2～6 年。治疗过程中如出现甲状腺功能减退或甲状腺增大时,可加用甲状腺素片,并适当调整抗甲状腺素药物的剂量。

(3)甲亢危象的治疗:①抗甲状腺药物;②普萘洛尔;③碘溶液;④氢化可的松或甲泼尼龙静脉滴注;⑤据病原菌选用合适抗生素控制感染;⑥吸氧、镇静、降温、补液等支持疗法。

【处方】

1. 西医处方

处方 1：抗甲状腺药物。

(1)甲巯咪唑(他巴唑)初始剂量 0.5～1mg/(kg·d)[最大剂量 30mg/d,维持剂量 0.2～0.3mg/(kg·d),分 1～2 次],口服。

(2)丙硫氧嘧啶初始剂量 5～10mg/(kg·d)[最大剂量 300mg/d,维持剂量 2～3mg/(kg·d),分 3 次],口服。用药期间要定期监测白细胞计数,白细胞低于 $4\times10^9/L$ 时应当加用升白细胞药物,白细胞低于 $3\times10^9/L$ 时或粒细胞低于 $1.5\times10^9/L$ 时应当停药。皮疹时可加用抗过敏药物,并换另一种抗甲状腺药物。

(3)用于初始治疗时控制心率。

普萘洛尔 0.5～1mg/(kg·d),分 3 次口服。禁用于哮喘或心功能不全患儿。

(4)用于治疗过程中甲状腺明显肿大或出现甲减时。

L-甲状腺素钠 12.5～50μg/d,口服。

处方 2：甲亢危象的治疗。

(1)丙硫氧嘧啶 100～150mg,口服,每 6 小时 1 次。

(2)卢戈液 10～20 滴,口服,每 6～8 小时 1 次。

或碘化钠 0.25g+5%葡萄糖氯化钠,静脉滴注。服用丙硫氧嘧啶后 1～2h 使用。

(3)普萘洛尔 0.1～0.3mg/kg(最大量 5mg),缓慢静脉注射。

(4)氢化可的松 4～8mg/(kg·d),分 3～4 次静脉滴注。

处方 3：新生儿甲亢的治疗。

(1)丙硫氧嘧啶 5～10mg,口服,每 8 小时 1 次,连用 1～2 周。

(2)普萘洛尔 1～2mg/(kg·d),分 3 次口服。

2. 中医处方

处方 1：栀子清肝汤,栀子、茯苓、牡丹皮、白芍、川芎各 10g,

当归、甘草、柴胡各 5g。

此方清肝泻火。主治肝火亢盛。适用于患儿心烦易怒,恶热自汗,面部烘热,口苦,食欲亢进,大便量多,颈前肿大,柔软,脉细数。烦躁易怒者加龙胆草、夏枯草、黄芩各 10g;手颤严重加钩藤、白蒺藜、石决明各 10g,多食易饥者合用白虎汤。

处方 2:天王补心丹,人参、玄参、丹参、茯苓、五味子、远志、桔梗、当归、天冬、麦冬、柏子仁、酸枣仁、生地黄各 10g。

此方滋阴养血,宁心柔肝。主治心肝阴虚。适用于患儿心烦少寐,目眩,消谷善饥,口咽干燥,颈前肿大,脉细数。手颤严重加钩藤、白蒺藜、石决明各 10g;大便稀而次数多加白术、薏苡仁各 10g。

3.康复处方

(1)补充营养与休息:①给予高蛋白、高脂肪、高维生素饮食,以保证摄入足够的热量。②禁止进食刺激性、调味品多的食物。③少量多餐,并多摄取蔬菜和水果。④鼓励家属给患者携带爱吃的食物。⑤嘱患者多卧床休息。

(2)避免刺激,稳定情况:①多与患者交谈,鼓励患者表达自己的感受。②鼓励患者进行修饰。③鼓励患者观赏轻松的电视节目或听轻音乐,使其心境平和。④随时注意患者的情绪变化,避免过度激动。⑤鼓励其家属给予患者心理支持。

(3)腹泻的护理:①与营养师商量,调节患者的饮食,减少食物中纤维素的含量,避免增加腹泻的机会。②避免吃生、冷或不能耐受的食物。③嘱患者多饮水,给予患者喜欢的饮料。④遵医嘱补液治疗。⑤遵医嘱给予止泻药。

(4)眼睛的保护:①进食低盐饮食,遵医嘱给予利尿药。②高枕卧位睡眠。③外出时戴茶色眼镜,以防风沙、太阳、异物的侵害。④眼睑不能闭合的患者,夜睡时可戴眼罩。⑤交替滴用抗生素及皮质激素眼药水。

(5)密切观察病情,注意甲亢危象:①监测患者的生命体征变化,注意体温、脉搏、血压的改变。②评估患者的意识状态,如谵妄、休克、昏迷等症状。③评估有关呕吐、腹泻、大汗等症状。④监测电解质及甲状腺激素水平。⑤评估患者出入水量的平衡,观察皮肤弹性及黏膜干燥的程度。

(六)先天性肾上腺皮质增生症

先天性肾上腺皮质增生症(CAH)是一组由于肾上腺皮质激素合成途径中酶缺陷引起的疾病,属常染色体隐性遗传性疾病。临床上常见的类型有 21-羟化酶缺乏症、11-羟化酶缺乏症、17-羟化酶缺乏症,其中 21-羟化酶缺乏症最常见。

【诊断要点】

(1)症状:①失盐症状,出生后 10h 左右出现拒食、呕吐、腹泻、体重不增或下降等,可因循环衰竭死亡。②男性化表现,女孩表现为假两性畸形,出生时即可有阴蒂肥大,青春期无乳房发育和月经。男孩表现为假性性早熟,声音低沉。男女均体格发育过快,最终身材矮小。

(2)体征:①失盐体征,低血压、脱水、呼吸急促、末梢循环差等。②男性化体征,女孩阴蒂肥大,类似男性的尿道下裂,大阴唇似男孩的阴囊,但无睾丸,或有不同程度的阴唇融合,多毛。男孩早期即有阴茎粗长、阴毛、腋毛、胡须、痤疮,但睾丸大小却与年龄相称,肌肉发达。③其他,皮肤黏膜色素加深。

(3)血生化:血钠、血氯降低、血钾升高。

(4)血气分析:代谢性酸中毒。

(5)17-羟孕酮:升高,是重要诊断依据。

(6)皮质醇可降低,促肾上腺皮质激素(ACTH)及睾酮多升高。

(7)影像学检查:左手及手腕骨龄片提示骨龄超前。肾上腺CT 或 MRI、睾丸超声、子宫附件超声。

(8)遗传学检测:21-羟化酶基因,染色体。

【治疗要点】

(1)治疗原则:替代治疗除可补充肾上腺皮质激素分泌不足外,还可抑制过多的促肾上腺皮质激素释放,减少体内雄激素过度产生;外生殖器的假两性畸形可手术纠正。

(2)急性肾上腺危象:①扩充血容量。②快速、大剂量氢化可的松静脉输注。③控制感染,因病情严重一般均联合用药,以加强对感染的控制。

【处方】

处方 1:11-羟化酶缺乏、17-羟化酶缺乏者首选。

氢化可的松 10～15mg/(m^2·d),分 2～3 次口服。

处方 2:除外 11-羟化酶缺乏和 17-羟化酶缺乏者选用。

氢化可的松 10～15mg/(m^2·d),分 2～3 次口服。

或醋酸氟氢可的松 0.05～0.2mg/d,每日 1～2 次口服。

处方 3:用于急性肾上腺危象。

生理盐水 100ml 5%葡萄糖 　氯化钠 20ml/kg	静脉滴注(2h),根据病情 24h 内继续输注液体 50～100ml/kg

氢化可的松 50～100mg/(m^2·d),分 2 次静脉滴注。

去氧皮质酮 1mg,肌内注射,每日 1 次。

5%葡萄糖氯化钠 250ml 间羟胺 20mg	静脉滴注(伴休克时可加用升压药,根据血压调节滴速和浓度)

【注意事项】

3 个月龄以内每月随访 1 次,其后至 2 岁每 3 个月随访 1 次,2 岁以上幼儿每 6 个月随访 1 次,学龄期起每年随访 1 次,进入围青春期时按需每 4～6 个月随访 1 次。

(七)儿童糖尿病

糖尿病(DM)是由于胰岛素绝对或相对不足引起的糖、脂肪、蛋白质代谢紊乱,致使血糖增高、尿糖增加的一种全身慢性代谢性疾病。儿童糖尿病绝大多数(98%)为1型,表现为多饮、多尿、多食和体重下降(即"三多一少")。其急性并发症糖尿病酮症酸中毒和慢性合并的血管病变导致器官损害均可危及生命。发病高峰在学龄前期和青春期。

【诊断要点】

(1)症状:起病急,多饮、多尿、多食、体重减轻。

(2)体征:消瘦、脱水。

(3)尿常规:尿糖阳性。

(4)血糖:具有糖尿病"三多一少"症状,空腹静脉血浆葡萄糖≥7.0mmol/L 或随机血浆葡萄糖≥11.1mmol/L 可诊断糖尿病,一般1型糖尿病不需做葡萄糖耐量试验(OGTT),仅在无典型症状、尿糖阳性,空腹和随机血浆葡萄糖浓度<11.1mmol/L,不能确诊为糖尿病时,才需要进行葡萄糖耐量试验。葡萄糖用量为1.75g/kg,最大量不超过 75g。溶于 200~300ml 水中,在 5~15min 内服完,于服糖前、服糖后 30min、60min、120min、180min 分别取血测葡萄糖。如果 120min 静脉血浆葡萄糖 ≥11.1mmol/L,也可诊断糖尿病。

(5)空腹胰岛素和 C 肽:明显降低。

(6)糖尿病自身抗体:常阳性。

(7)糖化血红蛋白(HbA1c):显著升高。

(8)其他检查:血脂、甲状腺功能、甲状腺抗体、促肾上腺皮质激素释放激素、皮质醇及甲状旁腺素(PTH)、尿微量白蛋白、胰腺超声或 CT、肾超声、眼科检查等。

【治疗要点】

(1)1型糖尿病的治疗包括饮食管理、体育锻炼、胰岛素药物治疗、血糖监测及健康教育五个方面。

(2)酮症酸中毒的治疗:①监测病情及相关指标(血糖、血酮、尿酮、电解质和动脉血气分析);②纠正脱水、电解质紊乱及酸中毒;③应用胰岛素;④控制感染等诱因。

【处方】

1.西医处方

处方1:适用于1型糖尿病。

胰岛素第1天,胰岛素0.5~1.0U/(kg・d)[年龄<3岁者用0.25~0.5U/(kg・d)],皮下注射,1d。此后剂量依照血糖控制情况酌情调整。通常新患儿初始治疗剂量可达1.0~1.2U/(kg・d);部分缓解期儿童短效胰岛素(RI)<0.5U/(kg・d),青春期常>1.0U/(kg・d),甚至达2.0U/(kg・d)。

剂量分配:①若用短效胰岛素(RI),可将全天总量分3~4次于进餐前20~30min皮下注射。②若用短效胰岛素(RI)、中效胰岛素(NPH)混合治疗,可将全天总量分2次于进餐前20~30min皮下注射,其中早餐前占2/3,晚餐前占1/3,短效占1/3,中效占2/3。③若用基础-餐时方案,全天总量的40%~60%用长效胰岛素类似物于睡前或早上皮下注射,余量分3次用短效胰岛素或速效胰岛素类似物于进餐前皮下注射。④若用胰岛素泵,可用短效胰岛素或速效胰岛素类似物,全天总量的40%~60%为基础量,余量分3次于餐前大剂量注射。

处方2:适用于2型糖尿病。

二甲双胍250mg,口服,每日1次。用于>10岁儿童。3~4d后可加至每日2次;在随后的3~4周逐步增加剂量,最大量1000mg,每日2次。常见不良反应为胃肠功能紊乱,一般数周后症状自然缓解。对伴有酮症或酮症酸中毒的患儿,应先给予胰岛素强化治疗1~2周后加用二甲双胍,并将胰岛素减量,在血糖进入稳定状态2~6周后可以逐渐转成完全用二甲双胍治疗;部分患儿可能需要二甲双胍与每日1次长效胰岛素联合应用。胰岛素的应用和注意事项参见儿童1型糖尿病。

处方3:适用于新生儿糖尿病。

格列本脲每次0.05mg/kg,餐前口服,每日2~3次。根据血糖调整,最大剂量可达 1mg/(kg·d)。

处方4:适用于糖尿病酮症酸中毒。

(1)补液治疗(累计丢失量+生理维持量×2d)。

累计丢失量一般按中度脱水估计,即按体重的 5%～7% 计算,重度脱水按体重的 10% 计算;生理维持量按 1200～1500ml/(m²·d),液体总张力为 1/2～2/3 张。第 1 天补液量为总液量的 1/2,首批为生理盐水 20ml/kg,于 30～60min 内输注,余量在其后匀速输注。第 2 天补液量 24h 匀速输注。

此为治疗糖尿病酮症酸中毒(DKA)目前国际上推荐采用的 48h 均衡补液法,目的是将纠正脱水的速度放慢,可避免脑水肿的发生。补液过程中需注意及时补钾。

(2)短效胰岛素 0.1U/(kg·h)+0.9%NaCl 60ml,静脉注射(泵入,速度为 15ml/h)。

胰岛素滴注应在最初扩容后进行,每 1～2 小时监测血糖 1次,根据血糖下降情况逐渐调整输液速度,使血糖下降速度控制在 2～5mmol/h,血糖维持在 8～12mmol/L 为宜。当血糖降至 11.2mmol/L 以下,糖尿病酮症酸中毒纠正,患儿清醒可以进餐时,可停止小剂量胰岛素滴注,在停止滴注前半小时,皮下注射短效胰岛素每次 0.25 U/kg,以防止血糖过快回升。当血糖下降至 11.2～14.0mmol/L,但患儿仍呕吐或难以进食,或合并严重感染,而不能停止小剂量胰岛素治疗时,可给含糖 2.5%～5% 的溶液滴注,但同时应按每 2～4g 葡萄糖加用 1U 胰岛素的比例,加入短效胰岛素。

(3)5%碳酸氢钠 1～2mmol/kg 或 1.6～3.2ml/kg+5%葡萄糖注射液,静脉滴注(>1h)。

仅在严重酸中毒(pH<6.9)或休克持续不好转、心脏收缩力下降时才可应用。

2. 中医处方

处方1:石膏 15～30g,熟地黄 9～30g,麦冬 6g,知母、牛膝各 5g。

此方为玉女煎(《景岳全书》)。功效清胃热,滋肾阴。主治燥热伤津证。本方功能清胃热,滋肾阴,可与消渴丸相结合用于儿童糖尿病燥热伤津证。

处方 2:莲子肉、薏苡仁、砂仁、桔梗各 500g,炒白扁豆 750g,白茯苓、党参(或人参 200g)、甘草、白术、山药各 1000g,上方炼蜜成丸。

此方为参苓白术散(《太平惠民和剂局方》)。功效益气健脾,渗湿。主治气阴两虚证。本方功在益气健脾、渗湿,与生脉散相结合用于气阴两虚证。

处方 3:干地黄 240g,山药、山茱萸各 120g,泽泻、茯苓、牡丹皮各 90g,桂枝、制附子(先煎)各 30g,上方炼蜜成丸。

此方为金匮肾气丸(《金匮要略》)。功效补肾助阳。主治肾阳不足、阴阳两虚证。本方功能补肾助阳,用于小儿糖尿病阴阳两虚证。如属单纯肾阴不足者不宜使用。

处方 4:桃仁、红花、当归尾、川芎、威灵仙各 9g。

此方为桃红饮(《类证治裁》)。功效活血祛瘀,祛风利痹。主治瘀血阻络证。本方功能活血祛瘀,祛风利痹,临床主要用于本病日久,辨证属瘀血阻络者,血热者慎用。

3. 康复处方

(1)饮食管理:应给足患儿生长发育所必需的热量及营养。督促患儿每餐将食物吃完,如有剩余则按等值折合用其他食品代替。禁止患儿食用规定以外的零食。每周测体重,如生长发育正常,则表明对糖尿病控制得好。

(2)应用胰岛素治疗时的护理:①熟练掌握胰岛素的注射方法。②严格按医嘱规定时间、种类、剂量进行注射。③观察胰岛素过量反应。

(3)预防感染:①保持皮肤清洁,有伤口或毛囊炎须及时处理。②注意保暖,防止感冒。③保持外阴清洁、干燥。

(4)适当参加运动,但需警惕低血糖的发生,可在运动前补充零食。

(5)患儿应随身携带糖尿病的诊疗卡及糖类食品,以备应急之用。

(6)检查尿糖及酮体均需在就餐前 30min 充分排尿后,餐前再留尿检查,自测尿糖后须将检测结果记录下来,供医生参考。

【注意事项】

(1)胰岛素的注射部位:上臂、大腿及腹壁脐两侧,以每针间距 1cm,按顺序轮流注射,一个月内同一部位不可注射 2 次。

(2)糖尿病为终身性疾病,坚持胰岛素治疗,血糖监测,饮食管理,体育锻炼,预防感染,可减少或避免酮症酸中毒的发生。对患儿及其家长进行宣教(即糖尿病教育)有利于疾病控制、减少或延缓并发症的发生。

九、遗传代谢性疾病

（一）苯丙酮尿症

苯丙酮尿症（PKU）是常见的氨基酸代谢障碍疾病，主要是由于苯丙氨酸羟化酶或合成辅酶四氢生物蝶呤（BH_4）的相关酶缺乏或活性降低，使体内各组织不能将苯丙氨酸转化为酪氨酸，导致苯丙氨酸及其代谢物在体内蓄积，引起一系列的功能异常，且患儿尿中排出大量苯丙酮酸等代谢产物。

【诊断要点】

(1)临床表现：①患儿出生时正常，一般在 3～6 个月时开始出现症状。1 岁时症状明显。②神经系统，以智力发育延迟为主，可有表情呆滞、易激惹，可伴有惊厥，如未经治疗，大都发展为严重的智力障碍。BH_4 缺乏型神经系统症状出现早且重，常见肌张力减低、嗜睡或惊厥、智力低下明显。③外貌，出生时毛发色泽正常，生后数月后因黑色素合成不足。毛发、皮肤和虹膜色泽变浅，面部可有湿疹样皮疹。④尿和汗液有"霉臭"或呈"鼠尿"味。常有呕吐。

(2)新生儿期筛查：新生儿喂奶 3～7d 后，采集足跟末梢血，吸在厚滤纸上，晾干后邮寄到筛查中心，采用 Guthrie 细菌生长抑制试验半定量测定，当苯丙氨酸含量＞0.24mmol/L(4mg/dl)应复查或采静脉血进行苯丙氨酸和酪氨酸定量测定。正常人血苯丙氨酸浓度为 0.06～0.18mmol/L(1～3mg/dl)，而患儿血苯丙氨酸浓度可高达 1.2mmol/L(20mg/dl)以上。

（3）尿三氯化铁试验和 2,4 二硝基苯肼试验：尿三氯化铁试验用于较大婴儿和儿童的筛查。将三氯化铁滴入尿液，如立即出现绿色反应，则为阳性，表明尿中苯丙氨酸浓度增高。当用 2,4 二硝基苯肼试验测尿中苯丙氨酸时，黄色沉淀为阳性。

（4）血游离氨基酸分析和尿液有机酸分析：血游离氨基酸分析和尿液有机酸分析可为本病提供生物化学诊断依据。

（5）DNA 分析：目前已有 cDNA 探针供做产前基因诊断。

（6）脑电图：脑电图可有异常。

（7）尿蝶呤分析：应用高效液相层析（HPLC）测定尿液中新蝶呤和生物蝶呤的含量，可鉴别各型 PKU。

【治疗要点】

（1）低苯丙氨酸饮食：饮食治疗的原则是使苯丙氨酸的摄入量既能保证生长和代谢的最低需要，又要避免血中含量过高。婴儿给予低苯丙氨酸奶粉；幼儿以淀粉类、蔬菜水果等低蛋白饮食为主。维持血苯丙氨酸浓度在 $2\sim10\text{mg/dl}$ 为宜。饮食控制需持续到青春期以后。

（2）伴有惊厥者，使用抗惊厥药物。

（3）BH_4 缺乏型患儿除饮食控制外，还应给予 BH_4、5-羟色氨酸和左旋多巴。

【处方】

1. 西医处方

处方 1：四氢生物蝶呤 $1\sim5\text{mg/(kg·d)}$，分 $2\sim3$ 次口服。根据血苯丙氨酸浓度调节剂量，血苯丙氨酸浓度维持正常水平。

处方 2：左旋多巴 1mg/(kg·d)，开始[每周递增 1mg/(kg·d)。新生儿维持剂量 $1\sim3\text{mg/(kg·d)}$；$<1-2$ 岁，$4\sim7\text{mg/(kg·d)}$；$>1-2$ 岁，$8\sim15\text{mg/(kg·d)}$，分 $3\sim4$ 次]，口服。

处方 3：5-羟色胺 1mg/(kg·d) 开始[每周递增 1mg/(kg·d)，新生儿维持剂量 $1\sim2\text{mg/(kg·d)}$；$<1-2$ 岁，$3\sim5\text{mg/(kg·d)}$；$>1-2$ 岁，$6\sim9\text{mg/(kg·d)}$，分 $3\sim4$ 次]，口服。

处方4:四氢叶酸(亚叶酸钙)5～20mg/d,口服。二氢生物蝶呤还原酶缺乏症患儿易合并继发性脑叶酸缺乏症,故需补充四氢叶酸。

2. 中医处方

中医无特效治疗,一旦确诊,对婴儿可以喂低苯丙氨酸奶粉,幼儿添加副食以淀粉类、蔬菜类和水果为主。

3. 康复处方

(1)饮食控制:①限制苯丙氨酸的摄入,用特制的低或无苯丙氨酸的奶粉喂养,应尽早在3个月以前开始治疗,因超过1岁后,智力低下将不可逆转。②低苯丙氨酸饮食,如蔬菜、水果、谷类、面包、淀粉。③需限制的饮食,牛奶、肉类、蛋、豆类等。④医护人员应与患儿家长共同制订饮食计划,并要求其严格执行,饮食控制应持续到6—10岁。

(2)病情观察:①饮食治疗期间应监测患儿血中苯丙氨酸浓度,以0.12～0.6mmol/L为宜,不可过度限制,以免影响生长发育。②注意观察有无苯丙氨酸缺乏的表现,如软弱无力、食欲缺乏、贫血、低蛋白血症、低血糖等。③检查患儿血红蛋白及营养状况,并做智力发育评估。

【注意事项】

(1)有本病家族史的夫妇必须采用基因突变分析进行产前诊断。

(2)BH_4缺乏所致非典型苯丙酮尿症患儿确诊后即使控制苯丙氨酸在适当水平,神经系统表现依然会恶化,在良好的饮食控制下3个月内抽搐、吞咽困难、肌张力增高等症状依然存在。

(3)左旋多巴常在连续用药2～3周后开始出现效果。在剂量增加过程中如出现恶心等应停止增量,待症状消失后再增量。

(4)广泛开展新生儿筛查,发现病例及早治疗。

(二)肝豆状核变性

肝豆状核变性,又称 Wilson 病,是一种常染色体隐性遗传的铜代谢缺陷病。

【诊断要点】

(1)临床表现:①肝病变,发病隐匿,常在 6－8 岁以后逐渐出现反复的疲劳、食欲不振、呕吐、黄疸、水肿或腹水。部分可并发病毒性肝炎。少数迅速发展呈急性肝衰竭。约 15％的患儿在肝病症状前可发生溶血性贫血。②神经系统病变,多在 12 岁以后出现构语困难,动作笨拙或不自主运动、表情呆板、吞咽困难、肌张力改变等。晚期精神症状明显,常见行为异常和智力障碍。③肾病变,出现肾结石、血尿、蛋白尿、糖尿、氨基酸尿、肾小管酸中毒的表现。④其他,背部和关节疼痛。

(2)血清铜蓝蛋白测定:正常人 200～400mg/L,患儿常低于 200mg/L。

(3)尿铜测定:24h 尿铜排出,正常人低于 40μg/d,患儿明显增高,常达 100～1000μg/d。

(4)肝细胞铜含量测定:正常人约为 20μg/g(干重),患儿可高达 200～3000μg/g(干重)。

(5)核素铜结合试验:一次给予患者 ^{64}Cu 或 ^{67}Cu 0.3～0.5μCi 静脉注射,于 1h,2h,4h,24h 和 48h 各采血样 1 次,检测其放射量。正常人在 4～48h 呈持续上升,而患者在 4h 以后持续下降,48h 血样的计数仅为 4h 的一半。

(6)基因诊断:应用 RFLP 法进行 DNA 分析进行早期诊断。

(7)裂隙灯检查:在角膜周缘可看到棕黄色环状物,即 K-F 环。

(8)X 线检查:常见骨质疏松,关节间隙变窄或骨赘生。

(9)头颅 CT 或 MRI 检查:豆状核密度改变。

【治疗要点】

(1)低铜饮食:限制铜摄入,低于 1mg/d,不食含铜高的食物。

(2)药物治疗:应用铜螯合剂(青霉胺)、锌剂治疗。

(3)其他支持疗法:针对肝功能受损,高铜血症可给予清蛋白输入。左旋多巴可用以改善神经系统症状。

(4)肝移植术:经上述各种治疗无效时可考虑进行肝移植。

【处方】

1. 西医处方

处方 1:驱铜治疗。

青霉胺 20mg/(kg・d),分 3 次口服(青霉素皮试阴性)。

维生素 B_6 25mg/d,分次口服。

硫酸锌或醋酸锌相当于锌元素 50mg/d,分 2～3 次餐间口服。

处方 2:改善神经系统症状。

左旋多巴 开始 0.25～1g/d,分 4～5 次口服(饭后)。隔 3～4d 增加到 0.5～2 g/d。一般有效量为 2～5 g/d,分 4～7 次口服。

处方 3:仅用于青霉胺不能耐受或青霉胺治疗复发者。

曲恩汀 0.50～0.75g/d(<1.50g/d),分 2～4 次口服。

2. 中医处方

处方 1:胆南星、淡半夏各 8g,茯苓、枳实各 6g,橘红 5g,石菖蒲、人参各 3g,竹茹、甘草各 2g。

此方为涤痰汤(《奇效良方》)。功效涤痰开窍。主治痰湿阻络证。本方功能涤痰开窍,用于肝豆状核变性之痰湿阻络证。

处方 2:柴胡、当归、白芍、白术、茯苓各 10g,炙甘草 5g。

此方为逍遥散(《太平惠民和剂局方》)。功效疏肝解郁,健脾和营。主治土虚木亢。本方功能疏肝解郁,健脾和营,用于小儿肝豆状核变性之土虚木亢证。肝郁多因情志不遂所致,治疗时须嘱患儿心情开朗。

处方 3:白芍、地黄、麦冬各 18g,阿胶(烊化)9g,龟甲(先煎)、牡蛎(先煎)、炙甘草、鳖甲(先煎)各 12g,麻仁、五味子各 6g,鸡子黄 2 个。

此方为大定风珠(《温病条辨》)。功效滋阴息风。主治阴虚风动证。本方功能滋阴息风,用于小儿肝豆状核变性之阴虚风动证。但阴液虽亏而邪热尤盛者,不宜使用本方。

3. 康复处方

(1)早期治疗,临床症状可缓解,甚至消失,但血清铜蓝蛋白和铜氧化酶活性改善不明显,而且需终身维持治疗。延误治疗,可导致肝硬化、腹水及智力障碍,预后不佳。

(2)服用青霉胺者应定期检查血、尿、血沉。

(3)每 3～6 个月门诊随诊 1 次。

(4)家庭中如有未发现的同胞兄妹,应做正规检查,以免延误治疗,如有可能可进行 DNA 检查。如需生第二胎,应进行遗传咨询,有条件可做产前 DNA 诊断。

【注意事项】

(1)不食含铜高的食物,如动物内脏、贝壳类水产、坚果(花生、核桃等)及巧克力等;少食含铜较高的食物,如小米、荞麦面、糙米等;适宜的低铜食物:精白米、精面、苹果、新鲜青菜、鱼类等;高氨基酸或高蛋白饮食;勿用铜制的食具及用具;如当地饮水含铜高于 0.1mg/L 则应饮用去离子水。

(2)基因检测用于本病早期诊断,治疗愈早,预后愈好。

(3)本病是少数几种可治的神经遗传病之一,关键是早发现、早诊断、早治疗,本病需长期甚或终身服药。

(三)糖原贮积症

糖原贮积症(GSD)是一类由先天性酶缺陷造成的糖原代谢障碍性疾病。其共同的生化特征是糖原储存异常,绝大多数为糖原在肝、肌肉、肾等组织中储积量增加,出现肝肾肿大、肌张力降低或肌痉挛、低血糖、高乳酸血症等临床表现。仅少数糖原储积量正常,但糖原分子结构异常。除 GSD Ⅸ b 型为 X-连锁隐性遗传外,其余均为常染色体隐性遗传。

【诊断要点】

(1)临床表现:轻重不一,大多数起病隐匿,婴儿期除肝大外,无其他典型表现。重症在新生儿期即出现严重低血糖、酸中毒、呼吸困难、肝大和腹部饱满等症状和体征,少数出现低血糖惊厥。患儿有高乳酸血症、高尿酸血症,轻症仅表现为生长发育迟缓、腹部膨隆等。由于糖代谢异常和慢性酸中毒,患儿身材矮小,骨龄落后,骨质疏松,肝大而使腹部膨隆,肌肉松弛,四肢伸侧皮下常可见黄色瘤,身体各部比例正常,时有低血糖和腹泻发生,常有鼻出血等出血倾向。

(2)血液生化检查:空腹血糖低,胆固醇升高,血乳酸、尿酸升高,肝功能多数正常。空腹测定血糖和血乳酸,口服葡萄糖 2g/kg 后 30min、60min、90min、120min、180min 测定血糖和血乳酸。正常时血乳酸升高不超过 20%,明显下降提示 GSD Ⅰ 型。

(3)胰高血糖素试验:肌内注射胰高血糖素,每 15min 测血糖 1 次,持续 2h。正常时在 15～45min 内血糖可上升 1.5～2.8mmol/L,患儿血糖升高不明显。

(4)肝穿刺活检和酶活性测定:本病的确诊依据。肝组织糖原染色见糖原增多,特异性酶活性降低。

(5)外周血白细胞 DNA 分析:进行基因诊断。

【治疗要点】

目前本病无特殊疗法,治疗的原则是保持正常血糖水平,以阻断异常的生化过程,减轻及缓解临床症状。

(1)饮食治疗:可采用日间少量多次喂给糖类食物和夜间使用鼻饲葡萄糖等方法,维持血糖在 4～5mmol/L 为宜。1 岁以后可用玉米淀粉治疗,每 4～6 小时口服生玉米淀粉混悬液,每次幼儿 1.0～1.5g/kg,儿童 1.5～2.0g/kg。饮食治疗需注意补充各种微量元素和矿物质。

（2）严重低血糖治疗可静脉补充葡萄糖 0.5g/(kg·h)。

（3）肝移植或骨髓移植等，家庭中有未发现的同胞兄妹，应定期检查，以做出早期诊断。家庭如需生育第二胎，可进行遗传咨询，进行产前基因诊断。

【处方】

处方 1：生玉米淀粉幼儿期每次 1.0～1.5g/kg（儿童期每次 1.5～2.0g/kg）口服，每 4～6 小时 1 次。

处方 2：氯贝丁酯 50mg/(kg·d)，口服。三酰甘油＞10mmol/L 时可加用。

处方 3：别嘌醇 5～10mg/(kg·d)，口服。高尿酸血症如采用饮食疗法不能控制时可加用。

处方 4：粒细胞集落刺激因子（G-CSF）2.5μg/(kg·d)＋5% 葡萄糖注射液，静脉滴注，每日 1 次。必要时可加大剂量。用于 Ib 型有中性粒细胞减少症伴感染时，使用前需骨髓穿刺除外骨髓发育不良。

【注意事项】

（1）给予针对性的饮食指导，告诉家长及患儿饮食治疗为该病的主要疗法。

（2）有计划地指导患儿适度锻炼，增强抵抗力。一旦发现患儿有感染迹象时及时给予治疗，以免诱发低血糖和酸中毒。

（四）甲基丙二酸血症

甲基丙二酸血症（MMA）是先天性有机酸代谢障碍中最常见的一种，属常染色体隐性遗传病。根据酶缺陷的类型，分为甲基丙二酰辅酶 A 变位酶缺陷（MCM）及其辅酶钴胺素（维生素 B_{12}）代谢障碍两大类。两类疾病均导致患者体内毒性代谢产物甲基丙二酸、3-羟基丙酸、甲基枸橼酸蓄积，线粒体能量代谢功能降低，引起以神经系统损害为主的多脏器损害。

【诊断要点】

(1)症状:嗜睡、反复发作性呕吐、脱水、呼吸窘迫。常因发热、饥饿、高蛋白饮食和感染等诱发急性发作。重症者可于新生儿期发病。部分患儿有智力低下、抽搐和昏迷。

(2)体征:生长发育不良,皮肤干燥、弹性差等脱水征,肝大、肌张力低下等。

(3)一般检查:代谢性酸中毒、乳酸增加、电解质紊乱,白细胞、血红蛋白及血小板减少,血糖降低、血氨升高、尿酮体及尿酸升高,肝肾功能异常等。维生素 B_{12} 代谢障碍可有巨幼红细胞贫血。

(4)气相-色谱质谱(GC-MS)及串联质谱(MS/MS)检测:尿液中甲基丙二酸、甲基枸橼酸和 3-羟基丙酸显著增加。血液中丙酰肉碱(C_3)、C_3/C_0(游离肉碱)和 C_3/C_2(乙酰肉碱)升高。

(5)血、尿同型半胱氨酸测定:合并同型半胱氨酸血症患儿增高,单纯甲基丙二酸血症患儿正常。

(6)酶学分析通过皮肤成纤维细胞、外周血淋巴细胞或肝组织成纤维细胞,酶活性检测、互补实验等分析确定 MMA 酶缺陷类型。

(7)基因检测:MMA 分型最可靠依据。

(8)维生素 B_{12} 负荷试验结果:维生素 B_{12} 1mg/d,肌内注射,连续 3d,若症状好转,生化异常改善,则为维生素 B_{12} 有效型。

(9)其他检查:头颅 CT、MRI 扫描常见对称性基底节损害;脑电图异常,惊厥者常呈高峰节律紊乱、慢波背景伴痫样放电。

【治疗要点】

治疗原则为减少代谢毒物的生成和(或)加速其清除,主要方法包括限制某些饮食摄入及通过药物、器官移植等方法进行治疗。

(1)饮食治疗:原则是低蛋白、高能饮食。使用不含异亮氨酸、缬氨酸、苏氨酸和蛋氨酸的特殊配方奶粉或蛋白粉。蛋白质总摄入量婴幼儿期应保证在 2.5～3.0g/(kg・d)，儿童 30～40g/d，需进食少量天然蛋白质［摄入量控制在 0.8～1.2g/(kg・d)］，补充必需氨基酸。维生素 B_{12} 有效型患儿蛋白饮食限制不需要过于严格，尤其对于合并同型半胱氨酸血症患儿。

（2）对症治疗：补液、纠酸、纠正低血糖、改善高氨血症及高甘氨酸血症、预防感染。

（3）药物治疗：左旋肉碱可促进甲基丙二酸和酯酰肉碱排泄，增加机体对自然蛋白的耐受性。维生素 B_{12} 治疗效果显著，多不需要特殊奶粉治疗。

（4）遗传咨询：避免近亲结婚，先证者的父母每生育一胎就有25％概率为该病患儿。对有本病家族史的夫妇及先证者可进行DNA 分析，对其胎儿进行产前诊断。

【处方】

处方 1：用于急性期。

左卡尼汀 100～500mg/(kg・d)，静脉滴注或肌内注射。

处方 2：维生素 B_{12} 1mg/d，静脉滴注或肌内注射 1 周。如果临床症状好转，生化指标改善则为维生素 B_{12} 有效型。可每天10～20mg 口服或每周注射 1mg，长期维持。

处方 3：用于长期维持治疗。

左卡尼汀 30～100mg/(kg・d)，静脉滴注或肌内注射。

处方 4：用于合并同型半胱氨酸血症患儿。

甜菜碱 500～1000mg/d，分 3 次口服。

处方 5：用于合并贫血或同型半胱氨酸血症患儿。

叶酸 10～30mg/d，分 3 次口服。

十、风湿免疫性疾病

(一)风湿热

风湿热(RF)又称急性风湿热(ARF),是链球菌感染后的全身免疫性炎症,主要表现为心肌炎、游走性关节炎、舞蹈病、环形红斑和皮下小结;常反复发作,遗留下心脏瓣膜损害,称为风湿性心脏病,是小儿常见的后天性心脏病;发病年龄以5—15岁多见,性别无差异。

【诊断要点】

(1)症状:①一般症状,发热,热型不规则;伴有头痛、精神不振、疲倦、不适、食欲减退、体重减轻、面色苍白、多汗、鼻出血等。②心肌炎症状,心前区痛,胸闷、心悸、呼吸困难等不适。③关节炎,游走性、多发性大关节,主要累及膝、踝、肩、肘、腕大关节,局部发红、肿胀、发热、疼痛及活动受限。④舞蹈病,多见于6—12岁女孩。表现为四肢动作增多、僵硬,不能持物,书写障碍,语音障碍,还可出现皱眉、闭眼、耸肩、缩颈等不自主动作;入睡后症状可消失。多为自限性。

(2)体征:皮下小结、环形红斑、结节性或多形性红斑等;心界扩大、心率增快、第一心音低钝,亦可出现心律失常、心尖部杂音、心包摩擦音、周围血管征(可表现为 De Musset 征、水冲脉、毛细血管搏动征、股动脉枪击音等)。

(3)血常规:可有轻度贫血,白细胞增加及核左移。血沉升高及 CRP 升高。

（4）链球菌感染依据：血清抗链球菌素 O(ASO)滴度升高；咽拭子培养：阳性，培养 A 组 β 溶血性链球菌。

（5）其他常规血液学检查：生化全套、类风湿因子(RF)、肌钙蛋白 I、肌钙蛋白 T、脑钠肽(BNP)、血培养。

（6）心电图：心肌炎时，心电图提示一度房室传导阻滞和 Q-T 间期延长及 T 波改变。心包炎时，心电图提示 ST 段早期抬高，随即下降，QRS 低电压，T 波低平或倒置等。

（7）影像学检查：胸部 X 线片心肌炎时可见心影增大，心包炎见心脏向两侧增大呈烧瓶状；超声心动图可发现心脏增大，心包积液，可显示瓣膜有无增厚、水肿。

【治疗要点】

（1）一般处理：急性期绝对卧床休息，症状消失、体温、血沉正常后逐渐起床活动。风湿热不伴心肌炎卧床休息 2 周，随后逐渐恢复活动，于 2 周后达正常活动水平，伴有心肌炎无心力衰竭患儿卧床休息 4 周。随后于 4 周内逐渐恢复活动。有心力衰竭者需卧床休息至少 8 周，在以后 2～3 个月内逐渐增加活动量，并适当限制钠盐及水分。如下地活动后又出现症状及血沉增快等，则继续卧床休息。

（2）药物治疗：①青霉素或红霉素抗链球菌感染，疗程 10～14d。②阿司匹林抗风湿治疗，病情严重或有心肌炎伴心力衰竭、全心炎者应用糖皮质激素。③舞蹈病药物疗效不佳，可应用苯巴比妥口服。如伴有其他风湿症状者，仍按上述原则抗风湿治疗。

【处方】

1. 西医处方

处方 1：控制链球菌感染。

（1）青霉素 80 万 U，肌内注射，每日 2 次，连用 10～14d。

（2）苄星青霉素

| 体重≤27kg | 60 万 U/d | 肌内注射，每日 1 次，每周 3～4 次 |
| 体重＞27kg | 120 万 U/d | 肌内注射，每日 1 次，每周 3～4 次 |

（3）青霉素 V 2.5～9.3mg/kg，口服，每 6 小时 1 次。

或每次 3.75～14mg/kg，口服，每 6 小时 1 次。

或每次 5～18.7mg/kg，口服，每 8 小时 1 次。

使用青霉素类药物前，需行青霉素皮试。

（4）克林霉素 8～20mg/(kg·d)，分 3～4 次口服。

或≤4 岁，克林霉素 5mg/(kg·d)＋5％葡萄糖注射液，静脉滴注（≤30mg/min)，每 4～8 小时 1 次，连用 10d。

＞4 岁，克林霉素 10mg/(kg·d)＋5％葡萄糖注射液，静脉滴注（≤30mg/min)，每 4～8 小时 1 次，连用 10d。

（5）红霉素 30mg/(kg·d)，分 3～4 次（最大剂量每次≤0.5g），口服，连用 10d。

（6）阿奇霉素＋红霉素方案。

阿奇霉素 10mg/kg，口服，第 1 天；5mg/kg，口服，第 2～5 天。

红霉素 30mg/(kg·d)，口服，第 6～10 天。

青霉素过敏或者耐药者可选用处方 1～处方 3 治疗。

处方 2：抗风湿治疗。

（1）阿司匹林 80～100mg/(kg·d)（最大量≤3g/d），分 3 次口服。

用药 2 周后阿司匹林减为原量的 3/4，继续用药 2 周，后逐渐减量，至体温正常，关节症状消失，血沉、CRP 及白细胞下降至正常方可停药。单纯关节炎者用药 6 周左右，有轻度心肌炎用药 12 周。阿司匹林可致 Reye 综合征，应权衡利弊使用。

（2）对乙酰氨基酚 60mg/(kg·d)，口服，每 4～6 小时 1 次。

（3）萘普生 10～20mg/(kg·d)（最大剂量 1250mg），口服，每日 2 次。用药至症状缓解。

（4）布洛芬 30mg/(kg·d)（最大剂量 1600mg），口服，每日 3 次。用药至症状缓解。

（5）泼尼松 1～2mg/(kg·d)，分 3～4 次（最大量＜80mg/

d),口服。2周后病情缓解后开始逐渐减量,至12周完全停药。停药前1周加用阿司匹林30～50mg/(kg·d),待糖皮质激素停用2～3周后停用阿司匹林。

(6)甲泼尼龙10～30mg/(kg·d)+5%葡萄糖注射液,静脉滴注,每日1次,连用1～3次。严重心肌炎者,可先用大剂量甲泼尼龙冲击治疗1～3d后,予以泼尼松序贯治疗。大剂量甲泼尼龙冲击治疗应进行密切的临床监护。

处方3:抗心力衰竭治疗。

(1)呋塞米 开始每次1～2mg/kg[随后每次0.5～1mg/kg,最大剂量6mg/(kg·d)],口服或静脉注射,每4～12小时1次。

(2)螺内酯1～3mg/(kg·d)(最大剂量100～200mg/d),口服,每日1～3次。

(3)依那普利0.1mg/(kg·d),口服,每日1～2次。在2周内逐渐加量至1mg/(kg·d),口服,每日1～2次。

(4)卡托普利 初始剂量每次0.1mg/kg,口服,每8小时1次。在2周内可逐渐加量至每次0.5～1mg/kg,口服,每8小时1次,最大剂量每次2mg/kg。

(5)赖诺普利每次0.1～0.2mg/kg(逐渐加量至每次1mg/kg),口服,每日1次。

(6)地高辛初始剂量15μg/kg(6小时后5μg/kg),口服。继以每次3μg/kg(最大剂量125μg),口服,每12小时1次。

处方4:舞蹈病治疗。

(1)卡马西平7～20mg/(kg·d),口服,每日3次。

(2)丙戊酸钠15～30mg/(kg·d),口服,每日3次。用药疗程至舞蹈病已控制后,可尝试停药。

(3)苯巴比妥3～5mg/(kg·d),分次口服。

2. 中医处方

处方1:白虎加桂枝汤,石膏(先煎)50g,知母18g,糯米6g,桂枝8g。上锉为粗末,每服9g,用水150ml,煎至100ml,去渣温服。

此方清热通络,调和营卫。主治湿热阻络证。适用于患儿发热,关节红肿热痛,尿黄,大便秘结,舌红苔黄,脉搏有力,脉速。重者加连翘、黄芩、虎杖各 10g;关节肿胀者加威灵仙、防己、丝瓜络各 10g;关节痛加剧者加乳香、没药、延胡索各 10g;皮肤红斑加玄参、牡丹皮、紫草各 10g;舌干光绛加麦冬、石斛、玄参各 10g;出血加山栀子、仙鹤草、牛膝各 10g。

处方2:独活寄生汤,独活、桑寄生、杜仲、牛膝、细辛各 3g,秦艽、茯苓、肉桂心、防风、川芎、人参、甘草、当归、芍药、干地黄各 6g,每日 1 剂,水煎分 3 次服用。

此方祛风湿,止痹痛,益肝肾,补气血。主治风寒湿阻络证。适用于患儿关节痛剧烈,痛有定处,关节屈伸不利,自觉关节寒冷,得温痛减,遇寒加剧,气短乏力,心悸怔忡,苔薄白,脉细。气虚加黄芪 10g,血虚加当归 10g,心悸加酸枣仁 3 枚,低热加银柴胡 10g。

处方3:补阳还五汤,黄芪、当归、赤芍、桃仁、红花、川芎、地龙各 10g,每日 1 剂。

此方补气养血,适用于气虚血瘀。患儿身痛胸闷,心悸气短,动则尤甚,神倦力乏,暮热烦躁,唇甲发绀,面晦暗颧红,舌质紫红,苔薄,脉细数。心悸加酸枣仁、大枣、生地黄各 10g。胸闷加瓜蒌、郁金、枳壳各 10g;口干舌红加麦冬、生地黄、玄参各 10g,五味子 5g。

处方4:生脉散,麦冬、人参各 9g,五味子 6g,每日 1 剂,水煎服。

此方益气生津,敛阴止汗,主治阴虚内热证。适用于患儿关节痛,低热,五心烦热,形体消瘦,口干咽燥,大便干结,舌红少苔,脉细数,或心悸。低热不退加青蒿 10g,牡丹皮 8g;心悸加煅龙骨 10g;气虚加黄芪、茯苓 10g。

3. 康复处方

(1)风湿热活动期或有风湿性心肌炎患儿应该绝对卧床休

息,一切生活有家人协助。如心脏扩大,心包炎,心率持续增快和心电图明显异常,在急性期症状消失,血沉恢复正常后,应该继续休息4周,在恢复期内还应适当限制体力活动。

(2)饮食以高热量易消化饮食,如鱼、肉、蛋、奶等为主,少量多餐,多吃蔬菜水果,心功能不全者应低盐饮食,限制水分摄入。

(3)注意观察体温,若发热提示有感染或风湿活动,风湿活动时脉搏增快,及时检查治疗。

(4)若有呼吸困难或夜间阵发性呼吸困难,是左心衰的表现,可以采取半坐卧位或两腿下垂,以减少回心血量及肺水肿。若有水肿提示有右心衰,应记录液体入量,观察体重,注意皮肤护理,勤翻身。

(5)预防呼吸道感染,病室要阳光充足,空气新鲜,温度适宜,防止呼吸道感染引起风湿活动,加重病情。

【注意事项】

(1)阿司匹林的主要不良反应为恶心、呕吐、肝功能损害、呼吸性碱中毒、代谢性酸中毒和出血等。体温正常,关节肿痛消失,实验室活动指标正常,减半量继续服用,总疗程4~6周,最大量≤3g/d。

(2)严重心肌炎患儿可以用地塞米松静脉滴注,待病情好转后改泼尼松口服。

(3)舞蹈症伴有其他风湿症状者,仍按上述原则给予抗风湿治疗。

(二)幼年特发性关节炎

幼年型特发性关节炎(JIA)是儿童时期常见的结缔组织病,以慢性关节炎为主要特征,并伴有全身多系统受累,也是造成小儿致残和失明的首要原因。发病年龄多见于2—4岁、8—10岁。有反复发作倾向。

【诊断要点】

(1)临床表现:①全身型,又称急性发病型,幼儿较多,有弛张高热至少2周以上,大部分患儿出现类风湿皮疹,肝、脾大,淋巴结肿大,胸膜炎和心包炎,腹痛,关节痛或肌痛,外周血白细胞计数增高,贫血等。②多关节炎型,学龄儿童多见,受累关节≥5个。由指(趾)小关节发展到大关节,先游走后固定。对称的多关节肿痛,活动受限,晨僵,最终受累关节固定变形和局部肌肉萎缩。多关节炎型又分类风湿因子阴性和阳性两类。类风湿因子阳性:女性年长儿多见,关节损伤严重,常伴类风湿结节,半数遗留关节畸形。类风湿因子阴性:关节症状较轻,一部分患儿发生关节强直变形。③少关节炎型,受累关节≤4个,好发于大关节,常呈非对称性。全身症状极轻或缺如,可并发虹膜睫状体炎,尤以女性患儿较多见。

(2)一般检查:白细胞总数增高,核左移,正细胞性贫血,血小板正常或增高。活动期血沉增快、C反应蛋白、铁蛋白、α_2和γ球蛋白增高,血浆清蛋白减低。

(3)免疫学检查:免疫全套提示IgG、IgM、IgA增高。抗核抗体和类风湿因子(RF)、HLA-B27、抗角蛋白抗体(AKA)、抗环瓜氨酸肽抗体(CCP)可呈阳性。T细胞亚群检查提示$CD4^+/CD8^+$比值下降。

(4)影像学检查:X线早期可见关节周围软组织肿胀、骨质疏松、骨膜反应,后期出现关节面破坏,关节间隙缩小、融合,关节半脱位;CT、磁共振及放射性核素扫描可发现关节早期病变。

(5)其他必要时检查:肿瘤坏死因子、IL-1、IL-6、胸部X线片、骨髓常规、骨髓活检病理学检查、脑脊液检查、关节超声或放射性核素扫描等。

【治疗要点】

(1)一般治疗:急性期应卧床休息,增加营养,采取关节功能位,有关节变形,肌肉萎缩者,则应配合理疗、按摩和医疗体育,必要时手术矫形。

（2）药物治疗：根据药物作用长短分为快作用类（非甾体抗炎药）、慢作用类（病情缓解药）、糖皮质激素及免疫抑制药等。

（3）外科手术：关节畸形并功能障碍者，行关节置换术。滑膜炎药物治疗无效时，可行滑膜切除术。

【处方】

1. 西医处方

处方1：非甾体抗炎药（NSAIDs）。以下用药除吲哚美辛开始使用年龄为新生儿，布洛芬开始使用年龄6月外，其他药物开始使用年龄为2岁。

（1）萘普生10～15mg/（kg·d）（最大量1000mg/d），口服，每日2次。

（2）布洛芬30～40mg/（kg·d）（最大量2400mg/d），口服，每日3～4次。

（3）美洛昔康0.25mg/（kg·d）（最大量15mg/d），口服，每日1次。

（4）吲哚美辛1.5～3mg/（kg·d）（最大量200mg/d），口服，每日3次。

（5）双氯芬酸钠1～3mg/（kg·d）（最大量200mg/d，分3次），口服，每日3次。

（6）塞来昔布（西乐葆）6～12mg/（kg·d）（最大量400mg/d），口服，每日2次。

处方2：缓解病情抗风湿药（DMARD）。治疗期间需定期查血、尿常规，肝、肾功能，病情控制后可减量维持。

（1）甲氨蝶呤（MTX）10～15mg/m^2，口服，每周1次。

或每次0.5～1mg/kg，皮下注射，每周1次，口服4～6周起效。

（2）环孢素2～3mg/（kg·d），分2次口服。

(3)来氟米特

<20kg	每次 10mg	口服,隔日 1 次
20~40kg	每次 10mg	口服,每日 1 次
>40kg	每次 10~20mg	口服,每日 1 次

(4)雷公藤多苷 10~20mg,口服,每日 3 次。

或 1~1.5mg/(kg·d),分 3 次口服。

(5)柳氮磺吡啶 5mg/kg,口服,每日 2 次。以后每周递增 0.5g/d 或 10mg/(kg·d),直到 2.0g/d 或 40mg/(kg·d),每日 2 次,维持为宜。最大剂量≤3g/d。

(6)羟氯喹 5~6.5mg/(kg·d),分次口服,最大剂量 400mg/d。

(7)氯喹 5mg/(kg·d),口服,每日 1 次。2~3 周症状控制后,改为每日 2~3 次,最大量每次≤250mg。

(8)硫唑嘌呤 1~3mg/kg(最大剂量 150mg/d),口服,每日 1~2 次。

(9)霉酚酸酯 10~30mg/(kg·d),分 2 次口服。

处方 3:糖皮质激素。

(1)泼尼松 0.5~1mg/(kg·d),一次顿服或分次口服。急性、重症患儿早期,小剂量应用以控制炎症,减轻肿痛,待其发挥作用减量和停药。

(2)甲泼尼龙 10~30mg/(kg·d)+5% 葡萄糖注射液(最大量≤1000mg/d),静脉滴注,每日 1 次,连用 3d。全身症状重,上述治疗效果不好,有关节外表现如血管炎、间质性肺改变、溶血、虹膜炎等可大剂量使用。

处方 4:生物制剂。

(1)依那西普 0.4mg/(kg·d),皮下注射,每周 2 次。

(2)英夫利昔单抗 3mg/kg,静脉注射。然后在首次给药后的第 2 周和第 6 周及以后每隔 6 周各给予 1 次相同剂量。对于疗效不佳的患者,可考虑将剂量调整至 10mg/kg 和(或)将用药间隔调整为 4 周。

（3）阿达木单抗 20～40mg/(kg·d)，皮下注射，每 2 周 1 次。

（4）达利珠单抗每次 1mg/kg＋生理盐水 50ml，静脉滴注（15min 内），每 14 天 1 次，连用 5 次。

（5）利妥昔单抗（美罗华）每次 375mg/m² ［推荐总量为 75mg/m²（最大量≤1g）］＋生理盐水（1mg/ml），缓慢静脉滴注，每周 3 次。

2. 中医处方

处方 1：新加香薷饮，金银花、连翘、豆豉各 10g，香薷、厚朴各 6g。

此方清热祛湿，芳香宣化，适用于湿热交阻。寒重热轻加荆芥、防风各 10g；畏寒，出汗多，去香薷；咽痛加板蓝根、僵蚕各 10g；胸闷恶心加白蔻仁、竹茹、姜半夏各 10g；关节肿痛，活动不便，加防己、秦艽、桑枝各 10g。

处方 2：清瘟败毒饮，水牛角 1g，生石膏（先煎）20g，知母、竹叶、生地黄、赤芍、牡丹皮、玄参、连翘、桔梗、栀子、黄芩 10g，黄连、甘草各 3g。

此方清气泄热，凉营化斑。适用于邪热内传，气营两燔。热重加金银花、蒲公英各 10g；便干加生大黄 3g；关节肿痛加忍冬藤、威灵仙各 10g。

处方 3：乌头汤，麻黄 10g，黄芪 15g，川乌（先煎）3g，甘草 6g。

此方祛风散寒，除湿通络。适用于风寒湿着关节。关节痛剧者加制乳香、制没药各 10g；肢体冷腰酸痛者加淫羊藿、骨碎补、桑寄生各 10g；日久关节强直变形者加全蝎 1g，鸡血藤 10g。

3. 康复处方

本病的治疗目的是控制临床症状，抑制炎症，维持关节功能和预防关节畸形，应采取综合治疗。

（1）急性期：卧床休息，必要时加用夹板或支架固定炎症关节，以减少肌肉挛缩，防止畸形。

（2）物理治疗：急性期，关节痛时可以用温水浴，温水治疗可以减轻疼痛。

（3）体育锻炼：因为长期卧床休息，机体不活动可以导致肌肉关节萎缩，应进行体育锻炼，但是要循序渐进，先被动活动，然后进行主动活动，要避免过度活动疲劳而加重关节疼痛。

（4）由于该病患者长期使用激素，要注意长期使用激素导致骨质疏松骨折，这种现象多见于股骨骨折及脊柱骨折，这些患儿应给予维生素 D 及钙片口服。

【注意事项】

（1）与甲氨蝶呤联用适用于对一种或更多 TNF 拮抗药治疗反应有不充分的患者。监测观察有无过敏反应，1h 后无不良反应，可增加滴速至每分钟 20 滴。每次输注前 30min 静脉滴注甲泼尼龙或地塞米松，以减轻输注反应的发生率和严重性。治疗期间注意监测血白细胞、血小板计数。

（2）萘普生为高效低毒抗炎药，长期服用耐受良好。不良反应为出血时间延长，胃肠道反应；布洛芬不良反应低，偶有轻度液体潴留，胃肠道反应及血清氨基转移酶增高；吲哚美辛抗炎作用强，主要用于全身型类风湿关节炎和严重多关节炎型，不主张用于小儿；双氯芬酸是一种强效消炎镇痛药，可有效控制症状，长期服用无蓄积作用，不良反应为胃肠道反应，肝、肾功能不全和有溃疡史者慎用。

（3）糖皮质激素仅用于全身型类风湿关节炎，有内脏受累，特别是伴有心肌和眼部病变者，应尽早采用大剂量糖皮质激素，待症状基本控制，红细胞沉降率恢复正常后即可加用非甾体类抗炎药，糖皮质激素逐渐减量，维持 3～6 个月。

（三）过敏性紫癜

过敏性紫癜又称亨-舒综合征（HSP），是一种以小血管炎为主要病变的系统性血管炎。皮肤、肾活检标本可发现有 IgA 沉积。临床表现为皮肤紫癜,常伴关节炎、腹痛、便血和肾小球肾炎。

【诊断要点】

(1)皮肤紫癜:病程中反复出现皮肤紫癜。多见于下肢、臀部,对称分布,分批出现,严重者延及上肢和躯干。紫癜大小不等,紫红色,高出皮肤,少数重症紫癜可融合成大疱,形成出血性坏死。

(2)消化道症状:半数以上患儿伴腹痛、恶心、呕吐或便血,多出现在皮疹发生1周内,亦可见于紫癜出现之前。

(3)关节痛:约1/3患儿出现关节肿痛,累及大关节,数日内消失,不留后遗症。

(4)肾症状:见于30%～60%的患儿,表现为无症状的血尿和蛋白尿,亦可为急性肾炎、肾病综合征的表现,甚至可见急进性肾小球肾炎。可出现于紫癜之前或其他症状消失之后。

(5)其他:偶可发生颅内出血、鼻出血、牙龈出血、咳血等。病前常有呼吸道感染史,个别患儿与药物及食物过敏有关。

(6)血液学检查:血小板计数及出血时间、凝血时间均正常,嗜酸粒细胞可增高。血沉可增快。血清补体正常。IgA可升高。

(7)尿常规:可有镜下血尿和(或)蛋白尿。

(8)粪便隐血试验:可为阳性。

(9)必要时检查:抗心磷脂抗体、腹部超声或腹部CT、^{13}C呼吸试验、肺炎支原体抗体等检查。

【治疗要点】

(1)一般治疗:本病尚无特异治疗方法。急性发作期卧床休息,尽可能寻找并避免过敏原,积极治疗感染,发热、关节痛可用解热镇痛药。

(2)药物治疗:糖皮质激素可改善腹痛和关节痛,对皮肤损害无效。肾损害严重者可使用环磷酰胺或硫唑嘌呤。对症治疗包括使用止血药,以及使用抗组胺药及钙剂等脱敏药。

【处方】

1.西医处方

处方1:一般过敏性紫癜。

泼尼松 1～2mg/(kg·d),分次口服。

卡巴克洛(安络血)2.5～10mg,口服或肌内注射,每日 3 次。

维生素 C 0.1～0.2g,每日 3 次。

或 0.5～1.0g,静脉滴注,必要时每日 2 次。

赛庚啶 0.25mg/(kg·d),分次口服。

或氯苯那敏(扑尔敏)0.35mg/(kg·d),分 3 次口服。

葡萄糖酸钙 0.5g,口服,每日 3 次。

或 10% 葡萄糖酸钙 10ml,静脉滴注(加入 5% 葡萄糖注射液中),每日 1 次。

抗血小板凝集药物:双嘧达莫 3～5mg/(kg·d),分 3 次口服。

或阿司匹林 3～5mg/(kg·d),每日 1 次。

钙通道阻滞药:硝苯地平 0.5～1mg/kg,分 3 次口服。

处方2:对症治疗。

(1)西咪替丁 20～40mg/(kg·d),分 2 次＋5% 葡萄糖注射液,静脉滴注。1～2 周后改为 15～20mg/(kg·d),分 3 次口服。疗程总共 2～4 周。

(2)山莨菪碱(654-2)0.1～0.2mg/(kg·d)(最大量 5～10mg),肌内注射,每日 1～2 次。

或加 5% 葡萄糖注射液,静脉滴注,每日 1～2 次。

(3)葡萄糖酸钙 0.5ml/(kg·d)(最大量为 10ml)＋5% 葡萄糖注射液,缓慢静脉滴注。

(4)维生素 C 2～5g/d＋5% 葡萄糖注射液,静脉滴注,每日 1 次。

处方3:抗凝治疗。

(1)肝素钠 120～150U/kg＋5% 葡萄糖注射液,静脉滴注,每日 1 次,连用 5d。

或肝素钙 10U/(kg·d),皮下注射,每日 2 次,连用 7d。

(2)阿司匹林 3～5mg/(kg·d)(或 25～50mg/d),口服,每日 1 次。

(3)双嘧达莫 3～5mg/(kg·d),分 2～3 次口服。

处方 4:糖皮质激素治疗。

(1)泼尼松 1～2mg/(kg·d)(最大量≤60mg/d),顿服或分次口服。

(2)甲泼尼龙 5～10mg/(kg·d)+5%葡萄糖注射液,静脉滴注,每日 1 次。

(3)地塞米松 0.3mg/(kg·d)+5%葡萄糖注射液,静脉滴注,每日 1～2 次。

(4)甲泼尼龙 15～30mg/(kg·d)(最大剂量≤1000mg/d)+5%葡萄糖注射液,静脉滴注,连用 3d(必要时 1～2 周后重复冲击 3d)。

2. 中医处方

处方 1:犀角地黄汤加减,水牛角(磨汁)3g,生地黄、赤芍、牡丹皮、玄参各 10g。

此方清热解毒,凉血止血。主治邪热伤络,迫血妄行。适用于患儿发热,皮肤紫癜,舌红苔白,脉细数。水牛角解心热毒,生地黄养阴清热,赤芍、牡丹皮凉血泄热,活血散瘀。鼻出血加白茅根、侧柏叶;胃肠道出血者加蒲黄、三七、地榆炭;尿血加大小蓟、蒲黄、白茅根;热象明显加双花、板蓝根、连翘、栀子、石膏;皮疹突起,发痒加浮萍、柴胡。

处方 2:知柏地黄丸加减,知母、黄柏、山药、山茱萸、牡丹皮、生地黄、泽泻、茯苓各 10g。

此方滋阴降火,凉血止血。主治阴虚火旺,灼伤脉络。适用于患儿低热,紫癜,时发时止,手足心热,颧红,盗汗,舌质红,少苔,脉细数。

处方3：归脾汤加减，黄芪、党参、当归、白术、生地黄、白芍、阿胶、墨旱莲、党参各10g。

此方补气摄血，养血止血。适用于患儿紫癜反复发作，面色少华，头晕乏力，腹痛便血，舌质淡，苔薄白，脉细。

处方4：桃红四物汤加减，桃仁、红花、党参、牡丹皮、当归、生地黄、赤芍、川芎各10g。

此方行气活血，散瘀止血。主治血瘀阻络，血不循经。适用于患儿皮肤紫癜，腹痛，关节疼痛，便血，尿血，舌质紫黯，边尖见瘀点，脉呈细涩。

3．康复处方

(1)本病需与血小板减少性紫癜及外科急腹症相鉴别，根据病史、症状体征及实验室检查，一般不难鉴别。

(2)急性期应卧床休息。注意液体量、营养及保持电解质平衡。有消化道出血且量少，仅大便隐血阳性者，如腹痛不剧烈，可以进食流食，如牛奶等。如出血加重或病情较重者，应禁食，给予静脉营养。

(3)注意寻找和避免接触过敏原。

(4)有明显感染者，应给予抗生素。

【注意事项】

(1)糖皮质激素一般仅于急性发作期、腹痛、关节痛明显时服用，症状缓解后即停药，疗程多在10d以内。严重病例可静脉滴注氢化可的松或甲泼尼龙。但糖皮质激素不能减轻紫癜或减少肾损害，亦不能防止复发。

(2)新一代抗过敏药氯雷他定糖浆、地氯雷他定颗粒及西替利嗪滴剂适合不同年龄儿童使用。

(四)川崎病

川崎病(KD)又称皮肤黏膜淋巴结综合征(MCLS)，是一种急性全身性中、小动脉炎，表现为发热、皮疹、球结膜充血、口腔黏膜充血、手足红斑和硬性水肿及颈部淋巴肿大。

【诊断要点】

(1)症状及体征:典型的 KD 发热呈弛张高热,其最高体温一般>39℃,抗生素治疗无效。主要表现:①双侧非渗出性结膜炎;②唇和口腔黏膜发红、皲裂出血或结痂,口腔黏膜充血,杨梅舌;③四肢末端改变,急性期手足硬肿性水肿,掌跖及指(趾)端红斑,恢复期指(趾)端出现膜状脱皮;④多形性红斑样皮疹,向心性分布,无水疱及结痂;卡介苗接种处再现红斑(接种 8 个月内),早期肛周脱屑;⑤颈部淋巴结肿大,多为单侧性,直径大于 1.5cm,质硬不化脓。

(2)血液检查:轻度贫血,白细胞计数升高,以中性粒细胞增高为主,有核左移现象。血沉增快,C 反应蛋白增高,免疫球蛋白增高,为炎症活动指标。

(3)免疫学检测:血清 IgG,IgM,IgA,IgE 和血循环免疫复合物均增高。

(4)心血管系统检查:心脏受损者可见心电图和超声心动图改变,必要时行冠状动脉造影。心电图主要为 ST 段和 T 段改变、P-R 间期和 Q-T 间期延长、低电压、心律失常等。

(5)其他:部分病例超声显示肝增大;脑脊液白细胞增高,以淋巴细胞增高为主;尿沉渣白细胞增多,轻度蛋白尿。

(6)诊断标准:发热 5d 以上,伴下列 5 项临床表现中 4 项者,排除其他疾病后,即可诊断为川崎病:①四肢变化,急性期掌跖红斑,手足硬性水肿;恢复期指(趾)端膜状脱皮;②多形性皮疹;③眼结膜充血,非化脓性;④唇充血皲裂,口腔黏膜弥漫充血,舌乳头突起、充血,呈草莓舌;⑤颈部淋巴结肿大。如 5 项临床表现中不足 4 项,但超声心动图有冠状动脉损害,亦可确诊为川崎病。

【治疗要点】

(1)阿司匹林:为首选药物,具有抗炎、抗凝作用。早期与免疫球蛋白联用可控制急性炎症过程,减少冠状动脉病变,持续用药至症状消失、红细胞沉降率正常,共1～3个月。

(2)静脉注射用丙种球蛋白:治疗本病疗效显著。早期(病程10d以内)应用可明显减少冠状动脉病变发生,尤其适用于具有发生动脉瘤高危因素者。

(3)双嘧达莫:血小板显著增多或有冠状动脉病变、血栓形成者可用双嘧达莫。

(4)对症治疗:补充液体、保肝、控制心力衰竭、纠正心律失常,心肌梗死及时进行溶栓治疗;严重冠状动脉病变需进行冠状动脉搭桥术。

【处方】

1. 西医处方

处方1:抗感染治疗。

(1)丙种球蛋白(IVIG) 2g/(kg·d),静脉滴注(10～12小时)。

或1g/(kg·d),静脉滴注,每日1次,连用2d。对初始治疗无反应者,可再次应用2g/(kg·d)治疗。

(2)阿司匹林30～80mg/(kg·d),分3～4次餐前口服,连用14d。14d以后减至3～5mg/(kg·d),顿服。在热退3d后,逐渐减量(2周内)减为小剂量口服。如有胃肠道反应,可加以复方谷氨酰胺颗粒(舍兰)0.335～0.67g,每日3次口服。在应用阿司匹林的同时不能应用布洛芬及其类似物,因为同时应用2种药物可导致不可逆的血小板抑制作用。

(3)甲泼尼龙1～2mg/(kg·d),顿服或分次口服。热退后逐渐减量,用药2～4周。糖皮质激素建议只用于IVIG无反应性患儿的二线治疗。

(4)甲泼尼龙10～30mg/(kg·d)+5%葡萄糖注射液,静脉滴注,连用1～3d。然后改为泼尼松2mg/(kg·d)口服,复查CRP正常后,即减为1mg/(kg·d),两周内逐渐减量至停药。

处方2:抗凝治疗。

(1)用于恢复期。

阿司匹林 3～5mg/(kg·d)，顿服。用至血沉、血小板恢复正常，如无冠状动脉异常，一般在发病后 6～8 周停药。若有冠状动脉异常，应持续服用至冠状动脉恢复正常。

(2)双嘧达莫 3～5mg/(kg·d)，分 2～3 次口服。可与阿司匹林联用。

(3)华法林 0.1mg/(kg·d)，口服，每日 1 次。根据凝血功能调整剂量，保持 INR 2.0～2.5。用于有巨瘤者易形成血栓、发生冠状动脉狭窄或闭塞。用药期间，凝血酶原时间应保持在 25～30s，凝血酶原活性至少应为正常值的 25%～40%。有出血倾向，可用维生素 K 中和其作用。

处方 3：有心肌损害者加用。

5%葡萄糖注射液	250ml	
ATP	20～40mg	静脉滴注，每日 1 次
辅酶 A	50～100U	

抗血小板聚集：双嘧达莫 3～5mg/(kg·d)，口服，每日 1 次。

2. 中医处方

处方 1：银翘散加减，金银花、连翘、薄荷、桔梗、淡竹叶、葛根、黄芩、防风各 10g。

此方疏风解表，清热解毒。主治外感风热，内侵肺胃。适用儿患儿发热，烦躁不安，出现散在皮疹，手足潮红，舌质红，苔黄，脉滑数。口咽赤红加板蓝根、射干各 10g；皮疹鲜红加大青叶、赤芍、玄参各 10g；呕吐加竹茹、陈皮各 10g。

处方 2：清营汤加减，水牛角 1g，生地黄、玄参、牡丹皮、赤芍、金银花、连翘、淡竹叶、虎杖、黄芩各 10g。

此方清热解毒，凉血活血。主治毒热炽盛，气营两燔。适用于患儿高热，全身皮疹，色鲜红，烦躁口渴，眼结膜充血，口腔充血潮红，糜烂出血，口唇干裂，舌乳头突出，充血，似杨梅舌，小便短赤，苔黄，脉数。扁桃体肿痛加板蓝根、蒲公英各 10g，淋巴结肿大加夏枯草、赤芍、僵蚕各 10g；口渴唇燥加石斛、天花粉各 10g；关节红肿痛加忍冬藤、络石藤各 10g。

3. 康复处方

恢复期治疗的措施包括以下 3 个方面。

(1)阿司匹林 3～5mg/kg，口服，每日 1 次，至血沉、血小板正常，如果无冠状动脉扩张或动脉瘤，一般在发病后 6～8 周停药。如果患儿有冠状动脉瘤，则要长期服用阿司匹林，剂量 3～5mg/(kg·d)，直至动脉瘤消失后停药。对阿司匹林不耐受者可以改用双嘧达莫，剂量为 3～6mg/(kg·d)。如为多发性动脉瘤或动脉瘤较大者则应长期服用抗凝药。

(2)有动脉瘤的患儿应限制体育运动或不参加体育活动。

(3)发病后 6 个月应复查心脏超声以了解心脏情况，以后每年均要复查心脏彩色超声、运动试验、冠状动脉造影等。

【注意事项】

(1)应用过静脉丙种球蛋白的患儿在 9 个月内不宜进行麻疹、风疹、腮腺炎等疫苗预防接种。

(2)川崎病患儿需随访 0.5～1 年，有冠状动脉扩张者需长期随访，至少半年做 1 次超声心动图检查，直到冠状动脉扩张完全消失(正常婴幼儿冠状动脉直径小于 3mm)。

(3)川崎病与感染有密切关系，虽然病原体未鉴定出来，但临床上对患儿仍可酌情应用抗生素以策安全。

十一、感染性疾病

（一）流行性感冒

流行性感冒，简称流感，是指由流行性感冒病毒（流感病毒）引起的一种常见急性呼吸道传染病。流行性感冒的潜伏期很短，数小时至 4d，常为 1～3d。

【诊断要点】

（1）症状：急起高热、全身疼痛、显著乏力和轻度呼吸道症状，也可以有恶心、呕吐、腹痛、腹胀、腹泻等表现。严重可为高热、休克、呼吸衰竭、中枢神经系统损害及弥散性血管内凝血（DIC）等严重症状。

（2）体征：急性病容，眼结膜轻度充血，眼球轻压痛。咽充血，口腔黏膜可见疱疹，颈部浅表淋巴结可触及肿大。肺部听诊仅有粗糙呼吸音。并发支气管炎、肺炎时肺部可闻及干湿啰音。并发喉炎可见吸气性"三凹"征。

（3）血常规：白细胞数减少，中性粒细胞减少，淋巴细胞、单核细胞增高；血沉正常。

（4）病原学检查：病毒分离（金标准）、病毒核酸检测和病毒抗原检测（用于早期诊断），血清病毒抗体检测（用于回顾诊断及监测）。

（5）必要时行胸部 X 线片或肺部 CT、凝血功能、血气分析、痰培养、血培养、咽拭子培养、心电图等检查。

【治疗要点】

(1)支持及对症治疗:隔离1周至主要症状消失。卧床休息,多饮水,给予易消化的流质或半流质饮食,适宜营养,补充维生素。有高热者给予解热痛静药。

(2)抗病毒治疗:在发病36h或48h内尽早开始抗流感病毒药物治疗。

(3)预防并发症:密切观察、监测并预防治疗并发症。

(4)免疫支持:对婴幼儿、免疫功能低下者可静脉滴注免疫球蛋白。

【处方】

1.西医处方

处方1:奥司他韦2mg/kg

或

体重<15kg   30mg

体重15～23kg   45mg

体重23～40kg   60mg   口服,每日2次,连用3～5d

体重>40kg   75mg

奥司他韦通常用于>1岁儿童;应在起病后36～48h内早期使用。紧急情况下也可用于>3个月婴儿。

处方2:扎那米韦10mg,吸入,每日2次,连用5d。用于≥7岁儿童。预防用药时每天吸1次。

处方3:用于对奥司他韦耐药者。帕拉米韦1～2mg/(kg·d),静脉滴注,每日1次。

处方4:用于重症流感和肺炎型流感者。α干扰素5万～10万U/(kg·d),肌内注射,用5～7d。

2.中医处方

处方1:金银花、连翘各10g,桔梗、薄荷(后下)、牛蒡子各6g,竹叶、荆芥穗各4g,生甘草5g。

此方为银翘散(《温病条辨》),功效辛凉透表,清热解毒。主治风热感冒。对风寒外感不宜使用。

处方2:羌活、柴胡、前胡、独活、枳壳、茯苓、荆芥、防风、桔梗、川芎各5g,甘草3g。

此方为荆防败毒散(《摄生众妙方》)。功效发汗解表。主治风寒感冒。用于恶寒发热,无汗不渴,舌苔薄白,脉浮数。现代本方多只治疗外感风寒湿所致表证。风热证慎用。

处方3:金银花、鲜扁豆花各9g,香薷、厚朴、连翘各6g。此方为新加香薷饮(《温病条辨》)。功效祛暑解表,清热化湿。主治暑湿证。用于夏季暑湿感冒。

处方4:黄芪、芍药、桂枝各9g,生姜18g,大枣4枚。

此方为黄芪桂枝五物汤(《金匮要略》)。功效益气温经,和血通痹。主治营卫不和证。用于虚证感冒而见营卫不和者:外感反复发作,平素自汗面白,恶风怕冷,鼻塞流清涕,肢软乏力等。热证忌用。

3.康复处方

(1)冬春流感流行期间,嘱咐家长少带小儿去公共场所,以免被感染。每年应给小儿注射流感疫苗。平时应加强体格锻炼,多到户外活动。

(2)流感热退、咳嗽、流涕等症状消失后方可回集体单位,恢复期要加强营养,多吃水果,以助恢复体力。

【注意事项】

(1)大流行期间,婴幼儿可能合并合胞病毒感染,除干扰素外,宜用高浓度(20mg/ml)利巴韦林溶液雾化吸入,每日2次。亦可用4%利巴韦林液滴鼻,每日4次。

(2)皮下注射流感减毒活疫苗有一定预防效果。对婴幼儿注射疫苗可预防Reye综合征。

(3)抗病毒药物在发病48h内应用疗效较好,药物疗程一般5d。

(二)麻疹

麻疹是麻疹病毒引起的一种急性出疹性呼吸道传染病。临床上以发热、上呼吸道炎(咳嗽、流涕)、结膜炎、口腔麻疹黏膜斑(又称柯氏斑)及全身斑丘疹为主要表现,疹退后伴"糠麸"样脱屑及遗留色素沉着。本病传染性强,易并发肺炎,儿童最常见的急性呼吸道传染病之一。病后免疫力持久,大多终身免疫。随着麻疹减毒活疫苗的普遍接种,麻疹的流行已得到控制。

【诊断要点】

(1)症状:发热、咳嗽、流涕、流泪、畏光、咽部充血及声音嘶哑等上呼吸道卡他症状、眼结膜炎及皮肤出现红色斑丘疹。皮疹多在发热后 3～4d 出现,始见于耳后、颈部,逐渐向下发展,疹退后留有"糠麸"状脱屑及色素沉着。可并发肺炎、喉炎、心肌炎、脑炎。少数病例可合并亚急性硬化性全脑炎。

(2)体征:前驱期可出现结膜充血、眼睑水肿、下眼睑边缘有一条明显充血横线。麻疹黏膜斑,在发疹前 24～48h 出现。出疹期皮疹为充血性斑丘疹,压之褪色,疹间皮肤正常。全身淋巴结肿大和脾肿大。疹退后遗留色素沉着伴"糠麸"样脱屑。

(3)血常规:白细胞减少,淋巴细胞增高。肝功能、心肌酶检查。

(4)病原学检查:呼吸道分泌物涂片检测麻疹病毒抗原,血、尿和呼吸道分泌物分离麻疹病毒,麻疹病毒核酸、麻疹病毒抗体阳性。

(5)胸部 X 线片:可见肺纹理增多。

(6)分期:①前驱期发热,多为中度以上发热;伴有咳嗽、流涕、流泪、畏光、咽部充血及声音嘶哑等上呼吸道卡他症状。口腔黏膜可见麻疹黏膜斑。②出疹期,多在发热后 3～4d 出现皮疹。皮疹始见于耳后、颈部、沿着发际边缘,24h 内向下发展,遍及面部、躯干及上肢,第 3 天皮疹累及下肢及足部。出疹时全身症状加重。高热时常有谵妄、激惹及嗜睡状态,多为一过性,热退后消失。③恢复期,出疹 3～4d 后皮疹开始消退,消退顺序与出疹时相同;疹退后,皮肤留有"糠麸"状脱屑及棕色色素沉着,7～10d 痊愈。

【治疗要点】

目前无特异性药物,治疗原则是加强护理,对症治疗,预防感染,防治并发症。

(1)一般治疗:呼吸道隔离,卧床休息,要求病室安静、通风、温湿度适宜,保持眼、鼻、口腔、皮肤清洁。多饮水,给予易消化和营养丰富的饮食,保持水、电解质及酸碱平衡,必要时静脉补液。注意补充维生素,尤其是维生素 A 和维生素 D。

(2)对症治疗:①高热可酌情使用小剂量退热药或温水擦浴,避免急骤降温致虚脱;②咳嗽可用祛痰止咳药或雾化吸入;③烦躁可适当应用镇静药。

(3)中药治疗:前驱期以辛凉透表为主,出疹期以清热解毒透疹为主,恢复期则以养阴清余热、调理脾胃为主。

【处方】

1. 西医处方

处方 1:麻疹合并肺炎用。

青霉素 20 万～30 万 U/(kg·d),分 3 次肌内注射(青霉素皮试阴性)。

处方 2:麻疹合并重症肺炎用。

青霉素 20 万 U/(kg·d),分 2 次静脉注射(青霉素皮试阴性)。

生理盐水　　100ml	
头孢噻肟　　50～100mg/(kg·d)	静脉滴注,每日 2 次

或头孢曲松或头孢他啶剂量、用法与头孢噻肟相同。

处方 3:合并喉炎,在应用抗菌药物(同"处方 2")同时,加用雾化吸入,呼吸道梗阻者加用地塞米松,喉梗阻严重者及早考虑气管切开。

5%葡萄糖注射液	50ml	静脉滴注,
地塞米松	0.25mg/(kg·d)	每日1次
生理盐水	2ml	气泵雾化吸入,
布地奈德混悬液(普米克令舒)	1mg	每日1～2次

处方4:维生素A。

1—6月龄	5万U	
7—12月龄	10万U	口服,每日1次,用2d
>1岁儿童	20万U	

维生素A的缺乏常与麻疹的并发症相关,严重的麻疹患儿血清维生素A水平往往较低。如果患儿有维生素A缺乏的临床症状,可在4～6周给予第3剂。

处方5:免疫球蛋白400mg/(kg·d),静脉滴注,每日3次,用3～5d。

2. 中医处方

处方1:升麻、葛根各9g,枳壳、防风、荆芥、牛蒡子、竹叶各6g,薄荷(后下)、桔梗各5g,连翘、前胡、杏仁各10g,木通、甘草各3g。

此方为宣毒发表汤(《痘疹仁端录》)。功效辛凉透表。主治麻疹初起。本方用于麻疹初起。疹毒内陷而见气急而粗,甚或喘息抬肩、鼻翼翕动者,不宜用本方。

处方2:西河柳15g,干葛、牛蒡子各4.5g,蝉蜕、薄荷、知母、甘草、淡竹叶各3g,玄参6g,麦冬9g。

此方为竹叶柳蒡汤(《先醒斋医学广笔记》)。功效透疹解表,清热生津。主治麻疹出疹期。本方用于出疹期,症见透发不出,咳嗽,咽喉肿痛,唇干口渴,苔薄黄而干,脉浮数者;本方清热之功较强,若热势不盛,以用银翘散加蝉蜕、大青叶为宜。因方有知母、玄参、麦冬等甘寒滋腻之品,过早用之恐有邪毒内遏之弊,故麻疹热不甚、阴津未伤者,不宜使用此方。

处方 3：沙参、麦冬各 9g，玉竹 6g，生甘草 3g，冬桑叶、生扁豆、天花粉各 4.5g。

此方为沙参麦冬汤（《温病条辨》）。功效清养肺胃，生津润燥。主治麻疹的恢复期气阴两伤者。本方用于本病后期阴液已伤者。对余热未清者不宜使用。

处方 4：炙麻黄、杏仁各 9g，甘草 6g，生石膏（先煎）18g。

此方为麻杏石甘汤（《伤寒论》）。功效辛凉疏表，清肺平喘。主治麻疹兼肺热咳喘证。身热不解，咳逆气急，甚则鼻翕，口渴，有汗或无汗，舌苔薄白或黄，脉浮而数。本方适宜麻疹兼肺热咳喘者，不适宜风寒袭肺、寒痰壅肺证。

3. 康复处方

（1）患麻疹时，患儿应在家中疗养，减少活动，疹退后，待咳嗽停止才能下床活动。

（2）患麻疹时，室温不宜过高，避免忽凉忽热，保持空气新鲜。

（3）给予半流质饮食，多饮温开水加热汤，既可促进血液循环使皮疹易于发透，又有利于祛除体内毒素。

（4）保持眼、鼻、口腔清洁，眼部炎症时常用生理盐水清洗双眼，再滴入抗生素眼液或眼膏，及时清除鼻痂，每日用生理盐水漱口 2 次。

（5）麻疹初期不宜用抗生素作为预防并发症的措施，发热时，不能用冷毛巾湿敷，应用温热的毛巾敷于额部。

（6）减轻社交孤立：由于严格的隔离措施，使患儿常感孤立，应增加与其沟通交流的机会，使其保持与外界的一定联系，并为其提供适宜的游戏活动。

【注意事项】

（1）少数婴儿接种过麻疹疫苗可患轻型麻疹，潜伏期短，预后良好，对症处理即可。

（2）麻疹病愈合后数月内机体免疫力下降，PPD 试验可由阳转阴，极易感染结核病，故要加强保护，增加营养，尽量少去公共场所。麻疹出疹期退热药使用过量,可致体温骤降、皮疹内陷,是危险征象。

(三)风疹

风疹是由风疹病毒引起的急性呼吸道传染病,临床上以前驱期短、低热、斑丘疹和耳后、枕部淋巴结肿大为特征。以冬春季发病为多,多见于学龄前及学龄儿。有风疹接触史,孕妇于妊娠初期有风疹接触史或发病史,可导致胎儿产生先天性风疹综合征的严重后果。潜伏期 14~21d。

【诊断要点】

(1)症状:全身症状轻,可有低热或中度发热,呼吸道症状出现后 1~2d 见皮疹,多为斑丘疹,皮疹先从面颈部开始,在 24h 蔓延到全身,2~4d 消退。

(2)体征:皮疹初起呈细点状淡红色斑疹、斑丘疹或丘疹,直径 2~3mm。淋巴结肿大:耳后、枕后淋巴结肿大。先天性风疹,可有失明、先天性心脏病、聋和小头畸形等症状。

(3)病原学检查:鼻咽部分泌物培养分离风疹病毒,风疹病毒抗体检查阳性。对于先天性风疹综合征,出生后早期血清特异性风疹 IgM 抗体或风疹特异性 IgG 抗体滴度逐渐升高。

(4)血常规、生化全套、心电图、心脏彩超、脑干听觉诱发电位(BAEP)、眼底检查。

【治疗要点】

(1)一般治疗:患儿应在家休息,避免吹风,饮食一般不限制。

(2)对症治疗:高热可以物理降温或药物退热。应用抗组胺药物止痒。

(3)药物治疗:抗病毒治疗。

【处方】

处方:皮疹较密或体温较高时用。

异丙嗪 1mg/kg,口服,每日 2 次。

【注意事项】

妊娠头 3 个月感染风疹,可致胎儿严重畸形,如先天性心脏病、聋、头小畸形或白内障等,故主张对学龄期女童接种风疹疫苗以获得免疫力。孕妇如患风疹,应即终止妊娠。

(四)幼儿急疹

幼儿急疹又称婴儿玫瑰疹,是一种婴幼儿时期的急性出疹性传染病。病原为人类疱疹病毒 6 型和 7 型(HHV-6、HHV-7)。本病多见于 6~18 个月小儿,3 岁以后少见。幼儿急疹的潜伏期为 5~15d,平均 10d。

【诊断要点】

(1)临床表现:①发热期,突起高热,体温 39~40℃,持续 3~5d,可伴有惊厥。全身症状和体征轻微,可见咽部轻微充血、头颈部浅表淋巴结轻度肿大或轻微腹泻。②出疹期,发热 3~5d 体温骤退,同时出现皮疹。皮疹呈红色斑疹或斑丘疹,很少融合。主要见于躯干、颈部、上肢。皮疹于 1~3d 消退,无色素沉着和脱皮。

(2)幼儿急疹在发热期诊断比较困难,一旦高热骤退同时出现皮疹,就很容易建立诊断。非典型病例可借助病原学诊断:在发病 3d 内取外周血淋巴细胞或唾液分离 HHV-6 或检测病毒抗原与基因及血清 HHV-6 特异性 IgM。

(3)外周血常规大多表现为白细胞总数下降,淋巴细胞相对增高。

【治疗要点】

(1)无特殊治疗,主要是对症治疗。

(2)高热时退热、伴有惊厥者镇静止痉,给予充足的水分和营养。

【处方】

1. 西医处方

预后良好,无须特殊治疗。必要时防治并发症。

2. 中医处方

处方1:金银花、连翘各10g,桔梗、薄荷(后下)、牛蒡子各6g,竹叶、荆芥穗各4g,生甘草5g。

此方为银翘散,功效辛凉透表,清热解毒。主治风热表证。用于幼儿急疹初起,症见发热,微恶风寒,无汗或有汗不畅,头痛口渴,咳嗽咽痛者。

处方2:金银花、连翘、玄参各9g,桔梗、薄荷、牛蒡子、牡丹皮各6g,大青叶15g,生甘草5g,生地黄12g。

此方为清热凉血汤(经验方)。功效清热解毒,凉血滋阴。用于幼儿急疹热毒炽盛者,症见急性起病,突然高热,面目红赤,咽痛咳嗽,口干欲饮,大便秘结或腹泻等。

3. 康复处方

(1)卧床休息,注意避风寒,防感冒。

(2)加强水分及营养供给,饮食宜清淡、易消化。

(3)隔离患儿,至出疹后5d。

(4)在婴幼儿集体场所,如发现可疑患儿,应隔离观察7～10d。

(五)水痘

水痘是由水痘-带状疱疹病毒(VZV)引起的小儿常见的急性出疹性疾病,传染性极强,临床特征为皮肤和黏膜相继出现并同时存在斑疹、丘疹、疱疹及结痂,全身症状轻微。儿童多见,患儿感染后可获得持久免疫,但以后可以发生带状疱疹。冬、春季节多发。典型水痘的潜伏期为10～21d,一般14d左右。出疹前可有低热、厌食等。

【诊断要点】

(1)症状:起病急,前驱期可出现发热、不适、食欲减退、头痛、轻微腹痛。在发病24h内出现皮疹,皮损呈向心性分布,以躯干为多,颜面、头部次之,四肢较少,掌跖更少。皮疹可相继分批出现,呈细小的红色斑丘疹→疱疹→结痂→脱痂的演变过程,脱痂后不留皮痕。可同时存在不同时期的皮疹,是水痘的特征。黏膜亦常受侵,见于口腔、咽部、眼结膜、外阴、肛门等处。

(2)体征:颜面部、躯干及四肢可见米粒至豌豆大的圆形紧张水疱,周围明显红晕,有水疱的中央呈脐窝状;部分水疱干涸结痂,脱痂后不留瘢痕。

(3)血常规:白细胞计数正常或稍低,淋巴细胞相对增高。

(4)疱疹刮片检测:取新鲜疱疹液涂片瑞氏染色,找多核巨细胞。

(5)水痘-带状疱疹病毒抗体检测。

【治疗要点】

(1)一般治疗:对症治疗,剪指甲避免抓挠,皮疹痒难以入睡可酌用镇静药。

(2)药物治疗:一般局部应用甲紫溶液外涂皮疹处即可,局部破溃感染者外用抗生素软膏。重症患儿应用抗病毒药物。

【处方】

1. 西医处方

处方1:皮疹较多引起溃疡时选用。

依沙吖啶(雷佛奴尔)或炉甘石洗剂(皮疹破溃后忌用炉甘石洗剂)外搽患处,每日2次。

阿昔洛韦20mg/kg,口服,每日1次。

处方2:重症水痘高热、皮疹密集患儿选用。

| 5%葡萄糖注射液 | 100ml | 静脉滴注,每日 |
| 阿昔洛韦 | 10～15mg/(kg·d) | 1次,用3～5d |

处方3:免疫球蛋白400mg/(kg·d),静脉滴注,用3～5d。

处方 4：炉甘石洗剂外搽，每日数次。

处方 5：阿昔洛韦软膏涂敷，每日 3 次（白天），用 7d。

2. 中医处方

处方 1：金银花、连翘各 10g，桔梗、薄荷（后下）、牛蒡子各 6g，竹叶、荆芥穗各 4g，生甘草 5g。此方为银翘散，用于水痘初起而见风热表证者。

处方 2：生石膏（先煎）30g，黄连、黄芩、黄柏各 6g，香豉、栀子、麻黄各 9g。

此方为石膏汤《外台秘要》。功效清热泻火，发汗解表。主治表证未解，里热已炽者。本方用于水痘重症。方中清热之品皆大苦大寒，久服易伤脾胃，非火盛者不宜使用，虚人慎用。

3. 康复处方

(1)发热时，给予营养丰富、易消化的流质或半流质饮食，卧床休息至体温下降。

(2)水痘患儿隔离至皮疹痂盖变干为止，带状疱疹患儿不宜与水痘易感儿同居。

(3)患儿水痘起皮疹时，不能用手抓搔皮疹处，以免愈后留下轻度凹痕。

(4)患水痘时，为了避免继发感染，应剪短指甲，勤换内衣。

(5)瘙痒时，可涂擦含 0.25% 冷冻的炉甘石洗剂或用 2%～5% 碳酸氢钠溶液洗拭。

【注意事项】

水痘患儿禁用糖皮质激素，否则可加重病情。长期服用泼尼松的肾病综合征患儿患水痘时应将糖皮质激素减量并肌内注射 α 干扰素直至皮疹结痂为止，α 干扰素剂量 5 万 U/(kg·d)。

(六)流行性腮腺炎

流行性腮腺炎是指由腮腺炎病毒引起的急性呼吸道传染病。病毒对腺体和神经组织具有亲和力。其临床特征为唾液腺肿大，尤以腮腺肿大最常见，可并发脑膜脑炎、睾丸炎、胰腺炎和其他腺体受累。流行性腮腺炎潜伏期为 12～25d，一般 16～18d，30％～40％患者为隐性感染。

【诊断要点】

（1）临床表现：典型病例先有发热、头痛、不适等，随后诉有"耳痛"，次日腮腺逐渐肿大，以耳垂为中心呈马鞍形，有轻触痛。腮腺管口红肿有助诊断。通常一侧腮腺先肿大，数日内可累及对侧。其他唾液腺如颌下腺或舌下腺可同时肿大或单独肿大。

（2）缺乏腮腺炎或接种过疫苗者需行病原学诊断：①取急性期唾液和脑膜炎发生后 5d 内脑脊液分离病毒。②特异性 IgM 阳性提示近期感染。

（3）病毒分离：收集急性期唾液标本和脑膜脑炎发生后 5d 内脑脊液分离病毒。

（4）特异性抗体：用补体结合试验、血凝抑制试验或 ELISA 法检测双份血清，特异性 IgG≥4 倍增高可建立诊断。特异性 IgM 阳性提示近期感染。

【治疗要点】

流行性腮腺炎为自限性疾病，主要为对症治疗。急性期注意休息，补充水分和营养，给予流食和软食，避免摄入酸性饮食；高热者给以退热药或物理降温；腮腺肿痛明显者，可给予镇痛药，也可局部温敷或冷敷（因人而异）；可用中药板蓝根口服或静脉注射，或用青黛散调醋局部涂敷。发生睾丸炎时，将阴囊托起；局部冷湿敷以减轻疼痛；可用止痛药。发生胰腺炎时，应禁食；静脉输液维持水、电解质、酸碱平衡和热量的供给；使用胰酶分泌抑制药，如奥曲肽（善得定），剂量为 0.1mg，皮下注射，每天 4 次，疗程 3～7d。并发脑膜炎时做相应对症处理，包括降低颅内压、退热等。

【处方】

1. 西医处方

用于症状较重的患儿。

利巴韦林 15mg/(kg·d),分 2 次口服或肌内注射或溶于葡萄糖注射液中静脉滴注

2. 中医处方

处方 1:金银花 12g,紫花地丁、连翘、牡丹皮各 10g,黄连、犀角各 3g(现用水牛角代,30g)。

此方为银花解毒汤(《疡科心得集》)。功效清热解毒。主治热毒炽盛证。宜适用于流行性腮腺炎表热未解而热毒壅结者。

处方 2:黄芩、黄连各 15g,橘红、玄参、生甘草、柴胡、桔梗各 6g,人参、连翘、板蓝根、马勃、牛蒡子各 3g,白僵蚕、升麻各 2g。

此方为普济消毒饮(《东垣试效方》)。功效清热解毒,疏风散邪。主治大头瘟。用于本病热毒蕴结者,症见腮部漫肿,胀痛拒按,伴憎寒发热,头面红肿焮痛,目不能开,咽喉不利,舌红苔黄,脉浮数有力。表证忌用。

处方 3:柴胡、生姜各 15g,黄芩、芍药、法半夏、枳实各 9g,大黄 6g,大枣 4 枚。

此方为大柴胡汤(《金匮要略》)。功效和解少阳,内泻热结。主治少阳、阳明合病。用于本病合并急性胰腺炎者。

处方 4:龙胆草、柴胡、生甘草各 6g,栀子、黄芩、木通、车前子、生地黄各 9g,泽泻 12g,当归 3g。

此方为龙胆泻肝汤(《太平惠民和剂局方》)。功效清肝胆实火。主治肝胆实火证。用于本病病变过程中并发急性睾丸炎者。本剂药性苦寒,易伤脾胃,且以清泻肝胆实火为主,故不宜用于脾胃虚寒和阴虚阳亢者。

3. 康复处方

(1)注意休息,减少外出,避免传染其他人。

(2)给予营养丰富、易消化的半流食或软食,避免刺激食物及酸味饮品。

(3)并发睾丸炎者,可用止痛药,并用丁字带托起,置冷水袋以减轻疼痛。

(4)肿胀局部护理:用如意金黄散＋醋或茶水调后外敷,每日1～2次;或用鲜仙人掌捣碎取汁＋白糖涂于纱布上外敷于肿胀处,每12小时更换1次。

【注意事项】

(1)部分患儿合并睾丸炎,可用丁字带将阴囊托起,并服用泼尼松及己烯雌酚。

(2)合并脑炎者按病毒性脑炎处理,主要是注射α干扰素并用抗脑水肿药物(呋塞米、甘露醇和地塞米松)。

(3)注射流行性腮腺炎疫苗或 MMR 疫苗仅能预防流行性腮腺炎病毒感染,对其他病毒感染无效。其他病毒感染引起的腮腺炎不属于传染病。

(七)传染性单核细胞增多症

传染性单核细胞增多症(IM)是由 EB 病毒(EBV)所致的急性传染性疾病,临床以发热、咽喉痛、肝脾和淋巴结肿大、外周血中淋巴细胞增多并出现单核异样淋巴细胞等为其特征。潜伏期5～15d。起病急缓不一,多数患者有乏力、头痛、畏寒、鼻塞、恶心、食欲减退、轻度腹泻等前驱症状。

【诊断要点】

(1)临床表现:①发热,体温 38～40℃不等,无固定热型,热程大多1～2周,少数可达数月。②咽峡炎,咽部、腭扁桃体、腭垂充血肿胀,可见出血点,伴有咽痛,少数有溃疡或假膜形成。咽部肿胀严重者可出现呼吸及吞咽困难。③淋巴结肿大,大多数患者有浅表淋巴结肿大,在病程第1周就可出现。全身淋巴结均可受累,以颈部最为常见。肘部滑车上淋巴结肿大常提示有本病可能。肿大淋巴结直径很少超过 3cm,中等硬度,无明显压痛和粘连,常在热退后数周才消退。肠系膜淋巴结肿大时,可引起腹痛。④肝、脾大,肝大者占 20％～62％,大多数在 2cm 以内,可出现肝功能异常,并伴有急性肝炎的上消化道症状,部分有轻度黄疸。

约半数患者有轻度脾大,伴疼痛及压痛,偶可发生脾破裂。⑤皮疹,部分患者在病程中多出现多形性皮疹,如丘疹、斑丘疹、出血性皮疹等。多见于躯干。皮疹大多在4~6d出现,持续1周左右消退。

(2)血常规:外周血象改变是本病的重要特征。早期白细胞总数可正常或偏低,以后逐渐升高>10×10^9/L,高者可达30×10^9/L~50×10^9/L。白细胞分类早期中性粒细胞增多,以后淋巴细胞数可达0.60以上,并出现异型淋巴细胞。异型淋巴细胞超过10%或其绝对值超过1.0×10^9/L时,具有诊断意义。血小板计数常见减少。

(3)血清嗜异凝集试验:患者血清中出现IgM嗜异性抗体,能凝集绵羊或马红细胞,阳性率达80%~90%。凝集效价在1:64以上,经豚鼠吸收后仍阳性者,具有诊断价值。5岁以下小儿试验多为阴性。

(4)EBV特异性抗体检测:VCA-IgM阳性是新近EBV感染的标志,EA-IgG阳性一过性升高是近期感染或EBV复制活跃的标志,均具有诊断价值。

(5)EBV-DNA检测:采用聚合酶链反应(PCR)方法能快速、敏感、特异地检测患儿血清中含有高浓度EBV-DNA,提示存在病毒血症。

【治疗要点】

本病系自限性疾病,若无并发症,预后大多良好。临床上无特效的治疗方法,主要采取对症治疗。

(1)由于轻微的腹部创伤就有可能导致脾破裂,因此脾大的患者2~3周应避免与腹部接触的运动。

(2)抗菌药对本病无效,仅在继发细菌感染时应用。

(3)抗病毒治疗可用阿昔洛韦口服,更昔洛韦静脉注射亦可改善病情。

(4)静脉注射丙种球蛋白可使临床症状改善,缩短病程,早期给药效果更好。

(5)α-干扰素亦有一定治疗作用。

(6)重型患者短疗程应用肾上腺皮质激素可明显减轻症状。

(7)发生脾破裂时,立即输血,并做手术治疗。

【处方】

1. 西医处方

处方 1

| 生理盐水 | 100～150ml | 静脉滴注,每日 1 次, |
| 更昔洛韦 | 5～10mg/kg | 7d 为 1 个疗程 |

或 α 干扰素 5 万～10 万 U/(kg·d),肌内注射,3d 为 1 个疗程。

处方 2:重症或发病时间长者用。

丙种球蛋白 1g/(kg·d),静脉滴注,每日 1 次,用 2d。

处方 3:阿昔洛韦 5mg/(kg·d)+5%葡萄糖注射液,静脉滴注,每日 3 次,连用 7～10d。

2. 中医处方

处方 1:金银花、连翘各 10g,桔梗、薄荷(后下)、牛蒡子各 6g,竹叶、荆芥穗各 4g,生甘草 5g。此方为银翘散,用于本病初起见表证者,热者忌用。

处方 2:黄芩、黄连各 15g,橘红、玄参、生甘草、柴胡、桔梗各 6g,人参、连翘、板蓝根、马勃、牛蒡子各 3g,白僵蚕、升麻各 2g。此方为普济消毒饮,用于本病热毒炽盛者,表证忌用。

处方 3:木通、甘草各 3g,淡竹叶、滑石(先煎)、山栀、赤芍、赤茯苓各 10g,茵陈 15g。

此方为五淋散(《太平惠民和剂局方》)。功效清热活血。主治下焦湿热。适用于本病症属下焦湿热者,对脾肾不足者不宜使用。

处方 4:小茴香 1.5g,干姜、延胡索、没药、川芎、肉桂各 3g,赤芍、五灵脂(包煎)各 6g,当归、蒲黄(包煎)各 9g。

此方为少腹逐瘀汤(《医林改错》)。功效活血祛瘀,温经止痛。主治血瘀证。本方适用于本病后期血瘀者。血瘀兼有正虚者可选用补阳还五汤。

3. 康复处方

(1)患儿在急性期宜卧床休息,在发热、咽炎及全身不适等症状消失后即应起床活动。

(2)保持皮肤清洁,勤换内衣,穿宽松衣服。

(3)不管有无脾肿大,病后2个月内应避免举重物及参加对抗性的运动,以免发生脾破裂。

【注意事项】

(1)更昔洛韦直接抑制病毒复制,有较好疗效。阿昔洛韦效果不如更昔洛韦。

(2)更昔洛韦和阿昔洛韦对骨髓造血有抑制作用,治疗期间每周应查血常规 $1\sim2$ 次,白细胞计数 $<1.5\times10^9/L$,中性粒细胞计数 $<0.5\times10^9/L$ 时应暂停药观察,待白细胞计数回升后再继续治疗。

(3)用药期间每 $1\sim2$ 周查肝、肾功能各1次。

(4)个别病例合并 EB 病毒脑炎、心肌炎或血小板减少性紫癜者应予泼尼松口服。极少数病例可发生 EB 病毒相关性的嗜血细胞综合征。

(5)传染性单核细胞增多症临床上应与急性巨细胞病毒肝炎和急性淋巴细胞性白血病相鉴别。

(八)手足口病

手足口病(HFMD)是由肠道病毒引起的传染病,引发手足口病的肠道病毒有 20 多种(型),其中以柯萨奇病毒 A16 型(Cox A_{16})和肠道病毒 71 型(EV-71)最为常见,EV-71 对于中枢神经系统有极高的感染性。

【诊断要点】

(1)症状:急性起病,发热、口痛、厌食。部分病例仅表现为皮疹或疱疹性咽峡炎。重症者可并发肺炎、心肌炎或脑炎,而呈现高热、气促、缺氧、面色青灰、头痛、呕吐、抽搐、意识障碍等症状。

(2)体征:①口腔黏膜及手、足、臀部、臂部、腿部出现散在疱疹或溃疡。疱疹周围可有炎性红晕,疱内液体较少。手足部较多,掌背面均有。皮疹消退后不留痕迹。②下列指标提示可能发展为重症病例危重型。a. 持续高热:体温(腋温)$\geqslant$39℃。b. 神经系统表现:精神萎靡、呕吐、易惊、肢体抖动、无力、站立或坐立不稳等。c. 呼吸异常:呼吸增快、减慢或节律不整。d. 循环功能障碍:出冷汗、四肢发凉、皮肤花纹、心率增快、血压升高、毛细血管再充盈时间延长($>$2s)。

(3)血常规:一般白细胞计数正常,重症患者白细胞计数可明显升高($\geqslant$15×10^9/L)。

(4)生化检查:CRP 一般不升高。重症病例可出现 LDH、α-羟基丁酸脱氢酶(HBDH)、ALT、AST、CK、肌酸激酶同工酶(CK-MB)、肌钙蛋白Ⅰ升高,应激性高血糖、血乳酸可升高。

(5)病原学检查:咽拭子、气道分泌物、疱疹液、粪 $CoxA_{16}$ 或 EV-71 等肠道病毒核酸检测阳性。急性期与恢复期血清 $CoxA_{16}$ 或 EV-71 病毒抗体 4 倍以上升高。

(6)其他检查:重症病例应行胸部 X 线片、心电图、脑脊液、脑电图、磁共振等检查。EV-71 病毒性脑炎脑脊液检查为无菌性脑膜炎改变,头颅/脊髓 MRI 以脑干、脊髓灰质损害为主。

【治疗要点】

(1)一般治疗:注意隔离,避免交叉感染,适当休息,清淡饮食,做好口腔和皮肤护理及对症治疗。多在一周内痊愈。

(2)重症患者应当根据临床各期不同病理过程,采取相应措施对症治疗。

【处方】

1. 西医处方

处方1:普通病例目前尚无特效抗病毒药物和特异治疗手段。主要是对症治疗。注意隔离,避免交叉感染。适当休息,清淡饮食,做好口腔和皮肤护理。

处方2:神经系统受累的治疗。

(1)控制颅内高压:限制入量,积极给予甘露醇降颅压治疗,每次0.5～1.0g/kg,每4～8小时1次,20～30min快速静脉注射。必要时加地塞米松。

(2)酌情应用糖皮质激素治疗:甲泼尼龙1～2mg/(kg·d),氢化可的松3～5mg/(kg·d);地塞米松0.2～0.5mg/(kg·d)。酌情应用静脉注射免疫球蛋白,总量2g/kg,分2～5d给予。

对症治疗:降温、镇静、止惊。密切监护,严密观察病情变化。

2. 中医处方

处方1:金银花、连翘、竹叶、玄参、生地黄各10g,板蓝根15g,大青叶、生石膏(先煎)各10～20g,知母8～10g,蝉蜕4～6g,滑石(先煎)6～10g,白茅根10～30g。

此方为银花石膏汤,功效清热、利湿、凉血、解毒。舌苔白厚腻加川厚朴、佩兰;大便干燥加瓜蒌、大黄;发热、流涕加荆芥、薄荷。

处方2:银花藤、板蓝根、蒲公英各12g,连翘、紫草、重楼各9g,竹叶、牛蒡子、薄荷、桔梗各8g,赤芍10g。

此方为银翘解毒汤,功效清热解毒、凉血透营。溲黄便结,舌尖红赤加栀子、黄芩、灯心草;皮疹瘙痒难忍加蝉蜕、地肤子;口渴加石斛、花粉、生石膏;腹胀纳呆,苔厚加川朴、焦三仙、佩兰;低热不退,夜寐欠佳加胡黄连、豆豉。

3. 康复处方

(1)给予营养丰富、清淡、无刺激性的饮食。患儿拒食时与医生联系,必要时静脉营养支持。

(2)在医生的指导下使用漱口液清洁口腔。

(3)安慰和体贴患儿,尽可能满足其生理和心理需求。

(九)病毒性肝炎

病毒性肝炎是由多种嗜肝病毒引起的以肝炎症和肝细胞坏死病变为主的一种传染病。

【诊断要点】

(1)症状:恶心、呕吐、食欲缺乏、厌油、腹部不适,部分患者有畏寒、发热、乏力。可出现巩膜、皮肤黄染,严重病例可出现精神神经症状,进展至肝昏迷(称肝性脑病)。胆汁淤滞可有皮肤瘙痒、大便色浅。

(2)体征:巩膜、皮肤黄染。肝大,有压痛及叩击痛。慢性肝炎可有蜘蛛痣或肝掌、肝大、脾大,腹水、下肢水肿、出血倾向。肝性脑病有意识障碍。

(3)血、尿常规:白细胞数一般正常或减少,淋巴细胞或单核细胞比例增高;尿常规提示尿胆原及尿胆红素阳性。

(4)生化检查:胆红素升高以直接增高为主;ALT、AST、AKP、γ-GT 升高;合并肝衰竭者清蛋白减低,凝血四项出现凝血酶原时间延长。甲胎蛋白可升高。

(5)病原学检测:肝炎病毒全套,乙肝两对半。核酸分子生物学检测:HAV RNA、HBV DNA、HCV RNA、HDV RNA、HEV RNA。

(6)影像学检查:肝胆超声、CT 或 MRI 检查。

(7)肝组织病理学检查:确定炎症、坏死和纤维化程度。

【治疗要点】

(1)一般治疗:急性肝炎及慢性肝炎活动期,需卧床休息、合理营养、保证热量、优质蛋白质、维生素供给。

(2)抗病毒治疗:急性肝炎一般不用抗病毒治疗。仅在急性丙型肝炎时,提倡早期应用干扰素防止慢性化,而慢性病毒性肝炎需要抗病毒治疗。

（3）保肝药物治疗：常用的保肝药大致可以分为解毒类、促肝细胞再生类、促进能量代谢类、利胆类、中草药及其提取物等。

（4）对症治疗：退黄疸可用利胆药物。

（5）免疫调节药：通过增强机体的免疫功能，清除病毒，促进康复。常用药物，如胸腺素 α1（日达仙）、胸腺素、免疫核糖核酸等。

【处方】

1. 西医处方

处方 1：抗病毒药物。

（1）α-干扰素（IFN-α）（3～6）×10^6 U/m^2（最大≤5×10^6 U/m^2），皮下注射，隔日 1 次（每周 3 次）。

（2）聚乙二醇干扰素（PEG-IFN-α）PEG-IFN-α-2a 180μg/1.73m^2，皮下注射，每周 1 次。

PEG-IFN-α-2b 1.0～1.5μg/kg，皮下注射，每周 1 次。

（3）利巴韦林 10～15mg/（kg·d），分 2～3 次口服。

干扰素联合利巴韦林用于治疗 2－17 岁儿童慢性 HCV 感染。应用干扰素、利巴韦林治疗者，应每月监测血常规、肝功能。

（4）阿德福韦酯 10mg/d，口服。用于 12 岁及以上青少年。每 3 个月监测 1 次肝肾功能、HBeAg 和（或）HBV DNA。

（5）拉米夫定 3mg/（kg·d）（最大剂量≤100mg/d），口服，每日 1 次。用于 3 岁以上慢性乙型肝炎。

（6）膦甲酸钠 成人 40mg/kg，每 8～12 小时 1 次，溶于 5% 葡萄糖注射液中，输液泵恒速静脉滴注时间≥1h，滴速≤1mg/（kg·min）。

处方 2：保肝利胆药物。

（1）葡醛内酯

≤5 岁	50mg	
>5 岁	100mg	口服，每日 3 次

或静脉滴注、肌内注射,0.1~0.2g,每日 1~2 次。

(2)复方甘草酸苷 1~2ml(2~4mg)/(kg・d)口服,或+5%
葡萄糖注射液,静脉滴注。

(3)还原型谷胱甘肽

1—4 岁	0.3g/d	
5—10 岁	0.6g/d	口服,或+5%葡萄糖注射液静脉滴注
≥11 岁	0.9g/d	

(4)促肝细胞生长素

1—4 岁	30μg/d	
≥5 岁	60μg/d	静脉滴注

(5)维生素 C 0.5~1g/d,静脉滴注或口服。

处方 3:退黄药。

(1)茵栀黄口服液 10~20ml/d,分 2~3 次口服。

(2)门冬氨酸钾镁　　　　每次每岁 1ml

　　5%(或 10%)葡萄糖　　　　　　　静脉滴注

　　注射液　　　　100~200ml

(3)熊去氧胆酸 10~20mg/(kg・d),分 2~3 次口服。

2. 中医处方

处方 1:茵陈 18g,栀子 12g,生大黄(后下)6g。

此方为茵陈蒿汤《(伤寒论)》。功效清热利湿退黄。主治湿
热黄疸。用于本病而见湿热证者。

处方 2:茵陈 15g,制附子(先煎)10g,干姜 9g,甘草 6g。

此方为四逆汤(《伤寒微旨论》)。功效温里助阳,利湿退黄。
主治阴黄。用于黄疸而见寒湿证者。本方乃治疗阳衰阴盛之剂,
如为湿热黄疸,当禁用。

处方 3:桃仁、大黄各 12g,桂枝、甘草、芒硝各 6g。

此方为桃仁承气汤(《伤寒论》)。功效破血下瘀。主治淤血
黄疸。用于胆汁淤积型黄疸。对湿热壅结之阳黄证或寒湿凝滞
之阴黄证,本方禁用。

处方4:茵陈12g,茯苓、猪苓、白术各9g,泽泻15g,桂枝6g。

此方为茵陈五苓散(《金匮要略》)。功效利湿退黄。主治湿热黄疸。本方适宜湿热黄疸,湿多热少者。阴黄忌用。

3.康复处方

(1)慢性肝炎都应严格卧床休息至肝功能正常后1个月,肝功能正常后,继续适当休息1个月,学龄前儿童半年内不宜参加剧烈体育活动或劳动。

(2)高糖、高蛋白质、高维生素的清淡饮食,重症期根据情况限制钠、蛋白质、粗纤维的食物和水分摄入。

(3)观察患儿饮食、呕吐、腹胀、黄疸、排便、出血、发热、水肿、意识等情况。

(4)病毒性肝炎隔离期自发病之日起3周;乙型肝炎患儿的个人用具、食具应与健康人分开,并不宜入托幼儿园。

(5)实行一人一巾一杯制,养成饭前、便后用流水洗手和肥皂洗手的习惯。

(6)患儿的餐具、玩具、排泄物、分泌物应进行彻底消毒,用含氯制剂浸泡0.5~1h。

(7)服用护肝药物,如多种B族维生素、维生素C、葡醛内酯(肝泰乐)等。

(8)密切接触者应做好医学观察及个人防护,可注射丙种球蛋白或甲型肝炎疫苗预防甲型肝炎,注射乙型肝炎免疫球蛋白或乙型肝炎疫苗预防乙型肝炎。

(9)门诊复查,在医师指导下用药。

【注意事项】

(1)所谓"保肝药"包括多种维生素、葡醛内酯、辅酶Q_{10}和肌苷等。

(2)流行期甲型肝炎接触者可及时肌内注射丙种球蛋白2ml(幼儿)或4ml(儿童),有保护作用。

(3)"大三阳"乙型肝炎母亲的新生儿,出生后应立即肌内注射乙肝免疫球蛋白（HBIG）（每次 100U，每周 1 次，共 2 次）及乙肝疫苗（出生后 1 个月、3 个月、6 个月各 1 次，共 3 次，每次 10～30μg），其对 HBV 感染的保护率可达 91%～97%。单纯 HBsAg 阳性母亲的新生儿，单独注射三针乙肝疫苗即可获得良好保护，重组酵母疫苗每次剂量为 10μg，血源疫苗为 30μg。

（4）对慢性活动性肝炎的保肝、抗炎、防止肝纤维化的药物尚有甘草甜素（强力新）、猪苓多糖、联苯双酯、齐墩果酸和促肝细胞生长素（PHGF）等，根据病情可酌情采用。

（5）用拉米夫定治疗后病情反复、病毒发生 YMDD 变异者可换药治疗：阿的福韦或恩替卡韦。

（6）儿童应按免疫计划接种。

（十）流行性乙型脑炎

流行性乙型脑炎简称乙脑，又称日本脑炎，是指由乙脑病毒引起的急性中枢神经系统传染病。重症病死率高，常遗留神经系统后遗症。流行性乙型脑炎的潜伏期为 4～21d，大多为 10～14d。

【诊断要点】

（1）症状：高热、头痛、恶心和呕吐、食欲减退、易激惹、呆滞、意识障碍、惊厥等。

（2）体征：意识障碍、呼吸节律不规则，颅内高压表现、病理征及脑膜刺激征阳性。

（3）血常规：初期血常规白细胞与中性粒细胞升高，后期恢复正常，嗜酸粒细胞减少。

（4）脑脊液检查：外观无色透明或微混，压力增高，白细胞计数升高，病初中性粒细胞为主，以后以淋巴细胞为主。生化提示蛋白轻度升高，糖正常或略高，氯化物正常。

（5）病原学检查：血清乙脑病毒抗体 IgM、IgG 检测；乙脑病毒核酸检测阳性。

(6)头颅 CT 或颅脑 MRI、脑电图检查:异常。

【治疗要点】

主要是对症治疗,做好高热、惊厥及呼吸衰竭"三关"的抢救。

(1)降温:以物理降温为主,药物降温为辅,高热惊厥者可连续 3～5d 应用亚冬眠疗法,使肛温降至 38℃。

(2)抗惊厥:20％甘露醇在 20～30min 内静脉滴入,同时应用地西泮等镇静药止惊。

(3)防治中枢性呼吸衰竭:给予洛贝林等呼吸兴奋药及东莨菪碱等血管扩张药改善微循环。

【处方】

1. 西医处方

处方 1:控制高热。

对乙酰氨基酚 5～10mg/kg,口服,每 4～6 小时 1 次,必要时。

氯丙嗪	各 1～1.5mg/kg,静脉注射(慢),
异丙嗪	每 6 小时 1 次,必要时

处方 2:控制惊厥,下列两药同时用。

苯巴比妥钠 10mg/kg,静脉注射(慢),每 8 小时 1 次,必要时。

地西泮 0.2～0.5mg/kg,静脉注射(慢),每 6 小时 1 次,必要时。

处方 3:抗病毒。

α 干扰素	幼儿:100 万 U	肌内注射,每日 1 次
	儿童:200 万 U	

或精制干扰素加入 10％葡萄糖注射液 100～250ml,静脉滴注,每日 1 次。

5％葡萄糖注射液	100～250ml	静脉滴注,
利巴韦林	15mg/(kg·d)	每日 1 次

处方 4:抗脑水肿,纠正呼吸衰竭。

呋塞米 1mg/kg,静脉注射或肌内注射,每 6～8 小时 1 次。

20％甘露醇	3～5ml/kg	快速静脉滴注,
地塞米松	0.5～1mg/(kg·d)	每 4～6 小时 1 次

10％果糖甘油 10ml/kg,静脉滴注,每 12 小时 1 次(与甘露醇交替用)。

10％白蛋白 5～10ml/(kg·d),静脉滴注。

处方 5:兴奋呼吸、抗脑水肿、抗休克。

纳洛酮 0.02～0.04mg/kg,静脉注射,每 4 小时 1 次。

东莨菪碱 0.01～0.03mg/kg,静脉注射,每 4 小时 1 次。

处方 6:营养脑细胞。

5％葡萄糖注射液	50～100ml	静脉滴注,每日 1 次,
脑活素	5～10ml	10d 为 1 个疗程

5％葡萄糖注射液	50～100ml	静脉滴注,每日 1 次,
胞磷胆碱	幼儿:0.25g	10d 为 1 个疗程
	儿童:0.5g	

2. 中医处方

处方 1:石膏(先煎)50g,知母 18g,粳米 6g,桂枝 5～9g。

此方为白虎加桂枝汤(《金匮要略》)。功效清热通络,调和营卫。主治卫气同病。用于本病热初传里者。表证忌用。

处方 2:石膏(先煎)24g,生地黄 15g,水牛角、栀子、连翘各6g,川连、桔梗、甘草各 3g,知母、赤芍各 12g,玄参、竹叶、牡丹皮、黄芩各 9g。

此方为清瘟败毒饮(《疫疹一得》)。功效清热凉血,泻火解毒。主治温热疫毒,气血两燔证。本方适用于邪在气营,正气末伤者。阴虚者慎用。

处方 3:水牛角(先煎)30g,生地黄、玄参、麦冬、连翘各 10g,竹叶心、黄连各 3g,丹参 6g,金银花 9g。

此方为清营汤(《温病条辨》)。功效清营解毒,透热养阴。本方适于本病热初入营分证,对气血两燔者不宜使用。

处方 4:青蒿、知母各 6g,炮鳖甲(先煎)15g,生地黄 12g,牡丹皮 9g。

此方为青蒿鳖甲汤(《温病条辨》)。功效养阴清热。主治温病后期(恢复期),邪伏阴分证。用于本病后期阴虚火旺者。实证忌用。

处方 5:黄芪 50g,归尾 6g,赤芍、川芎、桃仁、红花各 3g。

此方为补阳还五汤(《医林改错》)。功效补气,活血,通络。主治气虚血瘀。用于本病后期(后遗症期)气虚血瘀,经脉瘀阻者。使用本方需久服缓治。阴虚血热者忌服。

3. 康复处方

(1)能进食者,给予以碳水化合物(糖类)为主的清淡流质饮食,保持呼吸道通畅。昏迷时给予鼻饲饮食,频繁惊厥、呼吸衰竭时不宜鼻饲。

(2)惊厥时,将患儿头部侧向一边,配合吸痰、吸氧,保持呼吸道通畅。

(3)恢复期时配合针剂疗法、按摩及轻度的被动功能锻炼。①吞咽的锻炼:摸索患儿张口、闭口、咀嚼、吞咽等规律,采用流质饮食,一口一口地喂入,逐步过渡到半流质饮食,坚持锻炼患儿的吞咽功能,不可依赖鼻饲。②肢体功能的锻炼:根据患儿肢体强直的情况,按摩的力量从轻开始,逐渐增强,被动锻炼时用力不可过猛。③智力与语言的锻炼:反复启发诱导,从患儿所熟悉的人或物,简单的发音或词汇开始,锻炼其记忆力及说话能力,并恢复智力。

【注意事项】

(1)抢救乙脑患儿须把"三关",即降温、止惊和抗脑水肿。要勤吸痰,防止窒息,必要时应做气管切开,上呼吸机。

(2)体温过高可实施亚冬眠疗法 48~96h,但要注意氯丙嗪有一定的呼吸抑制作用。

（十一）狂犬病

狂犬病又称恐水病，是指由狂犬病毒侵犯中枢神经系统引起的急性传染病。潜伏期可短至 8d，也可长达数年或更长，一般为1～2 个月。

【诊断要点】

（1）病史：有被病犬、猫或狼咬伤史。

（2）临床表现：①前驱期（2～10d），常有发热、乏力、头痛、恶心及呕吐等，咬伤局部麻木、发痒、刺痛及感觉异常。②兴奋期（1～3d），患者处于紧张兴奋状态，烦躁不安、恐惧、有濒死感、怕水、怕光、怕声的"三怕"症状。遇到刺激即出现角弓反张、全身痉挛。呼吸肌痉挛时，呼吸困难、缺氧和发绀。同时可有大汗、流涎、瞳孔散大，对光反射迟钝、心率加快等自主神经功能亢进症状。大多神志清楚，部分有精神失常。③麻痹期（6～18h），全身痉挛停止、渐趋安静，各种反射减弱或消失，四肢呈弛缓性瘫痪。此期可因呼吸、循环衰竭而死亡。④整个病程 3～5d。不典型病例以进行性外周神经麻痹为主，伴高热、尿失禁、肢体瘫痪，但意识清楚，病程可延长在 10d 以上。

（3）血象：白细胞总数增高，中性粒细胞达 80％以上。

（4）脑脊液：呈无菌性脑膜炎样改变。

（5）病原学检查：①荧光抗体染色、酶联免疫吸附试验均可从角膜上皮的涂片中检查狂犬病病毒抗原。②于发病 1 周内可从唾液、尿、脑脊液、结膜、鼻分泌物中分离出病毒。

（6）患者唾液或脑组织细胞镜检，发现细胞质内嗜酸包涵体（尼基体），即可确诊。

【治疗要点】

（1）一般治疗：①隔离患儿于单间，宜避光、风、声等。患儿唾液及分泌物彻底消毒。②对症治疗静脉输液，镇静止惊，气管切开，用人工呼吸器持续给氧，可试用干扰素或聚肌胞（Poly I:C）抗病毒,但效果有限。

(2)主动免疫:被狗、猫咬伤后除彻底处理伤口外,应及早注射狂犬疫苗,我国常用 Semple 兔脑疫苗,有一定效果。细胞培养疫苗为近年所研制,免疫性能强,较安全。

(3)被动免疫:抗狂犬病马血清与疫苗联合应用,效果可能较好。另外,还有抗狂犬病免疫球蛋白可以应用。

【处方】

处方1:及时有效地冲洗、消毒伤口。

处方2:主动免疫。对暴露者在伤后 0d、3d、5d 及 10d 进行疫苗接种。

处方3:被动免疫。

| 抗狂犬病马血清(每支 | 成人:20ml | 一半肌内注射,一 |
| 10ml,含 1000U) | 儿童:40U/kg | 半伤口周围注射 |

【注意事项】

狂犬病一旦发病,几乎 100%死亡,故预防措施极为重要。大中城市和县城一般应禁止养犬。必须饲养者(如警犬、猎犬、实验用犬和极少数宠物犬)应妥善登记挂牌,定期做好预防接种。发现野犬、狂犬,应立即捕杀。

(十二)传染性非典型肺炎

传染性非典型肺炎又称严重急性呼吸综合征(SARS),2003年流行时我国称其为传染性非典型肺炎,起病急、传播快、病死率高。本病由冠状病毒 SARSCOV 的一种变异体引起,人与人之间主要通过呼吸道飞沫传播,果子狸等野生动物为病毒保存宿主。

【诊断要点】

(1)典型 SARS:潜伏期 2～10d(平均 4～5d),起病急。所有患者均有发热,体温一般高于 38℃,持续 4～6d(可长至 10 余日),畏寒、头痛、肌痛、咽痛、咳嗽、乏力等症状明显(类似流感),偶有咳血丝痰,儿童可有腹泻等消化系统症状。经过合理治疗,起病 2

周后体温逐步降至正常,症状减轻而痊愈,X线胸片在4周后病灶全部消失。

(2)重症SARS:高热持续,呼吸困难持续加重,出现发绀,血氧饱和度下降<93%,氧合指数<300mmHg,出现休克、ARDS或多器官功能障碍综合征(MODS),X线胸片双侧病变,进展迅速,48h内进展>50%,可有双肺多叶病变及叶间积液,病死率高,死亡原因为MSOF。

(3)儿童SARS患者与成人比较,症状较轻,发病年龄3个月至17岁,高热、干咳为主,X线胸片为肺炎表现。进展快,浸润阴影迅速扩散到双侧,平均发热7d,住院10~14d。胸片阴影消散在15~18d,传染性较弱,少重症病例,预后较好。

(4)临床诊断为主,依据与患者密切接触史,高热起病,流感样症状,胸片双侧病变,游走性、变化快,用抗生素治疗无效即可诊断为SARS。确定诊断需做冠状病毒分离,SARS病毒抗体IgM和IgG检测敏感性和特异性均较高,但在病后11d才出现阳性,对早期诊断无帮助,主要用于回顾性诊断和流行病学调查。

【治疗要点】

(1)一般处理:卧床休息,隔离治疗,注意保暖,给予易消化饮食和充足水分,多种维生素。避免剧烈咳嗽,咳剧者给予镇咳药,咳痰者给予祛痰药。高热、食欲差的应静脉输1/3~1/4张液,每日量为50~80ml/kg,有消化道症状的酌情多补。视病情每3天复查胸片,做肝、肾功能检查等。SARS易合并细菌或支原体感染,对患儿应及时使用抗生素。呼吸困难、气促的应用氧疗,及时测SaO_2和做血气分析。必要时上呼吸机。

(2)药物治疗:主要为抗病毒治疗,糖皮质激素可减轻临床症状,缩小肺部浸润灶,可考虑中、小剂量短期应用数日。

【处方】

1. 西医处方

处方1:SARS普通型、重型选用。

| 5％葡萄糖注射液 | 20ml/kg | 静脉滴注, |
| 利巴韦林 | 10mg/kg | 每 12 小时 1 次 |

处方 2:SARS 普通型、重型选用。

α 干扰素 5 万 U/(kg·d),肌内注射,连用 7～14d。

处方 3:重症可试用丙种球蛋白。

丙种球蛋白 1g/(kg·d),静脉滴注,每日 1 次,用 2d。

处方 4:使用激素指征,①有严重中毒症状;②48h 内肺部阴影进展超过 50％;③有急性肺损伤或出现 ARDS。

| 5％葡萄糖注射液 | 100～200ml | 静脉滴注,每日 1 次, |
| 甲泼尼龙 | 5～10mg/kg | 用 5～7d |

处方 5:SARS 各型均用。

干扰素 α-2b 鼻腔喷雾,每日 2～4 小时 1 次(浓度 10 万 U/ml)。

处方 6:SARS 普通型、重型选用。

| 5％葡萄糖注射液 | 15ml/kg | 静脉滴注,每日 1 次, |
| 阿奇霉素 | 15mg/kg | 用 5～7d |

| 5％葡萄糖注射液 | 100ml | 静脉滴注,每日 1 |
| 头孢曲松 | 50～80mg/kg | 次,用 5～7d |

2. 中医处方

处方 1:黄芩、柴胡各 10g,白豆蔻 6g,杏仁 9g,金银花、生薏苡仁、连翘、沙参、芦根、青蒿各 15g。

功效清肺解毒,化湿透邪。主治疫毒犯肺证。适用于 SARS 早期。

处方 2:石膏(先煎)45g,炙麻黄 6g,金银花 20g,生薏苡仁 15g,浙贝母、太子参、生甘草、知母、炒杏仁各 10g。

功效清热解毒,宣肺化湿。主治疫毒壅肺证。适用于 SARS 早期、进展期。

处方 3:葶苈子、桑白皮、丹参、西洋参各 15g,黄芩、郁金、全瓜蒌、蚕沙各 10g(包)、草薢 12g,败酱草 30g。

功效清热泻肺,祛瘀化浊,佐以扶正。主治肺闭喘憋证。适用于进展期及重症 SARS。加减:气短、疲乏、喘重者加山茱萸;脘腹胀满、纳呆者加厚朴、麦芽;口唇发绀者加三七、益母草。

处方 4:红参(另煎兑服)、制附子(先煎)、郁金各 10g,山茱萸 30g,麦冬 15g,三七 6g。

功效益气敛阴,回阳固脱,化浊开闭。主治内闭外脱证。适用于重症 SARS。加减:神昏者上方送服安宫牛黄丸;冷汗淋漓者加煅龙牡;肢冷者加桂枝、干姜;喉间痰鸣者加用猴枣散。

处方 5:党参、沙参、麦冬、生地黄、紫菀、麦芽各 15g,赤芍 12g,浙贝母 10g。

功效益气养阴,化痰通络。主治气阴亏虚,痰瘀阻络证。适用于 SARS 恢复期。

3. 康复处方

(1)卧床休息,隔离治疗,注意保暖,给予易消化饮食和充足水分,多种维生素。

(2)易感儿童可口服利巴韦林颗粒,干扰素滴鼻。

【注意事项】

(1)家中若有 SARS 患者,儿童需医学观察 14d,居室用 0.5%过氧乙酸空气消毒(或紫外线照射),家具、地板用 0.2%过氧乙酸或 84 消毒液擦拭。

(2)病愈出院患儿,应注意休息营养(4 周左右),防止继发细菌感染,体力完全恢复后才能上学。

(十三)细菌性痢疾

细菌性痢疾,简称菌痢,是由志贺菌属引起的肠道传染病。临床特征有发热、腹痛、腹泻、黏冻脓血便、里急后重;重者有惊厥和休克,可导致死亡。依病程可分为急性、慢性两期。儿童期的凶险发作称中毒型菌痢。

【诊断要点】

(1)症状:发热、腹痛、腹泻、里急后重、黏液脓血便,每日数十次,量少。中毒性菌痢起病急骤、突然高热、反复惊厥、嗜睡、昏迷、迅速发生循环衰竭和呼吸衰竭,而肠道症状轻或无,病情凶险。

(2)体征:精神萎靡,中毒型菌痢有意识障碍;失水通常不显著;腹部触诊不适或轻压痛。

(3)粪常规:镜下见成堆脓细胞,伴红细胞及少量吞噬细胞。

(4)粪培养:在应用抗生素前送检,可检出痢疾杆菌。

(5)分子生物学检测:以基因探针及 PCR 法行核酸检测。

(6)其他:血常规＋CRP、尿常规、粪痢疾杆菌抗原检测,必要时乙状结肠镜检查。

【治疗要点】

(1)一般治疗:消化道隔离至临床症状消失及粪便培养连续 2 次阴性。给予易消化、高热量、高维生素饮食。

(2)抗感染治疗:选择敏感抗菌药物治疗。对于肠道黏膜病变经久不愈者,可采用抗生素保留灌肠疗法。

(3)调节肠道菌群:可予以益生菌,以利肠道正常菌群恢复。

(4)对症治疗:高热或严重腹泻有脱水者,应静脉输液,补充电解质,纠正酸中毒,及时使用抗菌药物。用冷生理盐水灌肠降温。

【处方】

1. 西医处方

处方 1:补液,重症高热、脱水患儿用(入院第 1 天)。轻度脱水者可用口服补液盐(ORS)。

10％葡萄糖注射液	30～50ml/kg	静脉滴注
2:1含钠电解质液	30～50ml/kg	(每分 20～40 滴)

10％氯化钾 1～2ml/kg 用 10％葡萄糖注射液稀释成 0.15％～0.3％浓度,静脉滴注(排尿后补钾)。

处方 2:抗菌治疗(重症患儿用)。

| 生理盐水 | 50～100ml | 静脉滴注, |
| 头孢曲松 | 50mg/kg | 每 12 小时 1 次 |

或

| 生理盐水 | 100ml | 静脉滴注,每日 2 次 |
| 头孢噻肟 | 50mg/kg | |

或

| 生理盐水 | 100ml | 静脉滴注,每日 2 次 |
| 头孢他啶 | 40mg/kg | |

处方 3:抗菌治疗(轻症患儿用)。

阿莫西林(羟氨苄青霉素)100mg/(kg·d),分 4 次口服。

或复方磺胺甲噁唑(复方新诺明,SMZco)50mg/(kg·d),分 2 次口服。

或头孢克肟 4～6mg/(kg·d),分 2 次口服。

或氨苄西林(氨苄青霉素)200mg/(kg·d),分 2 次口服。

或阿米卡星 10～15mg/(kg·d),分 2 次肌内注射(6 岁以上儿童适用)。

处方 4:肠道黏膜保护药。

(1)双八面体蒙脱石散,双八面体蒙脱石 3g＋50ml 温水中,摇均吞服用。

1 岁以下	3g/d(分 2～3 次)	口服
1—2 岁	3g	口服,每日 1～2 次
2 岁以上	3g	口服,每日 1～2 次

(2)复方谷氨酰胺每次 0.375～0.67g,口服,每日 3 次。

处方 5:调节肠道菌群。

(1)地衣芽孢杆菌制剂

| ＜5 岁 | 0.25g | 口服(首剂加倍),每日 3 次 |
| ＞5 岁 | 0.5g | |

(2)双歧三联活菌制剂散剂

```
＜1岁    一次半袋 ⎫
1—6岁   一次1袋  ⎬  口服,每日2～3次
6岁以上 一次2袋 ⎭
```

（3）布拉酵母菌

```
＜3岁    250mg ⎫  口服,每日1次
≥3岁    250mg ⎬  口服,每日2次
```

2. 中医处方

处方1:白芍20g,黄连、当归、黄芩各9g,槟榔、木香、官桂、甘草各5g,大黄6g。

此方为芍药汤(《素问·病机气宜保命集》)。功效清热燥湿,调气和血。主治湿热痢疾。腹痛,便脓血,里急后重,肛门灼热。本方用于痢疾见于湿热证者。痢疾初起有表证者不宜使用本方,久痢及虚寒痢亦不宜使用,对阴虚内热者忌用。

处方2:白头翁15g,黄连6g,黄柏、秦皮各12g。

此方为白头翁汤(《伤寒论》)。功效清热解毒,凉血止痢。主治热毒痢疾。本方适用于湿热疫毒痢疾。虚寒者不宜使用。

处方3:藿香、茯苓、白术、淡半夏、大腹皮各10g,紫苏、白芷、陈皮、厚朴各5g,桔梗4g,甘草3g,生姜3片,大枣5枚。

此方为藿香正气散(《太平惠民和剂局方》)。功效清热化湿,和气理中。治风寒泄泻。本方适用于本病见有风寒袭表与寒湿困遏者。对湿热证患儿禁用。

处方4:党参、当归、白术各18g,肉豆蔻15g,肉桂6g,甘草、木香、罂粟壳各5g,诃子肉、白芍各12g。

此方为真人养脏汤(《太平惠民和剂局方》)。功效涩肠止泻,温中补虚。主治久泻久痢,脾肾虚寒证。本方适用于久痢不愈、脾肾虚寒者。对阴虚者不宜使用。对湿热疫毒痢禁用。

处方5:黄连18g,炮姜6g,当归、阿胶(烊服)各9g。

此方为驻车丸(《外台秘要》)。功效清热燥湿,养阴止痢。主治久痢赤白,休息痢,痢下伤阴。本方用于久泻久痢而见虚热之

象者。痢疾初起者忌用。服药期间忌食生冷、油腻及辛辣刺激性食物。

3. 康复处方

(1)急性期卧床休息,给予低脂流质饮食,如米汁、藕粉、脱脂奶等,分量多餐。病情好转后给半流质饮食,如米粥、面条等。大便正常后逐渐恢复正常饮食。

(2)做好皮肤护理,婴幼儿大小便后及时更换尿布,清洗臀部,保持局部清洁干燥,肛周涂以凡士林,以防糜烂。

(3)体温超过 38.5℃,采用物理降温,如温水浴、乙醇擦浴或冷盐水灌肠,并监测体温。

(4)排便时不要用力过度,年长儿坐便时间不宜过长,以免脱肛。

(5)发生休克时,取休克卧位,立即吸氧、保暖,用 45～50℃热水袋置足部。

【注意事项】

(1)高热、脓血便严重者禁用抑制肠蠕动药物,如阿托品、山莨菪碱和洛哌丁胺(易蒙停)等。

(2)第一和第二代头孢菌素对菌痢效果不佳,一般不用。硝基呋喃类药物不良反应大,儿科不用。

(3)患儿在高热、脱水或休克状态下应先尽快输液、补充电解质和水分,待脱水休克纠正、尿流畅通后,方可应用阿米卡星,以减轻此药对肾和耳的毒性作用。

(4)喹诺酮类药物对痢疾杆菌的作用是肯定的,特别对危重患者疗效肯定。但对一般菌痢患儿不作为首选,疗程不要超过 1周,孕妇和有骨关节病变患儿禁用。

(十四)猩红热

猩红热是指由 A 组 β 型溶血性链球菌引起的急性出疹性传染病。临床以发热、咽炎、杨梅舌、全身鲜红皮疹、疹退后脱皮为特征。少数患者病后 2～5 周可发生急性肾小球肾炎或风湿热。

【诊断要点】

(1)病史及临床表现:起病急,突然发热,咽峡炎,腭扁桃体上有脓性渗出物,杨梅舌。环口苍白圈。起病第 2 天出现皮疹,皮疹密集,皮肤大片潮红,第 4～5 天皮疹开始消退。第 2 周开始脱皮,呈糠屑状或片状脱皮,严重者手、足可呈手套状和袜套状脱皮。病后 2～4 周,部分患儿发生变态反应并发症,如风湿热、急性肾炎等。

(2)细菌培养:90%以上咽拭或血培养可分离出溶血性链球菌。

【治疗要点】

(1)抗菌疗法:首选青霉素,肌内注射或静脉滴注,共 7～10d。对青霉素过敏或耐药者,可用红霉素或头孢菌素类抗生素治疗。

(2)一般疗法:呼吸道隔离,卧床休息,供给充足水分和营养,防止继发感染。

【处方】

1. 西医处方

对普通型猩红热患儿可选用 1 种抗生素。

青霉素 10 万～20 万 U/(kg·d),分 3 次肌内注射(青霉素皮试阴性)。

或红霉素 50mg/(kg·d),分 3 次口服或分 2 次静脉滴注(以 5%葡萄糖注射液稀释)。

或阿奇霉素 10mg/(kg·d),静脉滴注,每日 1 次。

或头孢硫脒 50～100mg/(kg·d),分 2 次静脉滴注(以 5%葡萄糖注射液稀释)。

或头孢噻肟 100mg/(kg·d),分 2 次肌内注射或静脉滴注。

2. 中医处方

处方 1:金银花、桑叶各 9g,连翘 12g,辛夷、山栀子、黄芩、薄荷、生甘草各 3g,荆芥、桔梗各 6g,丝瓜藤 10g。

此方为银翘辛夷汤(《中医内科临床治疗学》)。功效疏风清热,解毒。主治风热证。本方清热之力较强,用于猩红热热甚者。

处方2:牛蒡子、桔梗、甘草各6g,薄荷、焦栀子、绿豆衣、牡丹皮各10g,石膏(先煎)20g,知母、川黄连、生地黄、玄参各9g,芦根25g。

此方为凉血解毒汤。功效清热解毒,凉血滋阴。主治猩红热热毒炽盛者,症见急性起病,突然高热,面目红赤,咽红肿痛,口干欲饮,大便秘结或腹泻。

3.康复处方

(1)急性期绝对卧床休息2~3周。

(2)高热时给予头部冷敷、温水擦浴或口服解热止痛药,忌用冷水或乙醇擦浴。

(3)急性期给予营养丰富的高维生素、易消化的流质或半流质饮食。

(4)用温生理盐水漱口,每天4~6次。

(5)保持皮肤清洁,勤换内衣,禁用肥皂水清洁皮肤。

(6)剪短患儿指甲,防止抓搔皮肤。脱皮不完全时,不可用手撕,以免出血引起感染。

(7)呼吸道隔离至症状消失后1周。

(8)加强病室内通风换气,保持空气新鲜。

(9)被患儿分泌物污染的物品,如餐具、玩具、书籍、衣物,可分别采用消毒液浸泡、擦拭、蒸煮或日光暴晒。

(10)密切观察有无并发症的发生,如中耳炎、颈淋巴结炎、急性肾炎、风湿热等。对婴儿必须常规进行耳道检查。注意患儿尿的变化。

【注意事项】

(1)抗生素宜及早使用,可缩短病程,减少并发症。抗生素应用疗程一般为10~14d。

(2)利福平(口服或静脉滴注)对猩红热亦有效。

(3)严重病例可选用两种抗生素联合治疗,静脉滴注为佳,可酌情使用糖皮质激素,如氢化可的松、地塞米松或甲泼尼龙。

(十五)伤寒与副伤寒

伤寒、副伤寒又称为肠热病,是指由伤寒沙门菌和甲、乙、丙副伤寒沙门菌引起的急性全身系统性传染病。伤寒和副伤寒的潜伏期为5～21d。

【诊断要点】

(1)症状:起病较急,多为弛张性高热(40～41℃),热程数日至1周余,表现为腹部不适、呕吐、腹痛、腹泻等。副伤寒的临床表现与伤寒相似,但病情更轻、病程较短;副伤寒丙可表现为轻型伤寒、急性胃肠炎或脓毒血症。

(2)体征:特殊中毒面容(神志淡漠),相对缓脉,皮肤玫瑰疹,肝脾大。

(3)血常规:白细胞数低下,也可增高,单核细胞增高,嗜酸粒细胞消失。

(4)病原学检查:血、骨髓、尿、粪便、玫瑰疹刮取物中分离到相应细菌或培养阳性,是最可靠的确诊依据。

(5)肥达反应:"O"抗体凝集效价升高和副伤寒甲、乙、丙"H"抗体分别升高,单份血清抗体效价应≥1:160或双份血清抗体效价>4倍升高。

【治疗要点】

(1)一般治疗:卧床休息,消化道隔离至粪便培养阴性。维持应用供给足够量的维生素、液体,高热时予以退热对症处理。

(2)病原治疗:针对敏感菌选择抗生素治疗。

(3)预防并发症:如肺部感染、肠出血、肠穿孔等。

【处方】

1.西医处方

处方1:抗感染治疗,重症患儿一般用以下药物中的任一种。

生理盐水　　　　　　　50～100ml
头孢曲松　　　　　　　50mg/kg　　　静脉滴注，每 12 小时 1 次

或

生理盐水　　　　　　　100ml
阿莫西林/克拉维酸钾　40mg/kg　　　静脉滴注，每日 2 次

或头孢克肟 4～6mg/(kg·d)，分 2 次口服。

或头孢噻肟 80～100mg/(kg·d)＋5％葡萄糖注射液，静脉滴注，每 8～12 小时 1 次，用 2 周。也可静脉滴注 7d，症状控制后，改服头孢克肟 10～15mg/(kg·d)，分 2 次，共 14d。

或

5％葡萄糖注射液　　　100～250ml
阿米卡星　　　　　　　4～8mg/kg　　　静脉滴注，每日 1 次

处方 2：抗感染治疗，适用于轻症患儿。

阿莫西林 100mg/(kg·d)，分 4 次口服。

或氨苄西林 200mg/(kg·d)，分 4 次静脉滴注（青霉素皮试阴性）。

或复方磺胺甲噁唑 50mg/(kg·d)，分 2 次口服。

或氯霉素 ＞2 周龄儿童 25～50mg/(kg·d)，分 2 次（最大量＜1.5g/d）＋5％葡萄糖注射液，静脉滴注，用 7～10d。

2. 中医处方

处方 1：杏仁、淡半夏、藿梗、通草、猪苓、泽泻各 6g，蔻仁、厚朴各 3g，薏苡仁 12g，茯苓 9g。

此方为藿朴夏苓汤（《医原》）。功效化湿解表。主治湿温初起，湿遏卫气。本方适用于本病初起，湿遏卫气。症见身热恶寒，肢体倦怠、胸闷口腻，舌苔薄白，脉濡缓。本方功专化湿，热盛者应加用清热之品。

处方 2：黄连 3g，制半夏、石菖蒲各 3g，淡豆豉、炒栀子各 9g，厚朴 6g，芦根 60g。

连朴饮（《霍乱论》）。功效清热化湿，理气和中。主治湿热内

阻。症见胸脘痞闷，心烦躁扰，小便短赤，舌苔黄腻，脉滑数等。适用于本病见于气分湿热者。表证者慎用。

处方3：石膏（先煎）24g，生地黄15g，水牛角、栀子、连翘各6g，川连、桔梗、甘草各3g，黄芩、玄参、竹叶、牡丹皮各9g，知母、赤芍各12g。

此方为清瘟败毒饮（《疫疹一得》）。功效清热凉血，泻火解毒。主治气血两燔证。用于本病邪入厥阴、神昏抽搐者。对湿热证者不宜。

处方4：生石膏先煎（50g），淡竹叶、人参、生甘草各6g，淡半夏9g，麦冬20g，粳米10g。

此方为竹叶石膏汤（《伤寒论》）。功效清热生津，益气和胃。主治本病后期，余热未清，气津两伤证。本方用于本病后期正虚邪恋者。对热病正盛邪实，或大热未衰，或气阴未伤者，不宜使用本方。

3. 康复处方

（1）发热期间给予高维生素、高热量、易消化的无渣流质，如米汁、菜汤、肉汤等，少用产气食物如糖及牛奶；热退后5d改用少渣饮食，如面条、米粥、豆腐。

（2）绝对卧床休息至热退后1周，恢复期无并发症者可逐渐增加活动。

（3）高热时采用头部冷敷、温水（38～40℃）擦浴等物理降温，避免药物降温，以防虚脱。

（4）便秘时用开塞露或用低压盐水灌肠，忌用泻药。

（5）腹胀时采用松节油腹部湿热敷、肛管排气，忌用新斯的明。

（6）恢复期合理安排饮食，忌过饱、忌生硬，防肠道并发症发生。

（7）患儿的食具、便具单独使用。

【注意事项】

(1)伤寒杆菌的抗药菌株日渐增多,应结合当地的药物敏感试验选药。重症患儿,第1周一般用两种抗菌药物静脉滴注,热退至正常后用1种维持,全疗程2～3周。

(2)小婴儿不宜用氯霉素和磺胺药。宜选用第三代头孢菌素(首选)或氟喹诺酮类药物(次选)。头孢曲松和头孢他啶较佳。第一和第二代头孢菌素对伤寒疗效不佳,不宜选用。硝基呋喃类药物不良反应大,儿科不用。

(十六)其他沙门菌感染

其他沙门菌属感染亦称非伤寒沙门菌感染,常见致病菌有鼠伤寒沙门菌、肠炎沙门菌和猪霍乱沙门菌等。其临床表现可分胃肠炎型、伤寒型、败血症型及局部化脓感染型等。

【诊断要点】

(1)本病经口传播,通过食物或污染水源而传播,亦可通过医务人员的手、医疗用具、尿布、玩具、奶瓶、奶嘴而发生院内感染,多例新生儿室流行与此有关。

(2)临床常见为胃肠炎型,约占75％,病菌多为鼠伤寒沙门菌,其次为猪霍乱沙门菌,常造成新生儿室流行。急起病,发热伴腹泻,大便每日数次至数十次,呈水泻带有黏液,有恶臭,个别带脓血。重者可出现脱水、酸中毒,甚至引起循环衰竭。热程3～5d或更长。伤寒型以长期发热为主。败血症型多见于婴幼儿,持续发热1～3周或更长,血培养阳性。局部化脓感染型可引起多处化脓病灶(化脓性胸膜炎、心包炎、骨髓炎、关节炎、脑膜炎或深部脓肿)。

(3)粪便培养分离出病原菌。亦可从血、脓液、骨髓和其他体液如胸腔积液、脑脊液中检得病原菌而确诊。

【治疗要点】

(1)一般治疗:应按肠道传染病隔离,严格消毒(过氧乙酸、福尔马林或戊二醛等消毒液),对新生儿、小婴儿吐泻症状重或高热拒食者,应予静脉输液,纠正水、电解质紊乱,保持酸碱平衡。加强支持疗法(丙种球蛋白、白蛋白、血浆或氨基酸)。

(2)药物治疗:选用有效抗生素进行抗感染治疗。

【处方】

处方1:新生儿和小婴儿抗感染治疗。下列第三代头孢菌素任选1种。

生理盐水	20～50ml/kg	静脉滴注,
头孢他啶	50～60mg/kg	每8小时1次

或

生理盐水	50ml	静脉滴注,
头孢曲松	50mg/kg	每12小时1次

或

生理盐水	20～50ml	静脉滴注,
头孢噻肟	50～70mg/kg	每8小时1次

处方2:一般患儿抗感染治疗。下列药物任选1种。

5%葡萄糖注射液	适量	静脉滴注,每日1次
氧氟沙星	15mg/kg	

或

5%葡萄糖注射液	适量	静脉滴注,
阿米卡星	5～7.5mg/kg	每12小时1次

或

5%葡萄糖注射液	适量	静脉滴注,
氯霉素	25～40mg/kg	每12小时1次

或氨苄西林50mg/kg,静脉注射,每6小时1次(青霉素皮试阴性)。

【注意事项】

(1)新生儿和小婴儿沙门菌感染应视为重症,必须用抗生素治疗,一般用2种,第三代头孢菌素必用。疗程:败血症2周,脑膜炎 4 周,骨髓炎 4～6 周,胃肠炎 10～14d。脓肿应切开引流。新生儿不用氯霉素和磺胺药,三代头孢菌素为首选,疗效不佳时换用亚胺培南西司他丁钠(泰能)或第四代头孢菌素(头孢吡肟)静脉滴注。

(2)学龄儿童可考虑不用抗生素。但应适当输液,纠正脱水、酸中毒。

(十七)流行性脑脊髓膜炎

流行性脑脊髓膜炎,简称流脑,是指由脑膜炎球菌引起的急性化脓性脑膜炎,为急性呼吸道传染病。临床以发热、头痛、呕吐、皮肤黏膜瘀点、瘀斑及脑膜刺激征为特点。重者可有败血症性休克和脑膜脑炎。

【诊断要点】

(1)流行季节为冬、春季,患儿主要为儿童。突起高热、头痛、呕吐,臀部和下肢皮肤出现多数瘀点和大小不一瘀斑即可初步诊断为流脑(败血症型)。

(2)血培养、脑脊液培养阳性或皮肤瘀点、瘀斑刮片找到革兰阴性双球菌即可确诊。血清免疫学检查多用于流行病学调查。

【治疗要点】

(1)抗菌治疗:首选磺胺类、青霉素治疗;严重病例及病原菌尚未明确的婴幼儿脑膜炎应及时选用抗菌谱广、抗菌活性强的第三代头孢菌素,可与氨苄西林或氯霉素联用。

(2)糖皮质激素必要时短程应用。

(3)对症治疗:扩容、降温、止惊、控制颅高压。

【处方】

1. 西医处方

处方 1:病原治疗。一般自(1)和(2)中各取 1 种抗菌药合用。

(1)5％葡萄糖注射液　　250～500ml　　　静脉滴注,
　　磺胺嘧啶(SD)　　100～200mg/(kg·d)　分 2 次

或

生理盐水　　　适量

青霉素　　　　20万～30万 ┃ 静脉注射，
　　　　　　　U/(kg·d) ┃ 分4次(青霉素皮试阴性)

(2)5％葡萄糖注射液　　250～1000ml ┃ 静脉滴注，
　　　氯霉素　　　　50～100mg/(kg·d) ┃ 分2次

或头孢噻肟150～200mg/(kg·d)，分3次静脉滴注。

或头孢曲松100mg/(kg·d)，分2次静脉滴注。

处方2:抗休克治疗。

平衡盐液或2:1等张液10～20ml/kg，快速静脉滴注。

5％葡萄糖注射液　　250～500ml ┃ 静脉滴注(根据心率、
多巴胺　　　　　　　1mg/kg ┃ 升压效果调整滴速)

血浆10～15ml/kg，静脉滴注。

山莨菪碱0.5mg/kg，静脉注射，0.5～2h重复1次。

氢化可的松5～10mg/(kg·d)，静脉滴注，每6～12小时1次，用2～3d。

或甲泼尼龙5mg/(kg·d)，静脉滴注，每6～12小时1次，用2～3d。

处方3:抗感染治疗。

(1)国内首选磺胺嘧啶(SD)。

婴儿　　100～150mg/(kg·d) ┃ 分2次口服,每日最大量6g
儿童　　75～100mg/(kg·d) ┃

同时服等量碳酸氢钠。

(2)复方磺胺甲噁唑(SMZ-TMP)50～60mg/(kg·d)，分2次口服。

(3)青霉素15万～20万 U/(kg·d)，分4次肌内注射。或加生理盐水静脉滴注。

治疗休克型时，首次用50万 U/kg，其后15万～20万 U/(kg·d)，静脉滴注。

(4)氨苄西林 100～200mg/(kg·d)[最高剂量 300mg/(kg·d),最高剂量 16g/d,分 3～4 次]＋生理盐水,静脉滴注(浓度＜30mg/ml)。

(5)头孢曲松 50～80mg/(kg·d)(最大剂量 4g/d)＋5％葡萄糖注射液,静脉滴注,每日 1 次。

(6)头孢噻肟 50～150mg/(kg·d)(分 4 次,最大剂量 12g/d)＋5％葡萄糖注射液,静脉滴注。

(7)头孢他啶,新生儿 30mg/kg＋5％葡萄糖注射液,静脉滴注,每 6 小时 1 次。儿童 30～50mg/kg(最大剂量 6g/d)＋5％葡萄糖注射液,静脉滴注,每 8 小时 1 次。

(8)氯霉素 ＞2 周龄 25～50mg/(kg·d),分 2 次＋5％葡萄糖注射液,静脉滴注。对于磺胺药、青霉素过敏或耐药者可选用氯霉素。严重病例可增至 3g/d。

(9)适用于耐药者。利福平 10mg/(kg·d)＋5％葡萄糖注射液或生理盐水,静脉滴注(超过 2～3h),每 12 小时 1 次。

处方 4:糖皮质激素。

地塞米松 0.3～0.5mg/(kg·d),静脉注射(第 1 次可在抗生素前 15min 左右),每 4～6 小时 1 次。用 2～3 次至休克控制后及时停用。用于暴发型流脑并发休克时。

2. 中医处方

处方 1:石膏(先煎)50g,知母 18g,粳米 6g,桂枝 5～9g。

此方为白虎加桂枝汤(《金匮要略》)。功效清热通络,调和营卫。主治卫气同病。用于本病热初传里者。表证忌用。

处方 2:石膏(先煎)24g,生地黄 15g,水牛角、栀子、连翘各 6g,桔梗、川连、甘草各 3g,知母、赤芍各 12g,黄芩、玄参、竹叶、牡丹皮各 9g。

此方为清瘟败毒饮(《疫疹一得》)。功效清热凉血,泻火解毒。主治温热疫毒,气血两燔证。本方适用于邪在气营,正气未伤者。阴虚者慎用。

处方 3：水牛角、石菖蒲、黄芩各 180g，生地黄、金银花各 500g，金汁、连翘各 300g，板蓝根 270g，淡豆豉 240g，玄参 210g，天花粉、紫草各 120g，上方炼蜜成丸。

此方为神犀丹(《温热经纬》)。功效清热解毒，凉血开窍。主治痰热壅盛者。用于本病邪在营血兼神昏烦躁者。正虚者忌用。频繁抽搐者，加羚羊角粉(代)冲服；神昏、谵妄或昏愦不醒者，加服安宫牛黄丸。

3. 康复处方

(1)加强保护，防止损伤。①绝对卧床休息，取侧卧位。室内空气新鲜，光线柔和，保持病室安静，减少不必要的刺激。加床栏保护，防止坠床。②密切观察生命体征、前囟及瞳孔的变化，如出现烦躁不安、呕吐、抽搐、昏迷、呼吸不规则等，提示颅内压增高，应配合医生紧急处理。③惊厥时应采取急救措施，镇静止惊，吸痰、吸氧，牙关紧闭者用开口器撑开口腔，用舌钳将舌拉出，防止舌咬伤或舌后坠而窒息。

(2)保持呼吸道通畅，防止窒息。①频繁呕吐的患儿，头需偏向一侧，防止呕吐物流入呼吸道造成窒息，必要时给予吸出。②保持呼吸道通畅，昏迷患儿要定时吸痰。

(3)保证足够营养：提供足够的入量及热量，给予富有营养、清淡、易于消化的流质或半流质饮食，少量多餐。昏迷或呕吐频繁不能进食者，应给予静脉营养，详细记录出入量。

(4)预防继发感染：加强皮肤、口腔、眼部及臀部护理。昏迷患儿要定时翻身，更换体位，防止坠积性肺炎。

【注意事项】

(1)普通型流脑应隔离治疗，给予两种抗菌药物(静脉滴注或静脉注射)，一般 1 周内痊愈，预后良好。新生儿及小婴儿不用磺胺药，用青霉素加头孢噻肟(或头孢曲松)静脉注射，疗程 1 周。

(2)暴发型败血症型流脑旧称华弗综合征，病情凶险，病死率高，须积极抢救，除上述治疗外，加用丙种球蛋白静脉滴注 1g/

(kg·d)，每日 1 次，用 2～3d。

（3）脑膜脑炎型流脑除用两种抗菌药物静脉注射外，关键在于抗脑水肿，降低颅内压。否则颅内高压可引起脑疝，导致呼吸衰竭、猝死。

（十八）霍乱

霍乱是指由霍乱弧菌引起的烈性肠道传染病，在我国属于甲类传染病。临床以无痛性泻吐、"米泔"样大便、严重脱水、肌肉痛性痉挛及周围循环衰竭等为特征。

【诊断要点】

（1）霍乱经水、食物、苍蝇及日常生活接触而传播，污染水可使许多食品受到污染。

（2）在流行区，凡有剧烈腹泻、呕吐等症状，粪便培养霍乱弧菌阳性者，即可确诊。

（3）在流行期间，与确诊患者有密切接触，并在 5d 内有腹泻症状者，可诊断为轻型患儿。

【治疗要点】

（1）一般治疗：按肠道传染病隔离，吐泻严重者应禁食，排泄物应消毒（含氯 84 消毒液或煤酚皂液）。

（2）药物治疗：快速输液扩充血容量。血压回升后继续补液纠正水、电解质紊乱及酸碱平衡失调。积极抗感染，应用抗分泌药物。

【处方】

1. 西医处方

处方 1：扩充血容量。重症霍乱患儿用，快速输液是关键。2：1等张液，即 2 份 0.9%氯化钠与 1 份 1.4%碳酸氢钠的混合液；3：2：1液，即 3 份 5%葡萄糖、2 份 0.9%氯化钠和 1 份 1.4%碳酸氢钠的混合液。2：1等张液 30～50ml/kg，静脉滴注或静脉注射。

血压回升后继续补液。

| 3:2:1液(1/2张液) | 100～200ml/kg | 快速静脉滴注 |
| 10%氯化钾 | 每1000ml液体中 加10～20ml | (30～60滴/分) |

处方2:抗感染治疗。

| 生理盐水 | 适量 | 静脉注射,每8小时 |
| 氨苄西林 | 200mg/(kg·d) | 1次(青霉素皮试阴性) |

或多西环素6mg/(kg·d),每日1次,用7d。

或四环素50mg/(kg·d),分4次口服,用7d。

或复方磺胺甲噁唑50mg/(kg·d),分2次口服,用7d。

处方3:抗分泌药物(减轻症状)。

氯丙嗪1mg/kg,肌内注射,每12小时1次。

或小檗碱(黄连素)50mg/(kg·d),分3次口服,用3d。

或神经节苷脂药用炭(GMI药用炭)0.1g(儿童),口服,每2小时1次,用3d。

2.中医处方

处方1:白芷、陈皮各5g,茯苓、法半夏、大腹皮、藿香各10g,桔梗4g,甘草3g,生姜3片,大枣5枚。

此方为藿香正气散(《太平惠民和剂局方》),功效清热化湿,和气理中。主治因风寒和寒湿引起的腹泻。用于患儿大便次数多,大便清稀,臭气不甚,腹部疼痛,肠鸣音增强,喜按喜温,恶寒,舌淡苔薄白或腻,脉浮紧。对湿热证患儿禁用。

处方2:葛根10g,黄芩6g,黄连、甘草各3g。

此方为葛根芩连汤(《伤寒论》),功效为清里解表。主治外有表热内有湿热引起的泄泻。用于患儿起病急骤,泄泻严重,大便稀薄,如水样,色黄而气味臭或有黏液,肛门红,发热烦闹,口渴喜饮,腹痛阵阵,恶心呕吐,食欲减退,小便黄少,舌红苔黄,脉滑数。对虚寒泄泻者不宜使用。

3. 康复处方

(1)严格执行肠道传染病的隔离方法隔离患者至症状消失，隔日大便培养 1 次，连续 3 次阴性。彻底消毒吐泻及污染物；医护人员严格执行消毒隔离制度。

(2)体液不足的患儿绝对卧床休息，随时评估患者的脱水体征及程度。给予低脂、流质饮食，如米汁、藕粉、脱脂奶等，分量多餐。病情好转后给予营养丰富的含钾流质饮食。大便正常后逐渐恢复正常饮食。

(3)加强皮肤护理，保持肛门及周围皮肤清洁干燥，每次排便后温水洗净臀部，防止红臀可用 5％鞣酸软膏涂于肛门及臀部皮肤上。

(4)发生休克时，取卧位，给予保暖，但避免烫伤。

【注意事项】

(1)治疗关键是及时足量补充液体，纠正失水、酸中毒和休克。补液遵循"先盐后糖、先快后慢、纠酸补钙、注意补钾"原则。第 1 天输液总量为 120～250ml/kg，其中一半应为电解质液，另一半为 5％葡萄糖注射液，可酌情应用血管活性药物多巴胺等。

(2)轻症患儿可考虑用口服补液盐(ORS)补液，前 6 小时，每小时口服 250ml，以后根据泻吐量决定口服剂量(应为泻吐量的 1.5 倍)。

(3)抗菌疗法是辅助措施，8 岁以上儿童用多西环素(强力霉素)或四环素，8 岁以下儿童用氧氟沙星或环丙沙星，不用四环素。

(4)快速输液过程有心功能不全者应注射毛花苷 C。有肌肉痉挛者应静脉滴注钙剂。

(5)四环素及喹诺酮类抗菌药儿童不宜首选应用，只有在无其他药物可选择时慎用。

(十九)钩端螺旋体病

钩端螺旋体病，简称钩体病，是指由各种不同型别的致病性钩端螺旋体引起的以全身血管炎为临床特征的急性发热性疾病。钩端螺旋体病的潜伏期 5～14d,平均 2～30d。

【诊断要点】

(1)病史:近 2 周有无疫水接触史、洪水暴发,如涉水、游泳、下稻田等。

(2)临床表现:①钩端螺旋体败血症期,起病 3d 内,起病急骤,表现为非特异性全身中毒症状,概括为"三症"(即寒热、酸痛、全身乏力),如寒战、高热、剧烈头痛、全身肌酸痛、全身极度乏力,特别是腿软。②免疫反应期,在起病后 3～14d,出现器官损伤表现。根据临床表现可分为流感伤寒型、肺出血型、黄疸出血型和脑膜炎型等类型。③后发症期,起病后 7～14d,患者热退后各种症状逐渐消退,但也有少数患者退热后经几日到 3 个月左右,再次发热,出现症状,称后发症。包括后发热、眼后发症(葡萄膜炎、虹膜睫状体炎、脉络膜炎)、神经系统后发症(反应性脑膜炎、闭塞性脑动脉炎)和胫前热。

(3)病程早期(钩端螺旋体败血症期)大多数患者有"三征",即眼红、腿痛、淋巴结大,持续性结膜充血,无分泌物;肌肉疼痛,特别是腓肠肌、腰背肌压痛,全身表浅淋巴结大,压痛,多见腹股沟、腋窝淋巴结,持续 3～4d。部分患者可有肝、脾肿大,出血倾向。约 10%的患者出现黄疸、肺出血、肾衰竭、循环衰竭。

(4)常规检查:①血常规,白细胞总数及中性粒细胞增高。②尿常规,有红细胞、白细胞、蛋白和管型。③脑脊液中蛋白及细胞数可轻度升高,糖和氯化物往往正常,类似于无菌性脑膜炎。

(5)病原学检查:①直接镜检,钩端螺旋体不易着色,必须采用黑底映光法可直接查找钩端螺旋体。在早期患者血液和脑脊液中,在病程 7～10d 或以后从尿中可分离出钩端螺旋体。②培养及动物接种:早期血液,病程 7～10d 或以后的尿液进行培养和动物接种。③钩端螺旋体核酸检测:利用聚合酶链反应和分子杂交技术早期检测钩端螺旋体 DNA。

(6)血清学检查：钩体 IgM 抗体检测，多在病程的第 2 周阳性；凝集溶解试验效价 1:400 以上为阳性；双份血清效价呈 4 倍以上增长者可确诊。

【治疗要点】

(1)一般处理：早期卧床休息，保持水、电解质平衡，用小剂量退热药控制过高热，排泄物应消毒。抗菌治疗越早越好。

(2)药物治疗：抗感染治疗。合并肺出血应给予止血药。

【处方】

1. 西医处方

处方 1：用于普通患儿。

青霉素 10 万 U/(kg·d)，分 2～3 次静脉注射或肌内注射用 5～7d(青霉素皮试阴性)。

5％葡萄糖注射液	250ml	静脉滴注,每日 1 次,
氢化可的松	5～10mg/kg	用 2d

或

5％葡萄糖注射液	250ml	静脉滴注,每日 1 次
甲泼尼龙	5～10mg/kg	

处方 2：用于有肺出血患儿。

5％葡萄糖注射液	250ml	静脉滴注,每日 1～
垂体后叶注射液	0.06～0.12U/kg	2 次,必要时

或巴曲酶 1kU，静脉注射，每日 1～2 次，必要时，可连用 2～3d。

2. 中医处方

处方 1：银翘散合新加香薷饮，金银花、连翘、薄荷(后下)、桔梗、竹叶、芦根、牛蒡子各 10g，淡豆豉、荆芥穗、甘草各 5g，香薷、藿香、佩兰、六一散各 10g。

此方消暑解表，分利湿热。主治暑热郁表。用于患儿恶寒发热，头痛身痛，尤以小腿为甚，咽痛，目赤，苔薄黄腻，脉浮数。身热汗出，心烦口渴，加黄芩 5g，知母 10g；纳呆腹胀加白蔻仁(后下）、焦山楂、木香各 10g。

处方 2：藿朴夏苓汤合三仁汤，藿香、茯苓、淡豆豉、薏苡仁、法半夏、杏仁、猪苓、厚朴、蔻仁、泽泻、滑石、竹叶各 10g。

此方清暑涤热祛湿，主治暑湿困脾。用于患儿发热，或热势不扬，汗出黏腻，口渴不饮，头痛，胸脘痞闷，便溏腹胀，肢体困倦，舌苔黄腻或白腻，脉濡数或濡缓。腹胀，加大黄 5g，枳实 10g；呕吐加竹茹 10g；便溏加苍术、焦山楂各 10g。

处方 3：白虎汤，生石膏（先煎）20g，知母、白粳米各 10g，甘草 5g。

此方清暑保肺，宁血止络。主治暑湿犯肺。用于患儿发热，口渴欲饮，重者汗出如油，手足逆冷，冷汗淋漓，咳嗽气短，面红目赤，重者痰中带血，咯血量多，舌红苔黄腻，脉弦数。痰中带血，咯血量多者加仙鹤草、藕节、生地黄各 10g。

处方 4：三石汤，滑石（先煎）、金银花、竹茹各 10g，石膏（先煎）20g，寒水石（先煎）30g，杏仁 5g。

此方清暑利湿，宣通三焦。主治暑湿弥漫三焦。用于患儿头痛头胀，腹胀，小便黄赤短少，甚者尿闭，神志昏睡，舌红苔黄腻，脉滑数。

处方 5：茵陈蒿汤合栀子柏皮汤，茵陈 30g，黄柏、栀子各 10g，制大黄 3g，甘草 5g。

此方清热利湿，疏泻肝胆。主治暑湿蕴蒸肝胆。患儿发热，小便黄赤，便血，尿血，身目黄，斑疹，鼻出血，咯血，呕血，甚至昏迷，惊厥，舌红苔黄腻，脉濡数滑数。如果患儿出血严重加白茅根、仙鹤草、藕节、生地黄各 10g。若血气虚脱加独参汤。

3. 康复处方

（1）急性期卧床休息，细致护理；有血压、脉搏改变，出现呼吸困难与出血征象时，应立即处理。在恢复期不宜过早活动，一般病例于退热后休息 2～3 周，有严重症状及黄疸者，休息时间延长。

（2）给予富有营养、清淡、易于消化的流质或半流质饮食，有肾衰竭者应限制蛋白质、钠盐及水分摄入，注意保持体液、电解质和酸碱平衡。

（3）加强并发症的防治，对眼部并发症葡萄膜炎应早期扩瞳，同时采用热敷，用醋酸氢化可的松做球结膜下注射或其他辅助疗法。对神经系统并发症除大剂量青霉素外，尚需采用肾上腺皮质激素，与扩张血管的药物如妥拉唑啉（妥拉苏林）、烟酸、地巴唑及低分子右旋糖酐等，适当应用维生素 B_1、维生素 B_6、维生素 B_{12} 及针灸、推拿和中药等综合疗法。应加强护理，防治压疮及皮肤、泌尿道感染。

【注意事项】

（1）青霉素对钩端螺旋体敏感，一旦诊断成立，应立即注射青霉素，为防止第 1 次注射后产生赫氏反应，应同时静脉滴注氢化可的松或甲泼尼龙。

（2）黄疸出血型除注射青霉素外，其余按重症病毒性肝炎处理。肺出血型可酌用镇静药和抗心力衰竭药如毛花苷 C 等。肾衰竭型按急性肾衰竭处理。脑膜脑炎型应使用脱水药，控制脑水肿和颅内高压。

（二十）先天性梅毒

母亲患梅毒，妊娠 4 个月后，梅毒螺旋体通过胎盘传给胎儿而致先天性梅毒，新生儿一出生即有明显症状。

【诊断要点】

（1）症状：①一般表现，营养不良，皮肤松弛。可有发热、贫血、易激惹等。②黏膜损害，梅毒性鼻炎，表现为鼻塞、张口呼吸，或有脓血样分泌物。日后鼻根下陷可成马鞍鼻。侵犯喉部发生喉炎。③骨损害，骨、软骨炎、骨膜炎，肢体剧烈疼痛可致假性瘫痪。④中枢神经系统，急性梅毒性脑膜炎可表现为发热、呕吐、颅高压表现。慢性、未治疗的梅毒性脑膜炎常有进展性交通性脑积水、脑神经麻痹、视神经萎缩及血管梗死导致的偏瘫、癫痫等症状。⑤其他，水肿、肺炎、脉络膜视网膜炎、青光眼、心肌炎、肾炎、紫癜、出血倾向、腹泻和吸收不良综合征、指甲炎、甲沟炎等。

（2）体征：①皮肤黏膜，黄染，全身散在多发性皮疹，紫红或铜红色浸润性斑块，外围有丘疹，带有鳞屑。口腔黏膜可出现红斑。鼻前庭皮肤可见湿疹样溃疡。②肝脾大、淋巴结肿大，滑车上淋巴结肿大具有诊断价值。③急性梅毒性脑膜炎，前囟突起或紧张、颈强直，凯尔尼格征阳性。

（3）梅毒螺旋体检查：取胎盘、脐带或皮肤黏膜损害处渗出物涂片找螺旋体，也可做免疫荧光染色找病原体或螺旋体 DNA 阳性。

（4）血清学检查：①非特异性试验，常用快速血浆反应素（RPR）试验和性病研究实验室（VDRL）试验。②特异性试验，梅毒螺旋体抗原试验常用于确诊，包括螺旋体荧光抗体吸收（FTA-ABS）试验、梅毒螺旋体血细胞凝集（TPHA）试验、梅毒螺旋体明胶凝集（TPPA）试验。

（5）脑脊液检查：早期梅毒应常规查脑脊液。

（6）肝功能检查：肝功能损害。

（7）X 线检查：胸片显示肺部炎性浸润影。骨骼 X 线检查发现骨膜炎、骨髓炎、骨质破坏及日后变为锯齿状改变。

【治疗要点】

（1）一般治疗：早期先天性梅毒重者高热、惊厥、呼吸困难，需细心护理，静脉输液，用小剂量青霉素，配合血浆、糖皮质激素。

（2）药物治疗：正规抗感染治疗，梅毒血清反应阳性的婴儿必须用青霉素治疗。

【处方】

1. 西医处方

处方1：青霉素 G 第 1～7 天，10 万 U/(kg·d)，分 2 次肌内注射＋5％葡萄糖注射液，静脉滴注。继后 15 万 U/(kg·d)，分 3

次,共 10～14d。

处方 2:普鲁卡因青霉素 G 5 万 U/(kg·d),肌内注射,每日 1 次,用 10d。

处方 3:苄星青霉素 G 5 万 U/(kg·d),单次肌内注射。脑脊液正常者,主要选用苄星青霉素 G 或普鲁卡因青霉素 G。脑脊液异常者选用青霉素 G 或普鲁卡因青霉素 G。用青霉素治疗时,首剂或首日剂量应减少,以防发生贾-赫反应。

处方 4:青霉素过敏者。红霉素 15mg/(kg·d)+5％葡萄糖注射液,静脉滴注,用 12～15d。

2. 中医处方

处方 1:杨梅一剂散加减,麻黄 5g,大黄 6g,威灵仙、羌活、白芷、皂角、金银花、防风、土茯苓各 10g,穿山甲(代)、蝉蜕各 8g。

此方清泄肺脾,祛风解毒。主治肺脾蕴毒证。用于患儿疳疮见于手指,乳房,口唇等处,疮小而干,纳呆脘痞,舌质淡红,苔薄白或薄黄,脉滑或濡。如湿热盛加黄芩、栀子各 10g。体虚出汗者,去麻黄,加黄芪 10g。

处方 2:龙胆泻肝汤加减,龙胆草、生地黄、柴胡、通草、车前子、泽泻、栀子、土茯苓、黄芩各 10g,虎杖 8g,甘草 3g。

此方清热利湿,解毒驱霉。主治肝经湿热证。用于患儿病损多见于男子阴茎,女子外阴及阴道,疳疮质硬而润,或伴有横痃,杨梅疮多见于下肢、腹部、阴部;口苦口干,小便黄赤,大便秘结;舌质红,苔黄腻,脉弦滑。湿热盛者去黄芩、生地黄,加滑石、薏苡仁各 10g;阴囊肿痛,红热者加连翘、黄连各 10g,大黄 8g。

处方 3:清营汤合桃红四物汤加减,水牛角 15g,连翘、生地黄、玄参、金银花、黄连各 10g,丹参、麦冬、竹叶心、赤芍、牡丹皮、当归各 8g,夏枯草、桃仁、红花、虎杖、大青叶各 5g。

此方凉血解毒,泻热散瘀。主治血热蕴毒证。用于二期梅毒,常见患儿周身杨梅疮,色如玫瑰,不痛不痒,或丘疹,脓疱,鳞屑;口干咽喉口舌生疮,大便秘结,舌质红绛,苔薄黄或少苔,脉细滑或细数。

处方4:五虎汤加减,五灵脂(包煎)、木鳖子、穿山甲(代)(先煎)各15g,白芷、大黄、虎杖各10g。

此方活血解毒,通络止痛。用于患病日久的患儿,四肢、头面、鼻咽部出现结节红肿,伴关节骨骼疼痛,行走不便,消瘦,舌质暗淡,苔薄白或灰黄,脉沉细涩。兼有发热,加土茯苓30g;病情严重者加羌活、独活各10g,三七、川牛膝各10g。

处方5:地黄饮子汤加减,地黄、巴戟天、山茱萸、苁蓉、肉桂、茯苓、远志、菖蒲、麦冬、五味子、薄荷各10g,制附子(先煎)5g,生姜、大枣各适量。

此方滋补肝肾,填髓息风。主治肝肾亏损。用于发病多年患儿,逐渐瘫痪或微弱不行,肌肤麻木,筋骨串痛,腰痛膝软,舌质淡,苔薄白,脉沉细弱。

处方6:苓桂术甘汤加减,茯苓、白术、桔梗、丹参各10g,桂枝、制附子(先煎)各5g,甘草3g。

此方养心补肾,祛瘀通阳。主治心肾亏虚证。用于心血管梅毒患儿,心慌气短,神疲乏力,下肢水肿,唇甲青紫,腰酸膝软,动则气喘,舌质淡,苔薄白而润,脉沉弱或结代。

3.康复处方

(1)患儿体质软弱,易患呼吸道或消化道疾病,应认真隔离,不接触各种传染病。

(2)带有外伤及分泌物中查见病原体的患儿,在开始青霉素治疗后,应继续严格隔离24h,此后即不会找到梅毒螺旋体,也不须隔离。

(3)提倡人乳喂养,及时补充各种维生素,使其营养充足。

【注意事项】

(1)梅毒重在预防,提倡婚前检查,梅毒血清学反应阳性者应给予青霉素或四环素治疗。

(2)先天性梅毒婴儿虽经青霉素数个疗程治疗,血清反应

VDRL 由阳转阴,但患儿生长发育仍可受到影响,重者留有不同程度的后遗症或畸形,难以纠正。

(二十一)原发性肺结核

原发性肺结核是结核杆菌初次侵入人体后发生的原发感染,是小儿肺结核的主要类型,在原发性结核病中最常见,包括原发综合征和支气管淋巴结结核。原发综合征由肺原发病灶、局部淋巴结病变和两者相连的淋巴管炎组成,支气管淋巴结结核以胸腔内肿大淋巴结为主。

【诊断要点】

(1)症状:肺结核症状轻重不一。轻者可无症状,仅在体检做X线检查时发现。一般起病缓慢,可有低热、盗汗、食欲不佳、疲劳等结核中毒症状。症状较重者,可突起高热 39～40℃,但一般情况尚好,与发热不相称,持续 2～3 周转为低热,并伴有结核中毒症状。部分患儿可有疱疹性结膜炎、皮肤结节性红斑或多发性、一过性关节炎等结核变态反应表现。若胸内淋巴结高度肿大,可产生压迫症状,出现类似百日咳样的痉挛性咳嗽、喘鸣、声嘶等。

(2)体征:周围淋巴结有不同程度肿大,婴儿可伴肝脾大。肺部体征不明显,与肺内病变不一致。

(3)胸部 X 片检查:确定肺结核病灶的性质、部位、范围、疾病发展情况等,是诊断小儿肺结核的重要方法之一。局部炎性淋巴结相对较大而肺部的初染灶相对较小是原发性肺结核的特征。原发综合征在 X 线胸片上呈现典型哑铃状双极影者已少见。X线表现:①炎症型,肺门部肿大淋巴结阴影,边缘模糊;②结节型,肺门区域圆形或卵圆形致密阴影,边缘清楚,突向肺叶;③微小型,肺纹理紊乱,肺门形态异常,肺门周围呈小结节及小点片状模糊阴影。

(4)结核菌素试验:呈强阳性或由阴性转为阳性。

(5)纤维支气管镜检查:结核病变蔓延至支气管内造成支气管结核,可通过纤维支气管镜检查发现病变,可确诊支气管内膜淋巴结结核。

(6)血液检查:血沉加快,部分患儿有轻度贫血,外周血象无特征表现。

【治疗要点】

(1)一般治疗:合理的营养(选用富含蛋白质和维生素的食物),适当的休息。

(2)抗结核药物治疗:分为强化和巩固两个阶段。

(3)糖皮质激素:浸润病变较大及中毒症状严重者或呼吸困难时,可加以糖皮质激素治疗。

(4)外科治疗指征:淋巴结支气管瘘,化疗无效经久不愈者;胸内淋巴结结核,干酪样液化坏死,化疗无效;肿大淋巴结引起肺不张伴不可逆的支气管扩张,或反复咯血及继发感染者。

【处方】

1. 西医处方

处方1:强化阶段用三联。

5%葡萄糖注射液	100ml	静脉滴注,每日1次
异烟肼	10～15mg/kg	
5%葡萄糖注射液	100ml	静脉滴注,每日1次
利福平	10～15mg/kg	

链霉素20～30mg/(kg·d),分2次肌注(每周用5天,最大剂量0.75g/d)。

或

5%葡萄糖注射液	100ml	静脉滴注,每日1次
氧氟沙星	10～15mg/kg	

或

5%葡萄糖注射液	100～200ml	静脉滴注,每日1次
阿米卡星	10～15mg/kg	(每周用5d)

或吡嗪酰胺 20～30mg/(kg·d),分 2 次口服。

处方 2:巩固维持阶段。

异烟肼 10～15mg/(kg·d),1 次口服。

利福平 10～15mg/(kg·d),1 次口服。

或吡嗪酰胺 20～30mg/(kg·d),分 2 次口服。

或乙胺丁醇 20mg/(kg·d)(年长儿用),分 2 次口服。

处方 3:皮质激素,用于浸润病变较大及中毒症状严重者,或支气管淋巴结结核导致呼吸困难时。

泼尼松 1～2mg/(kg·d),清晨顿服或分次服用,3～4 周后逐渐减量,疗程 2～4 周。

2. 中医处方

处方 1:月华丸加减,沙参、天冬、麦冬、阿胶、生熟地黄、三七、川贝母、茯苓、山药、白及、侧柏叶、百部各 10g,獭肝 6g。

此方滋阴润肺。主治肺阴亏虚。用于患儿干咳或痰少而黏,咯血或痰中带血,潮热乏力,舌尖红,无苔或少苔,脉细数。方中沙参、天冬、麦冬养阴;阿胶、生熟地黄滋肾阴;三七化瘀止血;川贝母化痰止咳;茯苓、山药补脾润肺;白及、侧柏叶、百部、獭肝杀痨虫。

处方 2:清金百合汤加减,百合、桔梗、杏仁、川贝母、麦冬、桑白皮、天花粉、茯苓、百部各 10g。

此方养阴润肺,止咳杀虫。主治阴虚火旺。用于患儿咳嗽少痰,或吐黄痰,或痰中带血,反复咯血,伴潮热盗汗,食欲减退,小便短赤,大便干结,舌红绛,苔黄或少苔,脉细数。方中桑白皮、桔梗、杏仁清肺化痰止咳;百合、川贝母润肺止咳;麦冬、天花粉养阴润肺;百部润肺,杀虫止咳。

处方 3:四君子汤,黄芪、党参、白术、茯苓、百部、白及、冬虫夏草各 10g,甘草 3g。

此方健脾益肺。主治脾肺气虚。用于患儿咳嗽痰多,痰稀白或色黄,或痰中带血,面色白或晦暗,倦怠无力,形体消瘦,潮热盗汗,食欲减退,腹胀,便溏,舌淡胖,苔白腻或黄腻,脉细弱。方中冬虫夏草益气补虚;百部、白及润肺杀虫;党参、白术、茯苓、甘草健脾益气。

处方4:大补阴丸加减,生熟地黄、知母、龟甲胶(烊化)、阿胶(烊化)、沙参、麦冬、玄参、百部、牡丹皮、五味子各10g。

此方滋阴养阴。主治肺肾阴虚。用于患儿干咳少痰或痰中带血,形体消瘦,潮热盗汗,唇干口渴,腰膝酸软,耳鸣,小便少或频数,舌质红绛,少苔,脉沉细无力而数。方中生熟地黄、龟甲胶滋补肾阴;沙参、麦冬、阿胶、五味子养阴补肺;知母、玄参、牡丹皮养阴清热凉血;百部润肺杀虫。

3. 康复处方

(1)对排痰肺结核的患儿进行严格的呼吸道隔离,应与一般的结核患儿分开。

(2)肺结核是一种慢性消耗性疾病,应给予高热量、高蛋白饮食,以增加抵抗力,促进机体的修复能力,使病灶愈合。

(3)注意观察抗结核药的不良反应。

(4)抗结核治疗必须坚持早期、规律、联合用药、适量全程的原则。

(5)加强心理护理:结核病病程长,应鼓励患者树立战胜疾病的信心,能正确对待疾病,消除恐惧、焦虑、情绪不稳定的心理。因患者住院时间长,长期受疾病困扰,养成了依赖医院的心理,应克服被动依赖心理,学会照顾自己,培养自我护理的生活能力。

(6)保证足够休息:住室空气流通,阳光充足,除严重的结核高度衰弱者应绝对卧床休息外,一般不强调绝对卧床。可做室内外活动,呼吸新鲜空气,但不能过于劳累。无症状者可服药,但应避免体育及劳动。

【注意事项】

(1)结核病治疗的关键是充分休息,空气清新,高蛋白、高维生素营养和几种抗结核药物合用。

(2)全身症状明显者,强化阶段用三种药,静脉滴注法给药(链霉素为肌内注射),异烟肼、利福平必用,以求快速杀灭结核杆菌,防止耐药性产生。学龄儿童第三种药可用吡嗪酰胺口服。巩固维持阶段用两种药物治疗,异烟肼必用。

(3)用药期间应定期查血象和肝、肾功能,氨基糖苷类药物对耳、肾有一定毒性,必要时应做血药浓度和脑干听觉诱发电位(BAEP)监测。链霉素对耳、肾毒性大于阿米卡星。

(4)环丙沙星、罗红霉素和阿奇霉素亦有抗结核杆菌作用,必要时可选用。利福喷丁为长效、高效抗结核药,每周仅需服用 1 次,剂量同利福平。

(二十二)急性粟粒性肺结核

急性粟粒性肺结核,又称急性血行播散性肺结核,是结核杆菌、经血行播散而引起的肺结核,常是原发综合征发展的后果,主要见于小儿时期,尤其是婴幼儿。致病菌同原发性肺结核。多在原发感染后 3~6 个月发生。

【诊断要点】

(1)临床表现:①起病多急骤,婴幼儿多突然高热(39~40℃),呈稽留热或弛张热,常持续数周或数月,多伴有寒战、盗汗、食欲缺乏、咳嗽、面色苍白、气促和发绀等。②约 50% 以上的患儿在起病时就出现脑脊髓膜炎征象。③部分患儿伴有肝脾及浅表淋巴结肿大等。④6 个月以下婴儿粟粒性结核的特点为发病急、症状重而不典型,累及器官多,特别是伴发结核性脑脊髓膜炎者居多,病程进展快,病死率高。⑤全身性粟粒性结核患者的眼底检查可发现脉络膜结核结节,后者分布于视网膜中心动脉分支周围。

(2)胸部 X 线片:常对诊断起决定性作用。早期因粟粒阴影细小而不易查出,至少在起病 2~3 周胸部 X 线片方可发现大小一致、分布均匀的粟粒状阴影,密布于两侧肺野。

(3)结核菌素试验:呈强阳性或由阴性转为阳性。

(4)肺部 CT:肺部 CT 扫描可见肺影显示大小、密度、分布一致粟粒影,部分病灶有融合。

【治疗要点】

早期抗结核治疗甚为重要。

(1)抗结核药物:目前主张将抗结核治疗的全疗程分为两个阶段进行,即强化抗结核治疗阶段及维持治疗阶段,此方案可提高疗效。前者于治疗开始时即给予强有力的四联杀菌药物。

(2)糖皮质激素:有严重中毒症状及呼吸困难者,在应用足量抗结核药物的同时,可用泼尼松 1~2mg/(kg·d),疗程 1~2个月。

【处方】

1. 西医处方

处方 1:强化阶段用四联。

| 5%葡萄糖注射液 | 100~200ml | 静脉滴注,每日 1 次 |
| 异烟肼 | 15~20mg/kg | |

| 5%葡萄糖注射液 | 100~200ml | 静脉滴注,每日 1 次 |
| 利福平 | 15mg/kg | |

链霉素 20~30mg/(kg·d),分 2 次肌内注射,每周用 5d。

| 5%葡萄糖注射液 | 100ml | 静脉滴注,每日 1 次 |
| 氧氟沙星 | 15mg/kg | |

或

| 5%葡萄糖注射液 | 100~200ml | 静脉滴注,每日 1 次, |
| 阿米卡星 | 10~15mg/kg | 每周用 5d |

或吡嗪酰胺 30mg/(kg·d),分 2 次口服。

处方 2:巩固维持阶段用三联。

异烟肼 15mg/(kg·d),1 次口服。

利福平 15mg/(kg·d),1 次口服。

或利福喷丁 15mg/kg,口服,每周 1 次。

吡嗪酰胺 30mg/(kg·d),分 2 次口服。

或乙胺丁醇 20～25mg/(kg·d)(年长儿用),分 2 次口服。

2. 中医处方

处方 1:黄连解毒汤加减,黄连、黄芩、山栀子、桑白皮、地骨皮、紫苏子、葶苈子、地龙、杏仁、牡丹皮各 10g,甘草 3g。

此方清热解毒,泻肺平喘。用于患儿高热,气促,烦躁不安,面色苍白或晦暗,口唇发绀,舌质暗红,舌苔黄,脉洪数有力。

处方 2:月华丸加减,沙参、天麦冬、阿胶、生熟地黄、三七、川贝母、茯苓、山药、白及、侧柏叶、百部各 10g,獭肝 6g。

此方滋阴润肺。主治肺阴亏虚。用于患儿干咳或痰少而黏,咯血或痰中带血,潮热乏力,舌尖红,无苔或少苔,脉细数。方中沙参、天麦冬养阴;阿胶、生熟地黄滋肾阴;三七化瘀止血;川贝母化痰止咳;茯苓、山药补脾润肺;白及、侧柏叶、百部、獭肝杀痨虫。

处方 3:清金百合汤加减,百合、桔梗、杏仁、川贝母、麦冬、桑白皮、天花粉、茯苓、百部各 10g。

此方养阴润肺,止咳杀虫。主治阴虚火旺。用于患儿咳嗽少痰,或吐黄痰,或痰中带血,反复咯血,伴潮热盗汗,食欲减退,小便短赤,大便干结,舌红绛,苔黄或少苔,脉细数。方中桑白皮、桔梗、杏仁清肺化痰止咳;百合、川贝母润肺止咳;麦冬、天花粉养阴润肺;百部润肺,杀虫止咳。

3. 康复处方

(1)教导年长儿学会有效咳嗽,配合完成叩背和体位引流。

(2)有呼吸功能障碍者,取侧卧位,及时清除呼吸道分泌物和呕吐物。

(3)咯血时绝对卧床,安静休息,精神紧张者可给小剂量镇静药,如地西泮,禁用吗啡,因可引起呼吸抑制;大咯血时采取紧急措施,保持呼吸道通畅,迅速消除口腔内血块,防止血块引起窒息;可在患侧胸部以冰囊冰敷或用沙袋压迫止血,并注意观察出血量及生命体征变化。迅速给予有效的止血药物,如垂体后叶素的应用。

【注意事项】

(1)强化阶段用四种药,异烟肼、利福平必用,静脉滴注。氨基糖苷类(链霉素、阿米卡星或卡那霉素)任选一种。再加其他一种。巩固维持阶段用三种药。

(2)用较大剂量异烟肼时需补充维生素 B_6,每日 30mg,分 3 次口服。

(二十三)结核性脑膜炎

结核性脑膜炎,简称结脑,是结核菌侵犯脑内所引起的炎症,常为血行播散所致的全身性粟粒性结核病的一部分,是小儿结核病中最严重的类型。常在结核原发感染后 1 年内发生,尤其是初次感染结核 3~6 个月最易发生结脑。多见于 3 岁以内的婴幼儿。自普及卡介苗接种和有效抗结核药物应用以来,结核性脑膜炎的发病率明显降低,预后有很大改善,但若诊断不及时和治疗不当,病死率及后遗症的发生率仍较高,早期诊断和合理治疗是改善结核性脑膜炎预后的关键。

【诊断要点】

(1)症状:①结核中毒症状;②神经系统症状,可有恶心、呕吐、头痛、惊厥、意识障碍等。脑实质受损时可出现偏瘫、失语、肢体异常运动、舞蹈样表现等。脊髓受累时可出现根性疼痛,以及截瘫、大小便失禁或潴留等。

(2)体征:神经系统查体可出现脑神经受累、颈强直、布鲁津斯基征、凯尔尼格征阳性,肌张力增高,严重时出现脑疝征象。

(3)脑脊液检查:压力增高,外观透明、微混或呈毛玻璃样,静置 12~24h 后可有薄膜形成,白细胞增多,分类以淋巴细胞为主,蛋白含量增高,糖与氯化物降低;腺苷脱氨酶(ADA)升高,结核菌抗原及 DNA 阳性,抗结核抗体升高,T 细胞斑点试验(T-SPOT)、结核菌培养可阳性。涂片可检出抗酸杆菌。

（4）头颅影像学检查（CT 或 MRI）：早期可正常,中晚期可见脑室扩大、脑水肿、结核瘤,脑膜、脑实质异常信号、钙化。

（5）脑电图：以弥漫性异常为主,或局灶性异常。

（6）细胞因子测定：如肿瘤坏死因子（TNF-α）、可溶性肿瘤坏死因子受体（STNF-1）、白细胞介素（IL-2）等升高。

【治疗要点】

（1）一般治疗：严格卧床休息,营养及护理支持。

（2）抗结核治疗：早期和彻底治疗（不间断治疗和长期治疗）,必要时可考虑鞘内注射疗法。

（3）糖皮质激素：早期使用效果好,必须与有效的抗结核药物同时应用。

（4）降低颅高压：常用药物有甘露醇、呋塞米、甘油果糖及乙酰唑胺等,对顽固性颅内压高患儿应用各种降颅内压措施治疗无效者,可脑室引流。

（5）对症治疗。

【处方】

1. 西医处方

处方 1：抗结核治疗。

（1）异烟肼 10～20mg/（kg·d）（最大量≤400mg/d）,1 次顿服。

（2）利福平 10～15mg/（kg·d）（最大量≤450mg/d）,口服。

（3）吡嗪酰胺 20～30mg/（kg·d）（最大量≤1.5g/d）,口服。

（4）乙胺丁醇 15mg/（kg·d）,1 次顿服。

四联治疗 2～3 个月,然后以异烟肼和利福平继续治疗 10 个月,重症患儿疗程延长,一般疗程 1～1.5 年,或脑脊液正常后不少于半年。

处方 2：糖皮质激素治疗。

（1）地塞米松 体重＜25kg,始量 8mg/d（≥25kg 儿童,始量 12mg/d）+5％葡萄糖注射液,静脉滴注,用 3 周。

(2)泼尼松或甲泼尼龙 1～2mg/(kg・d)(最大量不超过45mg/d),口服或＋5％葡萄糖注射液,静脉滴注。

糖皮质激素应早期使用,需与有效抗结核治疗同时使用,应用 6 周逐渐减量,3 周减停。

处方 3:治疗较晚的重症患儿。

异烟肼 50mg,椎管内注射,每日 1 次或隔日 1 次,10～20 次为 1 个疗程(异烟肼鞘内注射婴儿用量为每次 25mg)。

2. 中医处方

处方 1:秦艽鳖甲散加减,鳖甲(先煎)15g,秦艽、知母、当归、柴胡、地骨皮、青蒿、乌梅、百部、白及、侧柏叶各 10g。

此方养阴清热。主治阴虚火旺。用于患儿潮热,盗汗,烦躁不安,纳呆,呕吐,头痛,颊赤,小便黄,口干唇红,舌红苔黄,脉数无力。方中鳖甲、知母滋阴清热;当归补血;柴胡清热;地骨皮、青蒿清热;乌梅收敛止汗。

处方 2:大定风珠加减,龟甲(先煎)、鳖甲(先煎)各 15g,鸡子黄 6g,阿胶(烊化)、生熟地黄、麦冬、牡蛎、白芍、五味子、地龙、僵蚕各 10g,炙甘草 3g。

此方养阴潜阳,柔肝息风。主治虚风内动。用于患儿惊厥抽搐,头痛剧烈,频繁呕吐,昏迷不醒,颈项强直,目斜呆滞,面白,唇青,舌红苔白,脉沉无力。方中阿胶、鸡子黄、麦冬养血滋阴,平肝息风;龟甲、鳖甲、生熟地黄滋阴补肾;白芍、炙甘草、五味子化阴止惊。

处方 3:固真汤加减,人参 6g,黄芪、制附子、肉桂、当归、生地黄、山茱萸、黄精、地骨皮、牡蛎、地龙各 10g。

此方回阳救逆,滋阴。主治阴阳两虚证。用于患儿神衰昏睡露睛,面色苍白,四肢厥冷,肢体瘫痪,大小便失禁,舌质淡,苔黄,脉沉迟无力。方中人参、黄芪补元气;附子、肉桂回阳救逆;生地黄、山茱萸、黄精滋阴阳液;当归养血柔肝;牡蛎潜阳固脱;地龙通络。

3. 康复处方

(1)加强保护,防止损伤:①绝对卧床休息,取侧卧位。室内空气新鲜,光线柔和,保持病室安静,减少不必要的刺激。加床栏保护,防止坠床。②密切观察生命体征、前囟及瞳孔的变化,如出现烦躁不安、呕吐、抽搐、昏迷、呼吸不规则等,提示颅内压增高,应配合医生紧急处理。③惊厥时应采取急救措施,镇静止惊,吸痰、吸氧,牙关紧闭者用开口器撑开口腔,用舌钳将舌拉出,防止舌咬伤或舌后坠而窒息。

(2)保持呼吸道通畅,防止窒息:①频繁呕吐的患儿,头需偏向一侧,防止呕吐物流入呼吸道造成窒息,必要时给予吸出。②保持呼吸道通畅,昏迷患儿要定时吸痰。

(3)维持正常体温:①观测体温波动。②高热给予物理降温,必要时给予退热药。

(4)保证足够营养:提供足够的入量及热量,给予富有营养、清淡、易于消化的流质或半流质饮食,少量多餐。昏迷或呕吐频繁不能进食者,应给予静脉营养,详细记录出入量。

(5)预防继发感染:加强皮肤、口腔、眼部及臀部护理。昏迷患儿要定时翻身,更换体位,防止坠积性肺炎。

(6)并发症的护理:硬膜下积液,少量液体时不必穿刺,积液多时应反复进行穿刺放液,一般每次不超过 20～30ml,硬膜下积脓者,还须根据病原注入相应抗生素。

(二十四)潜伏结核感染

潜伏结核感染又称结核感染,是小儿感染结核杆菌后导致PPD 试验阳性和(或)血清抗结核 IgM 或 IgG 抗体阳性,临床上有或无结核中毒症状,但全身找不到结核病灶者。

【诊断要点】

(1)病史:多有结核病接触史。

(2)临床表现:一般无症状,或出现不明原因的疲劳、低热、食欲减退、体重下降、腹痛、睡眠不安、易激惹好哭或精神萎靡等结核中毒症状。体检可出现全身浅表淋巴结轻度肿大,肺部正常,有时可见结节性红斑、疱疹性结膜炎。

(3)X线检查:肺部无异常发现,或支气管淋巴结稍有肿大,但已钙化。

(4)结核菌素试验:阳性。

(5)PPD试验呈阳性反应:①接种过卡介苗,PPD试验硬结直径≥10mm。②新近PPD试验由阴性转为阳性。③PPD试验呈强阳性反应的婴幼儿。④PPD试验呈阳性反应的小儿最近两个月患麻疹或百日咳等传染病,或在用糖皮质激素等免疫抑制药时。

【治疗要点】

(1)接种过卡介苗,但结核菌素试验最近2年内硬结直径增大≥10mm者可认定为自然感染。

(2)结核菌素试验反应新近由阴性转为阳性的自然感染者。

(3)结核菌素试验呈强阳性反应的婴幼儿和少年。

(4)结核菌素试验阳性并有早期结核中毒症状者。

(5)结核菌素试验阳性而同时因其他疾病需用糖皮质激素或其他免疫抑制药者。

(6)结核菌素试验阳性,新患麻疹或百日咳的小儿。

(7)结核菌素试验阳性的人类免疫缺陷病毒感染者。

以上情况按预防性抗结核感染治疗。

【处方】

异烟肼10～15mg/(kg·d),口服,每日1次。

或加用利福平10～15mg/(kg·d),口服,每日1次。

【注意事项】

潜伏结核感染患儿,若有低热、盗汗、血沉加速等表现,应按活动性结核治疗。

十二、皮肤疾病

（一）湿疹

湿疹俗称"奶癣"，是一种常见的、病因复杂的炎症性皮肤病，伴明显瘙痒，易复发。根据临床表现可分为急性期、亚急性期、慢性期。

【诊断要点】

（1）发病年龄小，起病多在生后2个月，好发于头面部、颈项、肩背等处。

（2）皮损表现为多形性、对称性。

（3）急性期以红斑水肿基础上的疱疹、糜烂、渗出为主；亚急性期红斑水肿减轻，糜烂渗出结痂，慢性期为浸润增厚，苔藓样变。

（4）急、亚急、慢性期可重叠交替，反复出现。

（5）常伴剧烈瘙痒。

【治疗要点】

（1）一般处理：①饮食管理，避免进食致敏食物，如疑牛奶过敏，可选用氨基酸配方奶粉；②在病程中避免促使疾病加剧或复发的因素，如搔抓、水烫和外用刺激药物等；③修护皮肤屏障，加强皮肤护理。

（2）药物治疗：局部用药原则为根据皮损性质及分期用药，系统用药可根据患儿年龄及具体情况选用抗组胺药物。

【处方】

1. 西医处方

处方1:适用于慢性期。

糖皮质激素软膏(如地奈德软膏、糠酸莫米松乳膏等),涂患处。

钙调神经磷酸酶抑制药(如他克莫司、吡美莫司乳膏)对湿疹有治疗作用,且无糖皮质激素的不良反应,适合2岁以上患儿,尤其头面部及间擦部位的湿疹治疗,不适合皮肤有糜烂和溃疡处。

处方2:适用于急性期渗液不多时和亚急性期。

氧化锌油剂,涂患处。

或糖皮质激素软膏(如1%氢化可的松软膏、地奈德软膏、糠酸莫米松乳膏等),涂患处。

处方3:适用于急性期糜烂、渗液明显时,选择冷湿敷。

3%硼酸溶液、0.1%依沙吖啶溶液,湿敷患处。

2. 中医处方

处方1:荆芥、防风、牛蒡子、知母、当归、胡麻仁各9g,蝉蜕3g,苍术、苦参各6g,石膏(先煎)15g,生地黄12g,木通、甘草各1.5g。

此方为消风散(《外科正宗》)。功效疏风养血,清热除湿。主治湿热俱盛证。本方功能疏风养血,清热除湿,与导赤散相合,用于湿疹湿热俱盛者。

处方2:苍术、川朴、陈皮、猪苓、泽泻、赤苓、白术、滑石、防风、山栀、木通各3g,肉桂、甘草各1g。

此方为除湿胃苓汤(《医宗金鉴》)。功效健脾祛湿。主治脾虚湿盛证。本方功能健脾祛湿,用于小儿湿疹脾虚湿盛者。方中木通不可误用关木通。

处方3:白芍、当归、川芎、熟地黄各9g。

此方为四物汤(《仙授理伤续断秘方》)。功效补血调血。主治血虚风燥证。本方功能补血调血,临床用于小儿湿疹血虚风燥证。可适当加用祛风胜湿之品。

3. 康复处方

(1)保持室内空气流通,洁净少尘。温度 18～22℃,相对湿度 55％～65％为宜。

(2)给患儿穿宽松、透气性好的棉质衣裤,衣着适当,避免过厚。

(3)剪短患儿指甲并保持双手清洁卫生,瘙痒症状重时戴上手套,防止抓伤皮肤。

(4)进食低过敏性食物,如豆奶、苹果、杏子、胡萝卜等。

(5)避免已知的过敏原,如羊毛衣服、巧克力、蛋类、橘子汁类等。

(6)衣服、床单使用中性清洁洗剂,并彻底冲洗干净。

(7)保证患儿基本生活需求,避免烦躁、哭闹。

(8)保持皮肤清洁,尽量不用肥皂和沐浴液;症状不重时可用中性肥皂。

【注意事项】

糖皮质激素有抗炎、止痒作用,但停药后易复发,且长期使用后有依赖性和不良反应,故应谨慎使用。

(二)尿布皮炎

尿布皮炎(俗称红臀),广义指发生在尿布区的各种皮肤问题,狭义的仅指尿布区的急性刺激性皮肤炎症。本病的发生主要与内源因素即尿布区特殊的解剖导致的皮肤屏障功能异常和外部因素如尿便刺激和护理不当有关。尿布皮炎最常见的三种类型是摩擦性尿布皮炎、刺激性尿布皮炎和念珠菌性尿布皮炎,也是尿布区皮肤屏障功能下降和皮肤炎症反应逐渐加重而导致的尿布皮炎的不同发展阶段。

【诊断要点】

(1)好发于 3 周—2 岁的婴幼儿。

（2）轻者皮肤红斑鳞屑,重者出现丘疱疹、糜烂、渗液、溃疡甚至继发感染。

（3）病区位于尿布覆盖部位,可向外蔓延至腹部、大腿等处。

（4）早期不累及皮肤褶皱处(腹股沟、臀缝)。

【治疗要点】

（1）一般处理:①勤换尿布,尿布应选择吸收性好、不易渗漏和柔软透气的材质,小婴儿约每 2 小时更换 1 次,较大婴幼儿可每 3～4 小时更换尿不湿,每次排尿或排便后均应更换尿不湿,以保持尿布区皮肤干燥;②保持尿布区皮肤清洁;③加强尿布区皮肤保护,每次清洗后,局部应用含氧化锌或凡士林的护肤润肤剂;④避免用橡胶或塑料布在尿布外包裹。

（2）药物治疗:轻中度通过加强皮肤护理,可迅速缓解临床症状,上述处理无效时,需加用外用药物治疗。

【处方】

处方 1:适用轻症。5％鞣酸软膏,涂搽患处,每日多次。

处方 2:选用低效价且不含氟的糖皮质激素制剂,如 1％氢化可的松。

处方 3:如继发细菌感染,则酌情根据病原菌选用外用和系统抗生素治疗。

处方 4:若经抗感染治疗持续数日无明显缓解,应注意白色念珠菌感染可能,可外用抗真菌制剂如制霉菌素、克霉唑、咪康唑和酮康唑等。一般 2 周内见效,联合 1％氢化可的松外用可加快红斑消退。

【注意事项】

慎用强效或含氟激素制剂,以免因尿布封包造成吸收过度而引起皮肤萎缩。

（三）单纯疱疹

单纯疱疹是小儿时期常见的病毒性感染,由人类单纯疱疹病毒（HSV）引起，可见于局部如皮肤、口腔黏膜及角膜等处，也可引起全身性感染，本病可复发。

【诊断要点】

（1）原发性单纯疱疹：①疱疹性齿龈口腔炎，又称疱疹性龈口炎，最为常见，多由 HSV-1 感染所致，多见于 1～5 岁儿童，好发于口腔、牙龈、舌、硬腭、咽等部位。皮损表现为迅速发生的簇集性小水疱，很快破溃形成白色斑块，继而表现为浅表的溃疡上覆以淡黄色假膜，可伴有发热、咽痛及局部淋巴结肿痛，病程 1～2 周。②新生儿单纯疱疹，多由 HSV-2 经产道感染所致，一般于出生后 4～6d 起病，表现为喂养困难、高热、黄疸、呼吸困难、肝脾大等，皮肤（尤其头皮）、口腔黏膜、结膜出现水疱、糜烂。皮疹播散或出现神经系统症状者病情凶险，死亡率高。③疱疹性湿疹，又名 Kaposi 水痘样疹，其特点是在特应性皮炎或其他某种皮肤损害（如脂溢性皮炎、疥疮等）基础上突然发生的有脐凹的水疱性皮疹。表现为发热后突然出现大量群集的红色丘疹或水疱，迅速变为脓疱，基底红肿明显。④接触性单纯疱疹，擦伤或正常皮肤接触 HSV 所致。接触后，经过 5～7d 潜伏期，先于接触部位发生质硬丘疹，后形成水疱，或不规则散在水疱，局部皮温升高但全身症状较轻。如接种部位为指尖，则发生深在性疼痛性水疱，呈蜂窝状外观或融合成大疱，称为疱疹样瘭疽，容易被误诊为化脓性感染。

（2）复发性单纯疱疹：原发性 HSV 感染后，在机体抵抗力降低时，皮疹可反复发作，多于同一部位，也偶尔发生于不同部位。一般成人多见。

【治疗要点】

（1）治疗原则：缩短病程，防止感染和并发症，减少复发。

（2）药物治疗：以收敛、干燥和防止继发感染为主。可外用抗病毒软膏。继发感染时可给予抗生素软膏等。轻症外用治疗即可，重症可联合系统用药。

【处方】

处方 1:适用轻症。

阿昔洛韦软膏或喷昔洛韦乳膏,外用。继发感染时,夫西地酸软膏、莫匹罗星软膏、复方多黏菌素 B 软膏,外用。

处方 2:适用重症。

>2 岁儿童:每次阿昔洛韦 5～10mg/kg,每日 5 次口服,连服5d。

或每次 5～10mg/kg,静脉滴注,每日 3 次。

处方 3:治疗单纯疱疹病毒脑炎。

阿糖腺苷 10～15mg/kg,持续静脉滴注 12h,每日 1 次,连续5～15d。

处方 4:用于治疗 Kaposi 水痘样疹。

如病情较重,可在抗病毒基础上加用:丙种球蛋白注射液200～400mg/kg,静脉滴注,每日 1 次,共 3～5d。

【注意事项】

(1)不宜用糖皮质激素,不论全身或局部使用,均可加重病情。

(2)单纯疱疹病毒不产生永久性免疫。

(3)单纯疱疹病毒脑炎为严重的中枢神经系统感染,病死率高,存活者多留有不同的神经系统后遗症。

(四)带状疱疹

带状疱疹由水痘-带状疱疹病毒(VZV)引起,属 DNA 病毒,俗称"蛇盘疮"。多见于较大儿童和成年人。

【诊断要点】

(1)出疹前数日多有一定的前驱症状,如发热、乏力、全身不适等,局部可有刺痛、烧灼感甚至严重的深部疼痛。

(2)数日后出现红色丘疹,很快成为米粒大小,密集的成簇水疱,皮疹的分布相当于受侵神经的部位,一般发生于身体的一侧而不超过身体的中线,部分可超过皮节的上下限。病程2～3周。

（3）神经痛是本病的特征之一,疱疹出现后,神经痛症状加剧。

（4）胸、背、腰、颈及面部、四肢均可发生。头面部可引起面瘫、耳痛、外耳道疱疹三联征,称 Ramsay-Hunt 综合征。

【治疗要点】

治疗原则为抗病毒、止痛、消炎、防止并发症。局部有继发感染或因感染而致败血症时,除局部用抗生素软膏外,尚应选用敏感的抗生素系统治疗。

带状疱疹早期使用糖皮质激素可抑制炎症过程和减轻脊根神经节的炎症后纤维化,并可减少神经痛的发生率,最好在起病5～7d内应用,一般用泼尼松 0.5～1mg/(kg·d),口服,连用1周。但是,病程中一般忌用糖皮质激素,尤其是白血病患儿。

干扰素、丙种球蛋白、胸腺肽等对本病都有疗效,但多与抗疱疹病毒药物联合应用,单纯应用疗效差。

【处方】

处方1:药物治疗。

全身治疗同单纯疱疹的治疗,局部用药以干燥、消炎为主。外用阿昔洛韦软膏或喷昔洛韦乳膏等(疱疹未破时),0.5%新霉素霜、莫匹罗星软膏等(疱疹破溃后),神经痛可用止痛药及镇静药。

处方2:物理治疗。

紫外线、红外线等局部照射,可促进水疱干涸和结痂,缓解疼痛。

【注意事项】

加强护理,注意手及皮肤的清洁,修剪指甲,以防抓破水疱。严密隔离至全部疱疹结痂为止。

(五)荨麻疹

荨麻疹又称风疹块,表现为皮肤非指压痕性水肿,有时还累及上呼吸道或肠胃道黏膜。荨麻疹仅损害皮肤表层,表现为红色、中央苍白的团块皮疹,有时可融合成巨大风团。

【诊断要点】

(1)临床表现:急性可发生于任何年龄。起病突然,成批发生,有时 1d 反复出现多次,可见于任何部位,表现为红色、中央苍白、高出皮面的团块状皮疹,有时可融合成巨大风团。常伴有明显的瘙痒。荨麻疹通常 48h 内消退,但新的皮疹可反复出现。如果荨麻疹持续 6 周以上,称为慢性荨麻疹。多为特发性或受一些物理刺激诱发,如寒冷性荨麻疹、胆碱能性荨麻疹、日光性荨麻疹等,多数皮肤划痕征阳性。

(2)辅助检查:血嗜酸粒细胞增高,IgE 可增高。寒冷性荨麻疹患儿血清中可测出冷球蛋白或冷纤维蛋白原。血清病样荨麻疹患儿的血循环免疫复合物可增高,补体 C3 水平及总补体活性降低,对慢性荨麻疹患儿应进行外周血嗜酸细胞计数、粪便虫卵、肝酶生化指标检查。

【治疗要点】

大多数荨麻疹有自限过程,仅需要给予抗组胺类药物就能够得以控制。有喉血管神经性水肿患儿应立即皮下注射 1:1000 肾上腺素 0.3~0.5ml,同时静脉用糖皮质激素,如出现严重的喉梗阻,应进行气管切开。对顽固的、应用抗组胺受体拮抗药无效的患者,以及伴有明显腹痛的急性荨麻疹,可合并应用抗组胺受体 H_2 拮抗药如西咪替丁(甲氰咪胍)或雷尼替丁。糖皮质激素应用于急性严重病例如过敏性休克、血清病性荨麻疹或伴发于坏死性皮肤血管炎的荨麻疹。

【处方】

1. 西医处方

处方 1:首选药物。

第二代抗组胺类药物,如西替利嗪、氯雷他定、地氯雷他定等,效果不佳时可联合第一代抗组胺类药物,如氯苯那敏等。

处方 2:用于重症或伴有喉头水肿者。

地塞米松 0.35~0.45mg/(kg·d),静脉滴注或肌内注射(或相当剂量泼尼松口服),3~5d,症状缓解后停用。

处方 3:急性荨麻疹伴过敏性休克或严重的荨麻疹伴血管性水肿的重症患者。

0.1%肾上腺素 0.2~0.4ml,皮下或肌内注射。

2. 中医处方

处方 1:清风散加减,荆芥、防风、牛蒡子、苦参、金银花、连翘、牡丹皮、赤芍、生地黄各 10g,石膏(先煎)20g,蝉蜕 5g,生甘草 3g。

此方疏散风热。主治风热相搏。用于患儿风团色红,有热感,遇热痒剧烈,遇冷则缓,瘙痒难忍,恶风微热,口渴心烦,舌红苔黄,脉浮数。

处方 2:荆防败毒散,荆芥、防风、桂枝、白芍、羌活、独活、麻黄、秦艽、白鲜皮各 10g,浮萍、生姜各 5g,大枣 3 枚,甘草 3g。

此方疏风散寒,调和营卫。主治风寒袭表。用于患儿皮疹色淡,遇热痒减缓,遇冷加剧,畏寒恶风,口渴心烦,苔薄白,脉浮紧。

处方 3:玉屏风散加减,黄芪、白术、防风、牛蒡子、荆芥、煅牡蛎、浮小麦、苍耳子各 10g,蝉蜕 5g,甘草 3g。

此方固表御风敛汗。主治卫外不固。用于患儿多汗,汗出则出风团,如针尖黄豆大小,成批出现,发作不止,舌淡苔薄白,脉细。

处方 4:八珍汤加减,党参、茯苓、白术、当归、熟地黄、何首乌、鸡血藤、白蒺藜各 10g,炙甘草 3g。

此方益气养血。主治气血两虚。用于患儿疹块色淡,反复发作,瘙痒不止,劳累后加剧,或伴头晕目眩,体倦乏力,食欲减退,舌淡苔薄,脉细缓。

处方 5:乌梅丸和保和丸加减,乌梅、使君子、黄连、细辛、木香、茯苓、山楂、白术、防风各 10g,神曲 6g,蝉蜕 3g。

此方驱虫健脾,消滞止痒。主治虫积伤脾。用于患儿消瘦,疹块瘙痒,发无定处,时有脐周疼痛,面色萎黄或有虫斑,夜间磨牙,舌淡苔薄腻,脉濡。

3. 康复处方

(1)提供低致敏性饮食,如豆奶、苹果、杏子、胡萝卜等。

(2)满足患儿合理的需求,分散对疾病的注意力。

(3)患儿出现心慌、烦躁、恶心、胸闷、气促,须立即报告医护人员。

(4)家长鼓励孩子提问,做针对性疏导。

【注意事项】

对由荨麻疹、血管性水肿引起的急性喉水肿,如用肾上腺素和糖皮质激素治疗无好转或加剧者,应立即行气管切开,以抢救生命。

(六)痱子

痱子是一组有小汗腺破坏的分泌汗腺疾病,儿童多见,尤其小汗管发育尚不完全的新生儿。

【诊断要点】

(1)好发生于夏天、炎热潮湿的季节。

(2)根据汗管堵塞部位的层次及疱液的内容临床上一般分三型:①白痱(又称晶形粟粒疹),常见于新生儿,由于角质层内或角质层下潴留汗液所致。临床表现为小而清亮的薄壁水疱,易破,干涸后留有细小鳞屑,密集分布于额部、颈部、胸背上部、手臂屈侧等处,无自觉症状,有自限性。②红痱(又称红色粟粒疹),多见于婴幼儿及儿童,系汗液潴留在表皮中部发生,就是常见的痱子。突然发病,迅速增多,多为针头大小的非毛囊性斑疹和丘疹,顶部可见水疱,周围轻度红晕,散发或成片融合,分布在脸、颈、胸部及皮肤皱褶处,痒、灼热和刺痛,遇热后症状加重。若痱子顶端出现针头大小的浅表性小脓疱,则为脓痱,脓疱内容为无菌或非致病性球菌。好发于小儿头面部及四肢屈侧、会阴等皱襞部。③深痱

（又称深部粟粒疹），汗管阻塞发生于真皮与表皮交界处。临床表现为密集的与汗孔一致的肤色丘疹，表面无光泽，出汗刺激后明显增大，不出汗时皮损不明显。常见于躯干和四肢近端，多无自觉症状。

【治疗要点】

（1）一般处理：①常洗温水澡，保持皮肤清洁。②小婴儿勤翻身，儿童要避免在烈日下玩耍。③衣物宜宽松和选择透气性好的棉布。

（2）局部治疗：外用炉甘石洗剂或单纯扑粉消炎止痒，并注意防治感染。脓痱加用莫匹罗星软膏等抗生素软膏，一般无须内服药物。

【处方】

1. 西医处方

炉甘石洗剂 100ml，外用，每日多次。

2%莫匹罗星软膏（百多邦软膏）1 支外用。

并发脓疱疹等细菌感染，可用抗生素治疗；并发念珠菌病，可在炉甘石洗剂中加入制霉菌素。

2. 中医处方

处方 1：连翘、天花粉、甘草、滑石、车前子、金银花、泽泻、淡竹叶各等份。

此方为清暑汤（《外科全生集》）。本方功能清暑化湿，用于小儿痱子属暑湿蕴蒸证，但对于属阴虚或津亏者忌用。

处方 2：金银花、紫花地丁、车前子各 10g，牛膝、茯苓各 6g。

此方为五神汤（《外科真诠》）。功效清热解毒，分利湿热。主治暑热化毒证。本方功能清热解毒，分利湿热，用于痱子辨证属暑热化毒证。本方较为苦寒，脾胃虚弱或阴虚火旺者忌服。

3. 康复处方

（1）室内空气流通，温湿度适宜。

（2）穿着宽松透气、吸水性好的衣服。

（3）避免使用碱性肥皂。

【注意事项】

莫匹罗星软膏为新型局部用抗生素，适用于各种细菌性皮肤感染，尤其对葡萄球菌和链球菌高度敏感。

（七）脓疱疮

脓疱疮俗称"黄水疮"，为儿童最常见的细菌感染性皮肤病，主要由金黄色葡萄球菌或溶血性链球菌感染所致，直接接触传染，具有高度的传染性，夏、秋季常在儿童中流行。

【诊断要点】

（1）好发于头颈部、躯干及四肢。

（2）皮损初为散在性红斑或小疱，继成脓疱，易破裂，显露糜烂面，其上覆以黄色或灰黄色厚痂。因分泌物流溢及搔抓，不断将细菌带到皮肤其他部位，以致不断有新脓疱出现。

（3）脓疱的病变部位较浅，故愈后不留瘢痕，但可有暂时性色素沉着。

（4）临床分型：①非大疱型，又称接触传染型脓疱疮，或寻常型脓疱疮，是脓疱疮中最常见的一型，约占 70%，好发于口周、外鼻孔、耳郭和四肢。②大疱型，主要由噬菌体Ⅱ组 71 型金黄色葡萄球菌所致，最常见于新生儿，皮损好发于躯干和四肢。

（5）特殊类型：①新生儿脓疱疮，发生于新生儿的大疱型脓疱疮。感染后易全身泛发，可并发肺炎、脑膜炎、败血症等而危及生命。②深部脓疱疮：多见于营养不良的儿童或老人，好发于下肢和臀部。典型皮损为蛎壳状黑色厚痂和碟状溃疡，自觉疼痛明显。病程较长。

【治疗要点】

局部治疗为杀菌、消炎、收敛、干燥。全身治疗根据药敏试验选择相应的抗生素。

1. 一般处理　①注意清洁，正常洗澡，淋浴为佳，避免搔抓或摩擦,以免将细菌扩散至他处;②注意患儿隔离;③应对患儿的衣服、玩具进行消毒。

2. 药物治疗 ①局部治疗,适用于局部的轻中度感染,皮损渗出较少时,可直接用碘伏消毒;皮损广泛、渗出较多时,使用0.1%乳酸依沙吖啶溶液、1%~3%硼酸溶液、0.02%呋喃西林溶液或1:5000高锰酸钾溶液等冷湿敷。外用莫匹罗星软膏、复方多黏菌素B、夫西地酸等抗生素软膏,治疗持续时间一般为见效后再用3d以上。②全身治疗、重度皮肤感染尤其是有发热、蜂窝织炎、淋巴结炎等合并症时,要联合系统用药:临床首选耐β内酰胺酶药物(如苯唑西林或氯唑西林)或头孢菌素。对头孢类抗生素过敏时,如病原菌来源为社区获得性甲氧西林耐药菌株,首先推荐选用夫西地酸,如病原菌为医院获得性甲氧西林耐药菌株,首选万古霉素或利奈唑胺。疗程一般为见效后再使用1周左右。停用口服药后,仍需使用外用药1周以上。如果出现坏死,则需进行外科手术及时去除坏死组织,再使用抗生素治疗。

【处方】

1. 西医处方

处方1:适用轻症。

5%新霉素软膏外用涂于患处,每日3次。

琥乙红霉素30~50mg/(kg·d),口服,每日3次。

处方2:适用重症。

2%莫匹罗星软膏1支,外用,涂于患处,每日3次。

青霉素10万~20万U/(kg·d),肌内注射或静脉滴注(青霉素皮试阴性)。

2. 中医处方

处方1:清暑汤和五味消毒饮加减,黄芩、金银花、紫花地丁、蒲公英、车前子、天花粉、竹叶各10g,甘草3g。

此方清暑利湿,清热解毒。主治暑湿热盛。适用于患儿脓疱较多,色黄,周围红晕明显,破后糜烂,瘙痒难忍,附近淋巴结肿大,或伴发热,烦躁,口干,便燥,舌红苔黄腻,脉濡数。

处方 2:参苓白术散加减,党参、白术、茯苓、山药、扁豆、金银花、连翘、桔梗各 10g,薏苡仁 1g。

此方健脾渗湿,清热解毒。主治脾虚湿热,适用于反复发作者,脓疱稀疏,色淡黄,周围红晕不明显,破后糜烂面淡红色不鲜,症见形体消瘦,面色萎黄,纳呆,便溏,舌淡,苔薄白,脉濡细。

处方 3:外用药。

初期:鲜蒲公英、紫花地丁、芙蓉叶、马齿苋各 10g,选其中 2 种捣烂外敷。

中期:用金黄膏或玉露膏外敷。

后期:用生肌散或红油膏外敷。

3.康复处方

(1)告知患儿搔抓的危害性,并为其剪短指甲,必要时戴上手套。

(2)给患儿穿宽松、透气、吸水性强的棉质衣裤。

(3)衣着适当,不宜过厚、过暖,以免加重痒感。

(4)保持皮肤清洁,保护创面不被污染、碰撞。

(5)患儿用过的衣被要及时清洗消毒,用消毒液浸泡 1h 后再清洗,然后在阳光下晒 4~6h。

(6)给予营养丰富的饮食,鼓励多饮水。

【注意事项】

(1)顽固难治者最好做细菌培养及药物敏感试验,选用敏感抗生素。

(2)部分链球菌感染的脓疱疮可继发肾小球肾炎,潜伏期 3~6 周,故致病菌为溶血性链球菌的患者需检测尿常规至少 3 周。

(八)手足癣

手足癣是掌(趾)及指(趾)间皮肤的浅部真菌感染,主要由红色毛癣菌、石膏样毛癣菌、絮状表皮癣菌等引起,传染源几乎都来自成人,少数来自感染的动物。

【诊断要点】

(1)临床分三型:①浸渍糜烂型,常限于指(趾)间,以3~4指(趾)和4~5指(趾)间最多见,多见于手足多汗、浸水后等,表皮浸渍发白,表面易剥脱露出潮红糜烂面及渗液。②水疱鳞屑型,好发于指(趾)间、掌心、足跖及足侧,皮损为针尖大,或融合成多房性大疱,数日干涸呈领圈状脱屑,可不断向周围蔓延,可继发感染成脓疱。③角化过度型,好发于掌跖及足跟,皮损处粗厚、干燥、皲裂。

(2)儿童手足癣:多为前两型,常易化脓并发细菌感染。常以一型为主或同时存在。

(3)真菌镜检:阳性。

【治疗要点】

(1)一般处理:①保持患处干燥,穿透气性好的鞋袜。②不共用浴盆、脚盆等生活用品。③日常生活中避免患处皮肤的损伤。

(2)药物治疗:以外用药物治疗为主,坚持用药非常重要,疗程一般1~2个月。根据分型选用不同外用药物。外用药疗效不佳者,可考虑系统药物治疗;合并细菌感染者,必要时联合外用或系统应用抗生素。

【处方】

处方1:用于浸渍糜烂型。3%硼酸溶液、0.1%依沙吖啶溶液等湿敷患处,待渗液减少给予粉剂,如咪康唑粉,在皮肤干燥后再外用咪康唑霜或联苯苄唑乳膏等。

处方2:用于水疱鳞屑型。选择刺激性小的霜剂或水剂,联苯苄唑霜或溶液。

【注意事项】

(1)外用药浓度由淡渐浓,特别是儿童皮肤,不宜用过度刺激的癣药。

(2)家庭中其他成员的手足癣要同时治疗。

十三、五官疾病

（一）急性中耳炎

急性中耳炎为婴幼儿常见的耳病,大多由化脓病菌,如链球菌、葡萄球菌、肺炎链球菌等侵入中耳引起。由于婴幼儿时期抵抗力弱,易患上呼吸道炎;加上耳咽管短、位置低而平,病原体易进入中耳引起炎症。

【诊断要点】

（1）临床表现:患儿一般表现为迅速发作的症状和征象,如耳痛(婴儿表现为撕扯自己的耳朵),1 岁以内婴儿则表现为易激怒、耳漏和(或)发热。除了耳漏外,其他表现均是非特异性的,常和单纯病毒性上呼吸道感染的表现重叠。上呼吸道感染的其他症状如咳嗽、出现鼻腔分泌物或鼻塞,经常先于或伴随急性中耳炎发生,也是非特异性的。病史亦不能单独作为急性中耳炎的诊断指标。

（2）确诊须满足三个标准:迅速发生的病史,中耳渗液的存在,以及中耳感染的症状和征象。中耳渗出通常可以由鼓气耳镜来确诊,同时可由鼓室压力图和(或)声反射来辅证。

（3）鼓膜穿刺抽出液体或鼓膜穿孔导致的外耳道渗液均可直接证明中耳的渗出。

【治疗要点】

（1）观察:对单纯的急性中耳炎,在年龄、病情和随访依从性的情况下,可不使用抗生素进行观察,对合适的患儿推迟 48～72h

进行抗生素治疗。对于伴有高危因素的患儿,如解剖异常(唇腭裂等)、遗传异常(Down综合征等)、免疫缺陷及植有人工耳蜗等,30d内复发的急性中耳炎和潜在慢性中耳炎的急性发作者,以及随访困难者,应及时治疗。

(2)症状持续或恶化时及时予以抗生素。病情不重是指轻微耳痛,在过去24h内体温低于39℃。病情严重是指中到重度耳痛,发热超过39℃。一般在观察48～72h后症状无改善或出现症状恶化时,应该考虑予以抗生素。患儿父母对病情程度有疑问时,必须保证复诊。

【处方】

处方1:青霉素10万～15万U/(kg·d),分2次,肌内注射。

3%过氧化氢溶液(双氧水)30ml,2～3滴,滴入耳内,每日3次。

3%过氧化氢溶液滴入耳内,等待2～3min后,患耳朝下倒出药水,反复2～3次,然后以棉签擦拭干净,再滴耳药。

2.5%氯霉素甘油,2～3滴,滴入耳内,每日4次。可用于急、慢性中耳炎。

处方2:局部也可用复方新霉素液(0.25%新霉素＋0.05%氢化可的松)滴耳,效果良好,每次滴药2～3滴,每日4～6次,滴药后宜侧卧10～15min,使药液在耳内存留时间较长。

【注意事项】

(1)如长期滴药不愈,应做细菌培养及药敏试验,若为铜绿假单胞菌感染,可用1%硫酸多粘菌素滴耳液。

(2)如有鼻炎同时存在,还需加用0.5%～1%呋麻滴鼻液,每日3次,每次1滴。

(3)如对青霉素过敏,可用头孢唑林0.25g,肌内注射,每日2次。

(二)急性鼻炎

小儿急性鼻炎是上呼吸道炎症的一部分,可发生于各年龄,儿童时期机体各器官的形态发育和生理功能的不完善,造成儿童抵抗力和对外界适应力较差,因此儿童更容易发鼻炎。小儿急性鼻炎病因主要为病毒感染或者在病毒感冒的基础上继发细菌感染。起病时有轻度恶寒发热,全身不适,鼻咽部灼热感,鼻内发干、发痒、打喷嚏。

【诊断要点】

小儿急性鼻炎起病时有轻度恶寒发热,全身不适,鼻咽部灼热感,鼻内发干、发痒、打喷嚏。1～2d后渐有鼻塞,流大量清水样鼻涕,嗅觉减退,头痛。3～4d后因继发感染,分泌物转为黄脓鼻涕不易擤出,鼻塞更重。如无并发症,约1周恢复正常。

【治疗要点】

小儿急性鼻炎以支持和对症治疗为主,如全身发汗(喝红糖水、姜水及解热镇痛)、抗病毒口服液及全身的抗生素。多饮水、清淡饮食。

【处方】

处方1:0.5%～1%麻黄碱呋喃西林滴鼻液1支,每孔2滴,滴鼻,每日1～2次。用于新生儿及2－3个月婴儿,年龄稍长可用1%溶液,每次均2～3滴,每日3次。

处方2:用于病毒引起的鼻炎。0.5%利巴韦林滴鼻液1支,2～3滴,滴鼻,每日1～2次。

处方3:用于继发细菌感染者。阿莫西林50mg/kg,口服,每日4次。

【注意事项】

麻黄碱呋喃西林滴鼻液可以收缩鼻部血管,使肿胀黏膜消退、鼻腔通畅,并可起到消炎退肿作用。但长期应用易发生萎缩性鼻炎,症状轻者可改用生理盐水滴鼻。

(三)过敏性鼻炎

过敏性鼻炎(变应性鼻炎)多见于大年龄儿童,病因与过敏原刺激和鼻黏膜对某些变应原的高反应性有关。

【诊断要点】

(1)病史:部分患儿有哮喘、荨麻疹等过敏性疾病或家族过敏史。

(2)临床以反复鼻痒、喷嚏、鼻塞和水样涕症状为主。症状在接触变应原后或睡眠时加重,起床及活动后减轻。感染可加重鼻炎症状。

(3)鼻腔检查:可见鼻甲苍白、水肿,鼻腔有较多稀薄黏液鼻涕。

(4)鼻黏膜活检及鼻激发试验等有助于确诊。

【治疗要点】

应给予综合治疗,包括治疗感染和其他过敏性疾病如哮喘、过敏性皮炎等。并可采用螨脱敏治疗、体育锻炼等积极方法进行防治。

【处方】

1. 西医处方

处方1:酮替芬1mg,口服,每日2次。

处方2:丙酸氟替卡松(辅舒良)50μg,每日早上喷两鼻孔外侧壁。

处方3:孟鲁司特(顺尔宁)5mg,每日睡前口服。

处方4:1%麻黄碱滴鼻液。

2. 中医处方

抗敏通窍汤,乌梅、防风、苍耳子各9g,甘草5g,细辛3g,白芷、川芎、辛夷花各6g。每日1剂。此方祛风活血,通窍止涕。主治过敏性鼻炎、单纯性鼻炎等。咽红肿痛加牛蒡子、僵蚕、玄参各10g,青黛6g;咳嗽喘息加炙紫苏子、葶苈子、黄芩、地龙各10g;流黄浊涕加鱼腥草、黄芩、桃仁、红花各 10g;缓解期加红花、桃仁、当归、白芍、熟地黄各 10g。

3. 康复处方

(1)尽量查清过敏原及诱因并避免接触过敏原。

(2)物理治疗:水蒸气或生理盐水雾化吸入,可以将地塞米松 1mg 加入生理盐水 10ml,雾化吸入。

(3)运动:加强体育锻炼,增强体质。

【注意事项】

(1)一般将抗组胺类药作为第一线用药,但是该类药有嗜睡等不良反应。现使用酮替芬等药,嗜睡等不良反应减轻。

(2)局部应用激素是治疗本病的主要方法,必要时配合口服药和滴鼻液往往可取得良效,如鼻内有感染时停用。最好能查明和避免过敏原,必要时脱敏治疗。

(3)如有感染应加用抗生素。

(四)鼻窦炎

婴幼儿期鼻窦未完全发育,较少发生鼻窦炎。随着面部骨骼和上颌骨逐渐发育,鼻窦才逐渐发育完成。鼻窦炎好发年龄为 5—8 岁儿童,以上颌窦和筛窦发生率较高。

【诊断要点】

(1)急性鼻窦炎:早期症状与急性鼻炎或感冒相似,但全身症状较成人明显。故除鼻塞、脓涕多外,可有发热、脱水、精神萎靡或烦躁不安、呼吸急促、拒食、甚至抽搐等表现。同时伴有咽痛、咳嗽;也可伴发急性中耳炎、鼻出血等;较大儿童可能主诉头痛或一侧面颊疼痛。

(2)慢性鼻窦炎:主要表现间歇性或经常性鼻塞、黏液性或黏脓性鼻涕,常频发鼻出血,病重者可表现有精神萎靡,食欲缺乏,体重下降或低热,甚至可继发贫血,风湿,关节痛,感冒,胃肠或肾疾病等全身性疾病,造成发育不良。

(3)由于长期鼻阻塞和张口呼吸,导致患儿颌面、胸部及智力等发育不良。

(4)幼儿鼻窦炎有七大症状:①持续性脓性鼻漏;②慢性鼻阻塞;③后鼻孔漏;④咳嗽通常在睡觉及起床时较重;⑤呼吸有臭味;⑥头痛;⑦行为改变。

(5)体征上的表现:鼻黏膜充血、鼻腔中有脓性引流或后鼻孔漏、鼻息肉和(或)面及眶周肿胀,还可伴有渗出性中耳炎及腺样体肥大的体征。

(6)儿童鼻窦炎的诊断应根据症状、体征及影像学检查,综合分析,最后做出诊断。

【治疗要点】

(1)急性儿童鼻窦炎、小儿鼻窦炎:①及时应用抗生素,鼻局部应用鼻黏膜收缩药(禁用萘甲唑啉),改善通气。②配合中药清热排毒。

(2)慢性儿童鼻窦炎、小儿鼻窦炎:①关键是增强自身整体抗病能力,用正气中药,治好了才不会反复发作。②用清热排毒,养阴化痰中药。③用补脾胃的中药,打开胃口。

【处方】

处方1:青霉素5万~10万 U/(kg·d),分2次,肌内注射,每日2次。

处方2:1‰麻黄碱呋喃西林滴鼻液1支,每孔2滴,滴鼻,每日3次。

【注意事项】

(1)鼻窦炎应注意综合治疗,多喝开水、洗温水澡、饮食宜清淡易消化,保持大便通畅。病情较重者卧床休息。

(2)慢性鼻窦炎应到鼻科进行穿刺冲洗治疗。

(五)急性疱疹性咽峡炎

急性疱疹性咽峡炎是上呼吸道感染的一种特殊类型,由病毒引起,多发生在婴幼儿。起病急,体温高,持续不退,伴咽痛、呕吐、食欲减退。该病有流行趋势,好发于夏秋季。

【诊断要点】

(1)症状:起病急骤,高热、咽痛、烦躁不安、流涎、厌食、呕吐、全身不适、吞咽困难,精神萎靡和惊厥等。此病如单独发生,常无全身症状,婴幼儿常表现为进食时哭吵、不愿进食。

(2)体征:体检可发现咽部充血,在咽腭弓、软腭、悬雍垂的黏膜上可见数个至数十个 2～4mm 大小灰白色的疱疹,周围有红晕,1～2d 后破溃形成小溃疡,表面覆有淡黄色或白色假膜。疱疹也可发生于口腔的其他部位。可有颌下淋巴结肿大伴有压痛。病程为 1 周左右。

(3)辅助检查:病毒感染者外周血白细胞计数正常或偏低,中性粒细胞减少,淋巴细胞计数相对增高。病毒分离和血清学检查可明确病原,近年来免疫荧光、免疫酶及分子生物学技术可对病原做出早期诊断。如合并细菌感染者外周血白细胞计数可增高,中性粒细胞增高,在使用抗菌药物前行咽拭子培养可发现致病菌。C 反应蛋白和前降钙素原有助于鉴别合并细菌感染。

【治疗要点】

(1)一般治疗:告诉患儿家长该病的自限性和治疗的目的,防止交叉感染及并发症。注意休息、居室通风、多饮水、流质饮食、补充维生素类,并且进行雾化吸入治疗等。

(2)抗感染治疗:①抗病毒药物,可试用利巴韦林,口服或静脉滴注,口腔局部喷利巴韦林气雾剂。部分中药制剂如双黄连、板蓝根、清咽冲剂等清热解毒药品也有一定的抗病毒疗效。②抗菌药物,本病为病毒感染,一般不用抗菌药物。

(3)对症治疗:①高热可口服对乙酰氨基酚或布洛芬,亦可用物理降温,如冷敷或温水浴。②发生热性惊厥者可予镇静、止惊等处理。③咽痛可含服咽喉片。

【处方】

处方 1:10％对乙酰氨基酚(泰诺、百服宁) 10～15mg/kg,口服,每 6 小时 1 次,必要时。

处方 2:阿昔洛韦 5mg/kg,口服,每日 3～4 次。

【注意事项】

本病多为病毒感染,除阿昔洛韦外,还可用利巴韦林口服或作口腔喷雾。如病情较重,伴继发细菌感染,可选用青霉素或头孢菌素类抗生素,疗程 3～5d。

(六)急性感染性喉炎

急性感染性喉炎是病毒、细菌感染所导致的喉部黏膜急性弥漫性炎症。冬春季节多发,多见于 6 个月至 3 岁的婴幼儿。

【诊断要点】

(1)症状:发热、畏寒、犬吠样咳嗽、声音嘶哑、喉鸣、吸气性呼吸困难。

(2)体征:咽喉部充血,声带水肿,可见吸气性"三凹"征,肺部听诊可闻及喉鸣传导音或管状呼吸音。

(3)辅助检查:病毒感染者外周血白细胞计数正常或偏低。细菌感染者白细胞增高,中性粒细胞增高,CRP 增高。咽拭子、喉部分泌物病原培养或分离、抗原和抗体检测出相关病原。

【治疗要点】

(1)一般治疗:保持呼吸道通畅,给予氧气吸入。哭闹会加重呼吸困难,必要时予以镇静。

(2)及早应用有效足量抗生素。

(3)糖皮质激素使用:雾化吸入或(和)静脉注入糖皮质激素,以控制炎症,消除喉水肿。

(4)气管切开术呼吸困难严重、药物治疗后无缓解或加重者,应及时做气管切开术。

【处方】

处方1:适用于早期轻症。

青霉素10万～20万U/(kg·d),分2次肌内注射(青霉素皮试阴性)。

或阿莫仙干糖浆(阿莫西林)50～100mg/(kg·d),分3次口服。

生理盐水　　2ml ｜ 气泵雾化吸入,每日1～2次
普米克令舒　1mg ｜

处方2:适用于重症喉炎。

生理盐水　　50ml ｜ 静脉滴注,每日2次
青霉素　　　10万～20万U/(kg·d) ｜ (青霉素皮试阴性)

或

生理盐水　　　　　100ml ｜ 静脉滴注,
头孢曲松　　　　　50～100mg/(kg·d) ｜ 每日2次

泼尼松1mg/kg,口服,每4～6小时1次。

或

5%葡萄糖注射液　100ml ｜ 静脉滴注,
氢化可的松　　　5～10mg/(kg·d) ｜ 每日1次

或

5%葡萄糖注射液　50～100ml ｜ 静脉滴注,
甲泼尼龙　　　　2～4mg/(kg·d) ｜ 每12小时1次

异丙嗪(非那根)1mg/kg,每12小时1次,肌内注射。

生理盐水　　2ml ｜ 气泵雾化吸入,每日1～2次
普米克令舒　1mg ｜

【注意事项】

(1)急性喉炎病势进展迅速,细菌感染者应及早应用足量的抗生素控制感染。病情严重者可用两种抗生素静脉给药。

(2)糖皮质激素有抗炎及抑制变态反应的作用。

(3)急性喉炎患儿可因呼吸困难缺氧,多烦躁不安,宜用镇静

药。异丙嗪口服或肌内注射,不但有镇静作用,还可减轻喉水肿和喉痉挛。冬眠合剂可引起面色发灰、喉肌松弛,故最好不用。

(七)急性化脓性扁桃体炎

急性化脓性扁桃体炎是小儿的一种常见病,属于细菌感染所致的上呼吸道疾病。起病急,高热,咽痛明显,腺样体肥大,扁桃体肿大,吞咽时尤甚,可导致患儿拒食,检查可见咽部充血,肿大的扁桃体上面有黄白色脓点或脓苔,颈部淋巴结肿大。急性扁桃体炎反复发作,可发展为慢性扁桃体炎,其原因与小儿免疫力低下有一定关系。

【诊断要点】

(1)全身症状:起病急、恶寒、高热可达 39～40℃,尤其是幼儿可因高热而抽搐、呕吐或昏睡、食欲缺乏、便秘及全身酸痛等。

(2)局部症状:咽痛明显,吞咽时尤甚,剧烈者可放射至耳部,幼儿常因不能吞咽而哭闹不安。儿童若因扁桃体肥大影响时可妨碍其睡眠,夜间常惊醒不安。

(3)检查:急性病容,面颊赤红,口有臭味,舌苔厚,颈部淋巴结,特别是下颌角处的淋巴结往往肿大,并且有触痛。白细胞明显增多。

【治疗要点】

(1)药物治疗:传统药物治疗急性扁桃体炎的方式一般是采用抗菌消炎药,这种治疗方式不能清除扁桃体陷窝内的细菌,一旦身体抵抗力降低极易反复发作,日久则形成慢性病灶。

(2)手术治疗:如果扁桃体炎非常严重而且经常发作,使得孩子的全身性健康都受到影响,或是妨碍到了孩子上学、听力或呼吸,医生会建议用外科手术将扁桃体切除(扁桃体切除术)。

【处方】

1. 西医处方

处方1:青霉素 20 万 U/(kg·d),分 2 次静脉滴注,疗程 7～

10d。青霉素过敏者可用红霉素。

处方 2:头孢拉定 100mg/(kg·d),分 2 次静脉滴注。

处方 3:阿莫西林 50mg/(kg·d),分 4 次口服。

处方 4:头孢唑林 30～100mg/(kg·d),分 2 次肌内注射。

处方 5:琥乙红霉素 30～50mg/(kg·d),分 3 次口服。

2. 中医处方

处方 1:荆防败毒散加减,荆芥、防风各 10g,羌活、川芎、柴胡、桔梗、枳壳、前胡各 6g。

此方辛温解表。主治风寒感冒。用于患儿恶寒发热,无汗,鼻塞流清涕,喷嚏咳嗽,头痛身痛,口不渴,咽不红,舌淡,苔薄白,脉浮紧,指纹深红。头痛加白芷 6g;呕吐加法半夏 6g;咳嗽较重加杏仁、白前根、旋覆花各 6g。

处方 2:银翘散加减,金银花、连翘、薄荷、牛蒡子各 10g,荆芥、桔梗各 6g,甘草 3g,芦根 15g。

此方辛凉解表,主治风热感冒。用于患儿高热,恶寒,有汗或少汗,鼻塞流浊涕,喷嚏咳嗽,头痛,口渴,咽红肿痛,舌质红,苔薄白或薄红,脉浮数,指纹紫浮。发热较重加板蓝根 15g,大青叶 12g,栀子 6g;咳嗽,咳黄痰加黄芩、瓜蒌壳、桑白皮各 10g,枇杷叶 12g。

处方 3:银翘马勃散加减,连翘 12g,金银花、牛蒡子、射干、荆芥、防风、薄荷各 10g,蝉蜕、桔梗、甘草各 6g。

此方疏风清热解毒,利咽散结。主治风热乳蛾。用于患儿咽喉疼痛,鼻塞流鼻涕,发热少咳嗽,热毒深重者喉核肿痛,甚至溃烂化脓,高热不退,口渴,尿黄,舌质红苔黄。高热不退,咽痛加玄参、生地黄、牡丹皮各 10g,夏枯草、板蓝根各 12g;声音嘶哑加蝉蜕 10g,胖大海、木蝴蝶各 6g;咳嗽多痰加前胡、瓜蒌壳、浙贝母各 10g,枇杷叶 12g。

处方 4:辛加香薷饮加减,香薷、厚朴、金银花、连翘、牛蒡子各 10g,黄连 3g,六一散 15g。

此方清暑解表。主治暑热感冒。用于患儿发热无汗,身重困倦,胸闷,食欲缺乏,呕吐腹泻,鼻塞头痛,舌质红苔薄白或黄腻,脉细数,指纹紫。热甚,口渴心烦加芦根 20g,淡竹叶 10g;食少,苔滑腻加苏梗、佩兰、荷梗各 10g;呕吐腹泻,加法半夏 10g,陈皮、苍术各 6g。

3. 康复处方

(1)平时多锻炼,增强体质,增强抵御疾病的能力。

(2)少吃辛辣及煎炸的食物,发病时由于咽喉肿痛,可以吃稀饭,多喝水。

(3)注意休息,防止过劳及受凉。

(4)注意营养。

参 考 文 献

［1］ 陈利芬,成守珍.专科护理常规［M］.广州:广东科技出版社,2013.

［2］ 顾学范.临床遗传代谢病［M］.北京:人民卫生出版社,2015.

［3］ 武荣,封志纯,刘石.新生儿诊疗技术进展［M］.北京:人民卫生出版社,2016.

［4］ 郑珊.实用新生儿外科学［M］.北京:人民卫生出版社,2013.

［5］ 侯树平.儿科临床方剂学［M］.北京:中国中医药出版社,2015.

［6］ 刘月利,葛延瑱,王晓霞.儿科临床护理［M］.北京:军事医学科学出版社,2014.

［7］ 张奇文.儿科临床应用效方［M］.济南:山东科学技术出版社,2015.